高等教育运动医学 & 运动康复精品教材

U1017320

康复治疗技术

刘　华　荣湘江　周　华　主编

北京体育大学出版社

策划编辑：赵海宁
责任编辑：赵海宁
责任校对：吕　哲
版式设计：杨　俊

图书在版编目（CIP）数据

康复治疗技术 / 刘华, 荣湘江, 周华主编. -- 北京:
北京体育大学出版社, 2021.3（2024.7重印）
ISBN 978-7-5644-3360-4

Ⅰ.①康… Ⅱ.①刘… ②荣… ③周… Ⅲ.①康复医
学—高等学校—教材 Ⅳ.①R49

中国版本图书馆CIP数据核字(2020)第151749号

康复治疗技术
KANGFU ZHILIAO JISHU
刘　华　荣湘江　周　华　主编

出版发行：北京体育大学出版社
地　　址：北京市海淀区农大南路1号院2号楼2层办公B-212
邮　　编：100084
网　　址：http：//cbs.bsu.edu.cn
发 行 部：010-62989320
邮 购 部：北京体育大学出版社读者服务部 010-62989432
印　　刷：三河市龙大印装有限公司
开　　本：787mm × 1092mm　　1/16
成品尺寸：185mm × 260mm
印　　张：16
字　　数：303千字
版　　次：2021年3月第1版
印　　次：2024年7月第3次印刷
定　　价：60.00元

编委会

主　　编：刘　华　荣湘江　周　华

副 主 编：刘建华　陈晓红　高　鑫
何俊利　孙　蓉　田　玲

编　　委：（排名不分先后）

田　玲　哈尔滨医科大学附属第五医院
王　平　北京康复医院
史清钊　首都体育学院
刘　华　首都体育学院
刘建华　中国康复研究中心
张利云　山西荣军医院
吴　峥　首都体育学院
何俊利　北京老年医院
李春治　首都体育学院
孙春荣　北京市朝阳区消防救援支队
孙　蓉　中国康复研究中心
陈晓红　首都体育学院
周　华　北京大学第三医院
荣湘江　首都体育学院
戴迎春　上海市青浦区辅读学校
高　鑫　北京大学第三医院
任绪艳　苏州大学附属独墅湖医院
张徽彬　川北医学院
黄秋玉　滇西应用技术大学

编写秘书：孙喜妹　柴良伟　李广鑫

前言

党的二十大报告强调："人民健康是民族昌盛和国家强盛的重要标志。"《"健康中国2030"规划纲要》中指出，要"加强体医融合和非医疗健康干预""推动形成体医结合的疾病管理与健康服务模式"。这些政策的提出为运动医学、运动康复、康复治疗技术、体育保健康复等相关专业的发展提供了新的机遇。

本教材共有十四章，涵盖了常规运动疗法的基本理论、训练方法、适应证、禁忌证和注意事项等内容。在修订过程中，我们精简了理论知识内容，更加注重实践操作，以确保教材的实用性。本教材适用于医学院校或体育院校的本科、专科运动医学、运动康复、康复治疗技术、体育保健等相关专业的学生。

在编写、出版和修订过程中，我们得到了首都体育学院、北京大学第三医院、中国康复研究中心、北京老年医院、川北医学院、苏州大学附属独墅湖医院、滇西应用技术大学、北京体育大学出版社等单位的大力支持，同时也得到了首都体育学院运动科学与健康学院领导和老师们的无私帮助，在此表示衷心的感谢。在本书编写过程中，首都体育学院研究生孙喜妹、柴良伟，北京体育大学研究生李广鑫等在资料整理和文字录入方面做了大量工作，在此一并表示感谢。

为方便读者使用，我们对教材内容进行了多次核对和修改，但限于编者的知识水平有限，在内容上难免存在疏漏和错误之处，我们真诚地希望广大读者能够提出宝贵的意见。

编者

2023年7月于北京

目　录

第一章　绪　论

康复是综合协调地应用各种措施，减轻病伤残心理和降低身体回归社会的障碍，使病伤残者能最大限度地回归社会和维持其生活质量。在康复医学中应用的主要措施称之为康复治疗技术，它包括物理疗法、作业疗法、言语康复、心理康复和康复工程等。

第一节　运动疗法的基本知识

物理疗法（physical therapy，PT）是研究如何通过各种类型的功能训练、手法治疗，并借助力、电、光、声、磁、冷、热、水等物理因子提高人体健康水平，预防和治疗疾病，恢复、改善或重构躯体功能的方法。通常分为运动疗法和物理因子疗法。

一、运动疗法的基本概念

徒手或应用器械进行运动训练来治疗伤、病、残患者，纠正躯体畸形和功能障碍的方法（主要利用物理学中的力学因素）称为运动疗法。它是物理疗法的重要组成部分，是一种重要的康复治疗手段。本书主要讲述运动疗法具体的操作技术。

二、运动疗法的分类

运动疗法可以有针对性地、循序渐进地恢复患者丧失或减弱的运动功能，同时能够预防和治疗肌肉萎缩、关节僵直、骨质疏松、肢体畸形等并发症。它的内容丰富，分类方法也很多，目前尚未形成统一的分法。本书从临床应用的角度将其分为以下五个类别。

（一）改善关节活动的技术

此类技术主要用于改善和维持关节的活动范围，以利于患者完成功能性活动。常用的方法根据是否借助外力可分为主动运动、主动助力运动和被动运动三种；根据是否使用器械可分为徒手运动和器械运动两种。

1. 主动运动

主动运动是指肌肉主动收缩所产生的运动。根据运动时有无外力的参与，主动运动又分为随意运动、助力运动和抗阻力运动。

（1）随意运动。运动时不借助任何外力（包括徒手或器械）的参与，动作完全由患者的肌肉自主收缩来完成。例如：自己活动四肢关节、行走、各种医疗体操、传统医学中的太极拳锻炼、日常生活活动训练等。

（2）助力运动。运动时动作的完成部分依靠患者主动收缩肌肉，部分借助于外力。外力可以来自机械（如轮滑、悬吊等），也可以来自健侧肢体或他人的帮助。例如，四肢骨折患者利用悬吊带将骨折肢体托起，在去除重力的作用下完成肢体的活动；周围神经损伤患者借助于滑轮，由健侧肢体拉动滑轮来帮助患侧肢体抗重力活动，再让患侧肢体进行重力活动，以进行关节活动或肌肉训练；偏瘫患者用健侧手帮助患侧上肢活动，或在他人的帮助下做患侧肢体的活动。

（3）抗阻力运动。运动时克服外部的阻力完成的动作，又称负重运动。阻力可以来自器械或治疗师，多用于肌肉的力量训练和耐力训练。例如：四肢骨折或周围神经损伤后，利用哑铃或沙包训练肌肉力量，利用下肢训练椅训练股四头肌肌力，利用弹力带训练肢体肌力。

2. 主动助力运动

动作的一部分由肌肉的主动收缩来完成，一部分借助于外力完成，外力可以是器械、悬吊，也可以是健侧肢体带动患侧肢体，或是来自治疗师的帮助。

（1）器械练习。用杠杆原理，以器械为助力，带动活动受限的关节进行活动，应用时应根据病情及治疗目的，选择相应器械，如体操棒、火棒、肋木，以及针对四肢关节活动障碍而专门设计的练习器械，如肩关节练习器、肘关节练习器、踝关节练习器等。

（2）悬吊练习。利用挂钩、绳索和吊带组合将活动的肢体悬吊起来，使其在去除肢体重力的前提下主动活动，类似于钟摆样运动。悬吊连接的固定方法可以分为两种，一种为垂直固定，固定点位于肢体重心的上方，主要用于支持肢体；一种是轴向固定，固定点位于关节的上方，主要是使肢体易于活动。

（3）轮滑练习。利用滑轮和绳索，以健侧肢体帮助对侧肢体活动。

3. 被动运动

运动时肌肉不主动收缩，动作的整个过程由外力来完成。外力可以是由经过专门培训的治疗人员实施，如关节可动范围内的运动和关节松动技术；也可以是自己完成的被动运动，如滑轮练习、关节牵引、持续被动活动等。

（1）关节可动范围运动。治疗者根据关节运动学原理，在关节各个方向上的生理活动范围内完成患者的关节活动，具有维持关节现有的活动范围，预防关节挛缩的作用。

（2）关节松动技术。利用关节的生理运动和附属运动被动活动患者关节，以达到维持或改善关节活动范围，缓解疼痛等目的。常用手法包括关节的牵引、滑动、滚动、挤压、旋转等。

（3）持续被动活动（continuous passive motion，CPM）是利用机械或电动活动装置，使肢体在一定范围内进行持续性、无痛、被动的活动。持续被动活动可以促进伤口的愈合和关节软骨的修复和再生，加快关节液的分泌和吸收，促进关节周围软组织的血液循环和损伤软组织的修复。

（二）增强肌肉力量的技术与方法

此类技术根据超量负荷的原理，通过肌肉的主动收缩来改善或增强肌肉的力量。增强肌力的方法很多，根据肌肉的收缩方式可以分为等长收缩和等张收缩；根据是否施加阻力分为非抗阻力运动和抗阻力运动。非抗阻力运动包括主动运动和主动助力运动，抗阻力运动包括等张性（向心性、离心性）、等长性、等速性抗阻力运动。

1. 主动助力运动

根据助力来源可分为徒手助力运动和悬吊助力运动。

（1）徒手助力运动。当肌力为1级或2级时，治疗者帮助患者进行主动锻炼。随着主动运动能力的改善，治疗者逐渐减少帮助。

（2）悬吊助力运动。利用绳索、挂钩、滑轮等简单装置，将运动肢体悬吊起来，以减轻肢体的自身重量，然后在水平面上进行运动锻炼，助力可以来自滑轮装置或治疗者徒手施加，助力大小根据患者肢体的肌力而定。悬吊助力运动适合于肌力2级或稍低的患者。

2. 主动运动

当肌力为3级或以上时，患者将需训练的肢体放在抗重力的位置上，进行主动运动。

3. 抗阻力运动

它是克服外加阻力的主动训练方法，适用于肌力已达到3级或以上的患者。根据肌肉收缩类型可分为等张收缩和等长收缩。

（三）牵伸软组织的技术与方法

牵伸是指拉长挛缩或短缩软组织的治疗方法，其目的主要是改善或重新获得关节周围软组织的伸展性，降低肌张力，增加或恢复关节的活动范围，防止发生不可逆的组织挛缩，预防或降低躯体在活动或从事某项运动时出现的肌肉、肌腱损伤。根据牵伸力量来源、牵伸方式和持续时间，可以把牵伸分为手法牵伸、机械装置被动牵伸和自我牵伸三种，还有近年来发展的新型牵伸技术，如主动抑制技术。

1. 手法牵伸

治疗者对发生紧张或挛缩的组织或活动受限的关节，通过手力牵拉，并通过控制牵拉方向、速度和持续时间，来增加挛缩组织的长度和关节活动范围。

2. 机械装置被动牵伸

利用小强度的外部力量，较长时间作用于缩短组织的一种牵伸方法，其牵伸力量通过重量牵引、滑轮系统或系列夹板而发生作用，牵伸时间至少要20min，甚至数小时，才能产生治疗效果。

3. 自我牵伸

由患者自己完成的一种肌肉伸展性训练，可以利用自身重量作为牵伸力量。

4. 主动抑制

在牵伸治疗中，还常常使用主动抑制的方法，即在牵伸肌肉之前，患者有意识地放松该肌肉，使肌肉收缩机制受到人为的抑制，此时进行牵伸的阻力最小。这种牵伸主要用于肌肉神经支配完整，患者能自主控制的情况下，而对那些由于神经肌肉障碍引起的肌无力、痉挛或瘫痪，则无太大作用。

（四）神经生理治疗技术

此类技术中常用的为神经发育学疗法（neurodevelopment therapy，NDT）和运动再学习疗法（motor relearning program，MRP）。

1. 神经发育学疗法

此疗法典型代表为博巴斯技术（Bobath technique），布伦斯特伦技术（Brunnstrom technique）、鲁德技术（Rood technique）、本体感觉神经肌肉促进技术（proprioceplive neuromuscular facilitation，PNF）。它们以神经系统作为治疗重点对象，将神经发育学、神经生理学的基本原理和法则应用到脑损伤后运动障碍的康复治疗中；把治疗与功能活动特别是日常生活活动结合起来，在治疗环境中学习动作，在实际环境中使用已经掌握的动作并进一步发展技巧性动作。

2. 运动再学习疗法

它把中枢神经系统损伤后恢复运动功能的训练视为一种再学习或重新学习的治疗方法。以神经生理学、运动科学、生物力学、行为科学等为理论基础，在强调病人主动参与的前提下，以任务或功能为导向，按照科学的运动技能或方法对患者进行再教育，以恢复其运动功能。

（五）增强心肺功能的技术与方法

此类技术可分为放松性运动和耐力性运动两种。

1. 放松性运动

通过放松肌肉和精神，缓解肌肉痉挛，缓解疼痛，降低身体和心理应激，调节自主神经，改善睡眠。如医疗步行、医疗体操、保健按摩、太极拳等。适合于心血管和呼吸系统疾病的患者、精神紧张者、老年人及体弱者。

2. 耐力性运动

以增强心肺功能为主要目的，如医疗步行、骑自行车、游泳，适合于心肺疾患及需要增加耐力的体弱患者。

第二节　运动疗法对人体的治疗作用和目的

运动疗法是为了缓解症状或改善功能，根据伤病的特点进行全身或局部的运动以达到治疗目的的方法。运动疗法在恢复、重建功能中起着极其重要的作用，逐渐成为物理治疗的主体，是康复治疗的重要措施之一。

一、运动疗法的治疗作用

运动治疗是按照科学性、针对性、循序渐进的原则，最大限度地恢复或改善患者已经丧失或减弱的身体功能，预防和治疗肌肉萎缩、关节僵硬等并发症。其治疗作用主要有以下六个方面。

（一）维持和改善运动器官的功能

不同的运动类型能够以不同的方式对肌肉的肌纤维产生不同的刺激，从而导致肌肉肌力或肌肉耐力的增强；另一方面，运动所产生的关节角度的变化，能够有效地牵张短缩肌肉、肌腱等，同时也对关节角度的维持产生重要的作用。

（二）维持心肺功能

运动时肌肉做功，消耗了身体能源底物，促进了器官的新陈代谢，心肺功能水平高于休息水平，心肺功能增加的程度与运动的强度成正比。

（三）促进代偿功能的形成和发展

对某些经过系统运动治疗，其功能仍难以完全恢复的患者，可以通过对健侧肢体或非损伤组织的训练，发展代偿能力，以补偿丧失的功能。

（四）提高神经系统的调节能力

运动是一系列生理性条件反射的综合，适当的运动可以保持中枢神经系统的兴奋性，改善神经运动系统反应性和灵活性，维持正常功能，发挥对全身各个脏器的调整和协调能力。

（五）增强内分泌系统的代谢能力

主动运动可以促进糖代谢，减少胰岛素分泌，维持血糖水平；增加骨组织对矿物质（如钙、磷）的吸收。

（六）调节精神和心理

适度的运动可以对精神和心理产生积极的影响。研究发现，每次60min的低、中强度的运动，可以促进大脑皮质、尾状核、下丘脑和小脑等处的内啡肽分泌增多，产生镇痛作用；运动中机体代谢活动增强，肾上腺素分泌增加和由此而产生的欣快感缓解了精神和心理压力，打断了抑郁和焦虑情绪与躯体器官功能紊乱之间的恶性循环，增强了参与者的自信心。

二、运动疗法的具体目的

运动疗法的具体目的可包括以下诸方面。

（1）牵张短缩的肌肉、肌腱、关节囊及其他软组织，扩大关节活动度。

（2）增强肌肉的肌力和肌肉活动的耐力。

（3）抑制肌肉的异常张力，使肌肉松弛，缓解其紧张度。

（4）针对患者的功能障碍，如脑卒中后的肢体偏瘫，对瘫痪肢体进行运动功能的再学习训练，改善神经肌肉的功能。

（5）训练患者改善异常的运动模式。

（6）克服患者的运动功能障碍，提高患者身体移动和站立行走的功能。

（7）对平衡功能和运动协调性障碍的患者，进行提高平衡性和协调性功能的训练。

（8）提高患者日常生活活动能力的运动动作训练。

（9）针对不同伤病或为健身需要进行各种体操训练。

（10）通过运动治疗，增强患者的体力，改善全身功能状态。

（11）通过运动疗法的活动刺激，改善心脏、肺脏等内脏器官的功能。

（12）通过运动训练，预防或治疗各种临床并发症，如褥疮、肌肉痉挛、关节挛缩、骨质疏松等。

第三节 运动疗法的适应证和禁忌证

运动治疗在恢复、重建功能中起着极其重要的作用，逐渐成为物理治疗的主体，是康复治疗的重要措施之一。但运动疗法并非万能，它有一定的适应证和禁忌证，并且因人而异。

一、运动疗法的适应证

作为运动疗法技术服务对象，适用病的范围大致可包括中枢神经系统疾病、骨科疾病、内脏器官疾病（如呼吸疾病、循环疾病、代谢疾病等）、肌肉疾病、体育外伤后功能障碍及其他障碍等。具体分述如下。

（一）神经系统疾病

1. 脑卒中

运动疗法治疗脑卒中的目的是促进偏瘫侧肢体运动功能的恢复，改善和提高转移动作的能力，预防及治疗废用综合征和并发症。治疗中应尽量避免异常运动模式，促进正常运动模式的恢复，调动患者的积极性，给予患者心理支持，提高患者的生活自理能力等。

2. 颅脑外伤

根据脑外伤发病机制的不同，会呈现出多种多样的功能障碍，如运动功能障碍、认知功能障碍、语言功能障碍等。运动疗法主要针对肢体偏瘫引起的运动功能障碍进行治疗，具体处理基本同脑卒中。在实施运动疗法时，有必要与其他专业配合，采用综合性的康复治疗措施。

3. 脑肿瘤术后

脑肿瘤术后可能出现中枢神经性运动功能障碍，根据临床需要可以配合运动疗法，治疗以脑卒中偏瘫的运动治疗原则为基础，方法基本相同。

4. 小儿脑瘫

治疗中应利用各种反射的正常化，引出正常的运动模式和姿势，逐渐让患儿获得正常的运动功能。治疗时应针对患儿的整体情况，制订治疗计划，按小儿运动发育规律，结合功能性活动进行训练。

5. 脊髓损伤

运动疗法的目的在于促进瘫痪肢体功能的恢复或代偿，使患者能重新掌握移动身体活动，提高日常生活活动能力，同时预防废用综合征及各种并发症，促进患者早日回归家庭和社会生活。

6. 周围神经疾患

周围神经疾患主要表现为肢体运动障碍、感觉异常、反射异常、自主神经功能障碍等，并常常伴有浮肿、挛缩等并发症。运动疗法的目的主要在于减轻疼痛，预防与解除肌肉肌腱挛缩、关节挛缩，防止肌肉萎缩，增强肌力，恢复运动及感觉功能，提高患者的生活和工作能力。

7. 帕金森病

帕金森病（Parkinson disease，PD）患者临床上主要表现为震颤、肌强直、行走动作不协调、构音障碍、表情呆板、自主神经功能紊乱、心理障碍等。运动疗法应与临床治疗相配合，防止运动功能障碍加重，尽量让患者多做适宜的肢体活动，改善其运动功能，防止废用综合征发生，提高日常生活活动能力。

（二）骨科疾病

1. 骨折和脱位

临床上针对骨折、脱位的治疗原则是复位、固定和功能锻炼。运动疗法的要点在于配合临床治疗，同时训练患者达到以下目的：保持骨折对位稳定，促进骨折愈合；防止及消除肢体肿胀；恢复关节活动；防止肌肉萎缩，增强肌力；恢复肢体活动功能。

2. 截肢与假肢

运动疗法对截肢患者的治疗包括：配合临床治疗，防止截肢断端肿胀；防止关节挛缩，维持及增大关节活动范围，为装配使用假肢创造条件；增强残端肌力；训练患者使用假肢。

3. 关节炎

运动疗法可配合临床治疗主要用于缓解疼痛，增强关节周围的肌力，维持或增大关节活动范围，提高日常生活活动能力。

4. 肩周炎

肩周炎在临床上采取综合疗法，如药物、局部封闭、针灸、推拿、理疗等。运动疗法也是重要的治疗措施之一。急性期应以止痛为主；缓解期应以保持关节活动为主，可采用主动运动、放松摆动运动、滑轮运动等训练。

5. 颈椎病

临床治疗可采用药物、颈椎牵引、理疗、手术等。运动疗法可作为综合治疗手段之一，可做颈部活动训练、增强颈部肌力训练、改善体位活动、应用颈托等。

6. 腰椎间盘突出症

此病的临床治疗方法很多，如卧床制动、药物应用、骨盆牵引、理疗、推拿、封闭、髓核化学溶解、激光治疗、手术等。运动疗法作为综合疗法之一可进行以下治疗：腰背肌、腹肌训练；医疗体操；应用腰围；合理的运动姿势及腰痛防治教育和训练等。

7. 全髋、膝人工关节置换术

术后关节功能是否能够顺利恢复，运动疗法的应用与否则是关键所在。运动疗法所要做的主要工作是：配合手术医生制订训练计划；按训练程序循序渐进地训练患肢活动，如床上活动、坐位练习、患肢早期承重站立练习、步行练习、踏车练习、日常生活活动练习、行走中的正确步态练习等。

（三）内脏器官疾病

1. 急性心肌梗死

近年来开展冠脉支架植入、冠状动脉旁路移植术等治疗后，即使患者迅速改善症状，但心功能仍不同程度地受到损害，术后康复治疗已成为常规治疗之一。运动疗法可以作为全面治疗当中的一项重要内容，改善患者的心脏功能，减少死亡率和再发率，提高患者的生活能力和社会参与能力。

2. 慢性阻塞性肺疾病

运动疗法在慢性阻塞性肺疾病的康复治疗中有重要价值，运动疗法要做的工作主要有对患者的呼吸训练，协助患者咳嗽、排痰的训练，体力增强训练，防止卧床综合征的训练等。

3. 糖尿病

运动疗法对糖尿病康复治疗的价值包括有利于糖代谢，可降低血糖；促进血中脂质的利用，改善患者的血脂代谢；改善中枢神经的调节功能，加强体内新陈代谢功能，减轻精神紧张及焦虑，消除抑郁状态；改善心功能；预防并发症等。

4. 原发性高血压病

原发性高血压病康复治疗的目的主要是：协助降低和平稳血压；减轻危险因素，防止心血管并发症；减少单纯药物降压的副作用，提高生活质量。运动疗法用来配合临床治疗，多采用步行、慢跑、骑自行车、做体操等方式。

（四）肌肉疾病

运动疗法重点在于：控制关节挛缩及变形的加重；保护并合理利用患者的肌力和关节活动范围；训练患者的身体移动、起立及生活活动能力；加强心肺功能管理；预防并发症；尽量提高综合的生活活动能力。

（五）体育外伤后功能障碍及其他障碍

1. 体育外伤后功能障碍

运动疗法的目的在于：促进损伤组织尽快恢复；减轻疼痛；促进运动功能恢复；防止关节活动受限及关节挛缩；防止肌肉萎缩；合理使用矫形器等。总之是要保证运动功能的恢复，防止并发症及后遗症的出现。

2. 烧伤

运动疗法的主要目的在于：预防瘢痕形成；防止关节挛缩及肢体畸形；保护肌肉力量；维持关节活动度；恢复日常生活活动能力。

二、运动疗法的禁忌证

对需要选用运动疗法的患者要注意进行身体检查，有如下禁忌证存在时，不宜施行运动疗法技术操作。

（1）处于疾病的急性期或亚急性期，病情不稳定。

（2）有明确的急性炎症存在，如体温超过38℃，白细胞计数明显升高等。

（3）全身情况不佳、脏器功能失代偿期，如：

① 脉搏加快，安静时脉搏大于100次/min。

② 血压明显升高，临床症状明显，舒张压高于120mmHg（16kPa），或出现低血压休克。

③ 有明显心力衰竭表现：呼吸困难、全身浮肿、胸腔积液、腹水等。

④ 严重心律失常。

⑤ 安静时有心绞痛发作。

（4）休克、神志不清或有明显精神症状、不合作。

（5）运动治疗过程中有可能发生严重并发症，如动脉瘤破裂等。

（6）有大出血倾向。

（7）运动器官损伤未做妥善处理。

（8）身体衰弱，难以承受训练。

（9）患有静脉血栓，运动有可能使血栓脱落。

（10）癌症有明显转移倾向。

（11）剧烈疼痛，运动后加重。

第四节　康复发展简史

康复医学作为一门独立的医学学科，诞生于20世纪40年代，迄今只有70余年的历史，但其基本的组成内容即康复治疗的各种方法和技术，在古代就已萌芽，东方与西方都曾使用过一些简单的康复疗法泡温泉、晒太阳、砭针、按摩、健身等方法已应用于治疗风湿、慢性疼痛、劳损等疾患。现代社会经济快速发展、文化生活水平不断提高的前提下，人们已不再仅仅满足于治病保命的低需求，而把能够过上有意义、有质量的生活作为更高的追求目标。

康复发展简史

第二章　关节活动技术

关节的基本构造包括关节面、关节囊和关节腔，辅助结构有关节盘、关节盂缘、滑膜皱襞和关节韧带等。正常关节活动度需要关节、关节囊、韧带、肌肉等组织保持良好的弹性，使结缔组织处于一种疏松的网状状态，这需要每天进行多次的全关节活动度的正常活动。

第一节　关节活动技术概述

关节活动范围是指关节运动时所通过的轨迹，主要沿着三个相互垂直的运动轴进行，包括前屈—后伸、内收—外展、内旋—外旋等。各关节都有其正常活动范围，也就是关节活动度的正常值。这些正常值因个体、性别、年龄、职业、人种、运动史的差异而有所不同。

肩关节活动范围

一、关节活动技术的基本概念

关节活动技术是指利用各种方法来消除和缓解因组织粘连或肌肉痉挛等多种因素所导致的关节功能障碍的运动治疗技术。它包括手法技术，利用设备的机械技术，利用患者自身体重、肢体位置和强制运动的训练等。

二、影响关节活动范围受限的因素

影响关节活动范围的因素有很多，可分为生理性因素和病理性因素。在选择适宜的运动疗法改善关节活动范围前，应首先明确是生理性因素还是病理性因素引起的受限。

（一）生理性因素

影响关节活动范围的生理因素主要包括肌张力的限制、周围躯体的限制、韧带的限制、关节周围组织的限制、骨组织的限制以及失神经支配等。

1. 肌张力的限制

例如，髋关节的外展动作受到内收肌张力的限制，使它不能过度外展；同样，髋关节的伸展动作受到髋屈肌的限制。又如，在膝关节伸展位进行屈髋受到腘绳肌的限制。

2. 周围躯体的限制

如髋膝关节屈曲与胸腹部相接触，影响髋膝关节的过度屈曲。

3. 韧带的限制

关节韧带强，则活动的幅度就小。例如，髋伸展受髋部韧带的限制，伸膝时会受到前交叉韧带、侧副韧带等的限制。

4. 关节周围组织的限制

关节囊薄而松弛，则关节的活动度较大。如盂肱关节与胸锁关节，虽同属轴关节，但因关节囊松紧不同而关节活动度不同，前者较为灵活。

5. 骨组织的限制

如伸展肘关节时，会因关节形态而有骨与骨的接触，限制肘过伸。

（二）病理性因素

影响关节活动范围的病理性因素主要包括关节周围软组织挛缩、神经性肌肉挛缩、软组织粘连、关节内异物、关节疾患、疼痛/保护性肌痉挛和关节长时间制动后导致的关节活动受限等。

1. 关节周围软组织挛缩

关节囊外软组织挛缩可导致关节活动受限，影响关节的主动、被动活动范围。临床上，由于关节长期制动、卧床、创伤、烫伤等造成肌肉皮肤短缩，形成瘢痕而导致挛缩。挛缩或粘连的软组织持续性延展是关节活动恢复和增加的主要因素。挛缩和粘连的纤维组织主要由胶原纤维构成，胶原组织在一定的牵伸作用下可发生展长效应。

2. 神经性肌肉挛缩

它主要包括三种：反射性挛缩、痉挛性挛缩和失神经支配性挛缩。

（1）反射性挛缩：为了减少疼痛，长时间将肢体置于某一种强制体位造成的挛缩。

（2）痉挛性挛缩：中枢神经系统原因所致的痉挛性疾患，因肌张力亢进造成的挛缩为痉挛性挛缩。例如，关节的主动肌进行运动时，因拮抗肌不能放松，导致关节的活动范围受限。

（3）失神经支配性挛缩：因末梢神经疾患，肌肉失神经支配所致的弛缓性瘫痪造成的挛缩。由于肌张力低下，患者身体在抗重力、阻力的情况下不能完成某种动作，因此将影响关节的主动运动，不能达到全关节的活动范围。

3. 软组织粘连

它包括发生于关节内、关节周围软组织的粘连以及引起该关节活动的主要肌肉的粘连。例如，关节组织受损伤后，大量的浆液纤维组织渗出，局部出现胶原纤维，导致粘连形成；又因为疼痛，关节活动少、不充分，使韧带、肌腱等被胶液粘在一起。一旦形成组织粘连，将影响关节的活动范围。

4. 关节内异物

例如，关节外伤后，关节腔内纤维软骨撕裂，使关节内产生异物，造成关节活动受限。

5. 关节疾患

例如，患有类风湿性关节炎、关节僵硬、异位骨化、骨性关节炎等疾病，也将影响关节的活动度。

6. 疼痛/保护性肌痉挛

关节损伤后，由于疼痛或为了防止进一步的损伤而常常限制关节局部的活动。疼痛还常引发保护性痉挛，其后会出现继发性粘连和挛缩。这将影响关节的主动运动，偶尔也会影响被动运动。

7. 关节长时间制动后导致的活动受限

关节周围的结缔组织是由网硬蛋白和胶原纤维组成的，这是一种疏松的网状组织，关节损伤后制动将使网硬蛋白和胶原纤维沉积，形成致密的网状结构。受伤后的关节固定两个星期后就会形成结缔组织纤维融合，导致关节运动功能受限。

三、关节活动训练的基本原则

关节活动技术训练须遵循循序渐进、反复多次，保证安全，由近端向远端的顺序，完成功能活动等原则。

1. 循序渐进、反复多次原则

反复多次、持续时间较长的牵张训练可产生较多的塑性展长，此训练应循序渐进，逐步展开，以避免训练过程中发生疼痛或软组织损伤。

2. 保证安全原则

训练应在无痛或轻微疼痛、患者能耐受的范围内进行，避免发生软组织损伤；感觉功能障碍的患者由于对疼痛的敏感性较差，因此进行关节活动度训练时应特别谨慎。

3. 由近端向远端的顺序原则

按由近端向远端的顺序，进行逐个关节或同时数个关节一起的训练。

4. 完成功能活动原则

完成主要功能活动所要求的关节活动度如下：

（1）进食。肩关节屈曲5°~45°，外展5°~30°，内旋5°~25°；肘关节屈曲70°~130°；前臂旋前40°，旋后60°；腕关节屈曲10°，伸展20°，尺侧偏20°，桡侧偏5°。

（2）步行。髋关节屈曲30°，后伸20°；膝关节屈曲0°~65°；踝关节背屈15°，跖屈15°。其他日常生活活动要求膝关节和髋关节至少屈曲90°。

第二节 关节活动训练方法

按照关节活动的位置不同，关节活动技术可分为上肢关节活动技术、下肢关节活动技术和躯干活动技术。

一、上肢关节活动技术

按照组成上肢关节的不同，上肢关节活动技术可分为肩部关节、肘部关节、腕部关节和手指关节的活动技术。每个关节活动技术主要包括被动活动技术、主动助力活动技术和主动活动技术。

（一）肩关节活动技术

肩关节由肩胛骨的关节盂和肱骨头组成。

1. 肩关节被动活动技术

（1）肩关节前屈。患者取仰卧位。治疗师立于患侧，一只手握住患侧腕关节处，另一只手握住肘关节稍上方，然后慢慢把患者上肢沿矢状面向上高举过头（图2-1）。

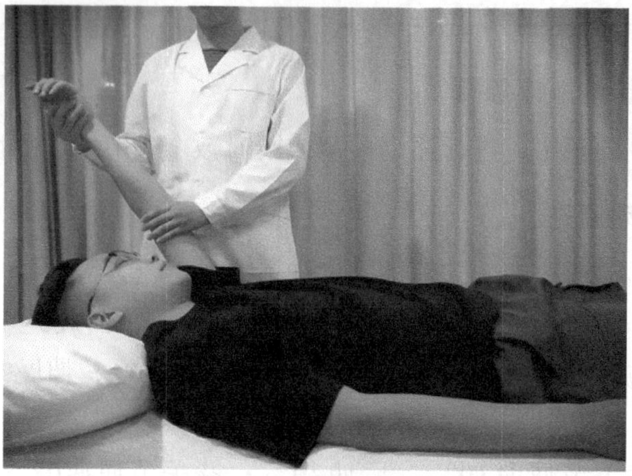

图2-1　肩关节前屈

（2）肩关节后伸。患者取俯卧位。治疗师立于患侧，一只手握住患侧腕关节处，另一只手握住肘关节稍上方，然后慢慢把患者上肢沿矢状面向上高举过头。

（3）肩关节外展。患者取仰卧位。治疗师立于患侧，一只手握住患侧腕关节处，另一只手握住肘关节稍上方，然后慢慢把患侧上肢沿额状面外展，但当患者上肢被移动到外展90°时，要注意将上肢外旋后再继续移动直至接近患者同侧耳部。

（4）肩关节水平外展和内收：患者取仰卧位。治疗师立于患侧身体及外展的上肢之间，一只手握住患侧腕关节处，另一只手握住肘关节稍上方，然后慢慢把患侧上肢沿水平面先做外展后做内收（图2-2、图2-3）。

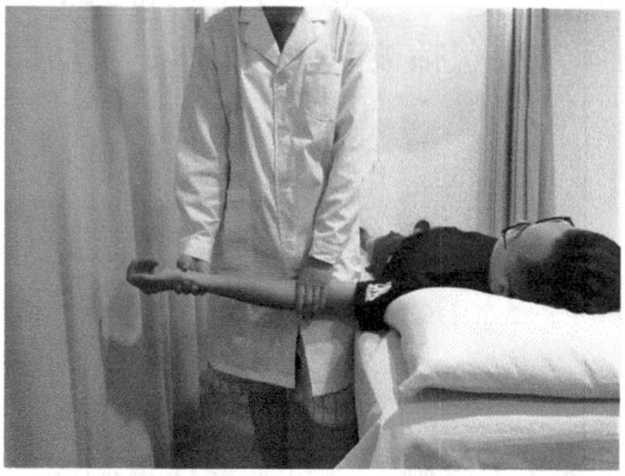

图2-2　肩关节水平外展

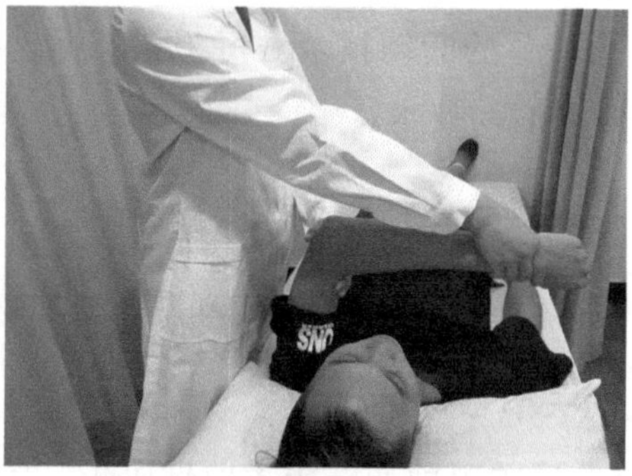

图2-3　肩关节水平内收

（5）肩关节内外旋。患者取仰卧位，患侧肩关节外展90°，肘关节屈曲。治疗师立于患侧，一只手固定肘关节，另一只手握住腕关节，以肘关节为轴，将患侧前臂沿肱骨干轴线向头、向足方向运动，使肩关节被动外旋或内旋（图2-4）。

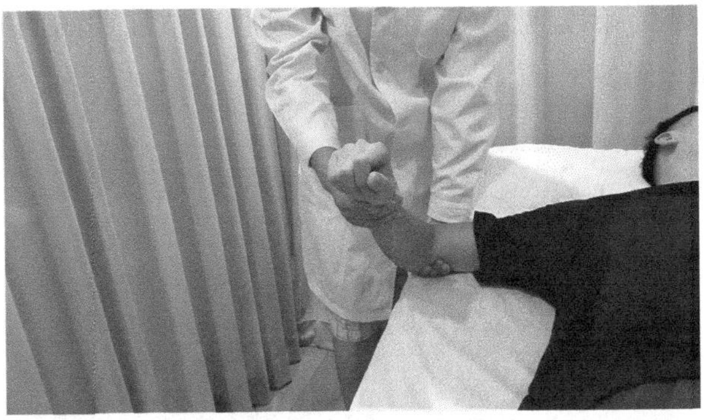

图2-4　肩关节内外旋

（6）肩胛骨被动活动。患者取健侧卧位，患侧在上，屈肘，前臂放在上腹部。治疗师面对患者站立，一只手放在肩峰部以控制动作方向，另一只手从上臂下面穿过，拇指与其他四指分开，固定肩胛骨的内缘和下角。双手同时向各个方向活动肩胛骨，使肩胛骨做上抬、下降、伸（向外）、回缩（向内）运动，也可以把上述运动结合起来做旋转运动。

2. 肩关节主动助力活动技术

常用的有器械练习和滑轮练习，此外还包括肩轮、肋木、吊环等训练方法。

肩关节屈曲悬吊训练

（1）悬吊。肩关节活动受限，训练时患者坐在椅子上，头上方悬吊一滑轮，根据训练的目的，调整椅子的位置，使滑轮位于正前方、侧方或后方。

（2）体操棒等。可利用体操棒或体操绳进行训练。两手分别抓握体操棒或体操绳两端，利用健侧上肢的运动带动患侧上肢完成各种被动运动，增大关节活动度。

（3）肩梯训练。患者靠近肩梯站立，利用手指向上方做攀爬动作，逐步增大肩关节活动范围。

3. 肩关节主动活动技术

基本动作为肩关节的前曲后伸，外展内收，水平外展内收，内旋外旋。练习时动作要平稳，并且每个关节必须进行全方位范围的关节活动。

（二）肘关节活动技术

肘关节由肱尺关节、肱桡关节和桡尺近侧关节共同组成。

肘关节的组成

1. 肘关节被动活动技术

（1）肘关节屈曲和伸展。患者取仰卧位。治疗师一只手扶持患肢腕关节上方，另一只手固定肱骨远端，在完成肘关节屈曲的同时前臂旋后，完成肘伸展的同时前臂旋前（图2-5）。

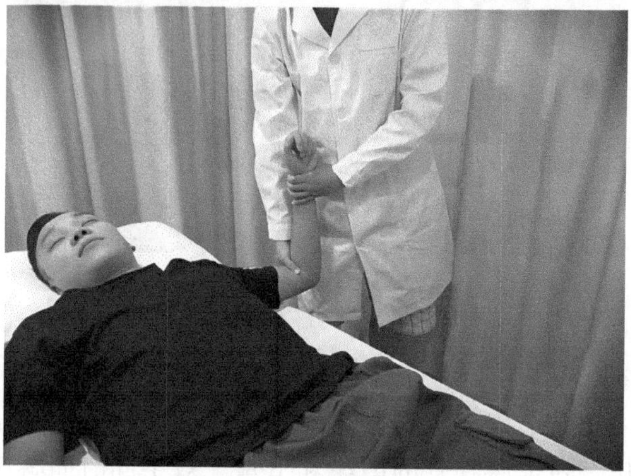

图2-5 肘关节屈曲

（2）前臂旋转。患者取仰卧位，患侧肩关节外展位，使肘关节屈曲90°。治疗师一只手托住其肘后部，另一只手握住前臂远端，沿前臂骨干轴线完成旋前、旋后动作（图2-6）。

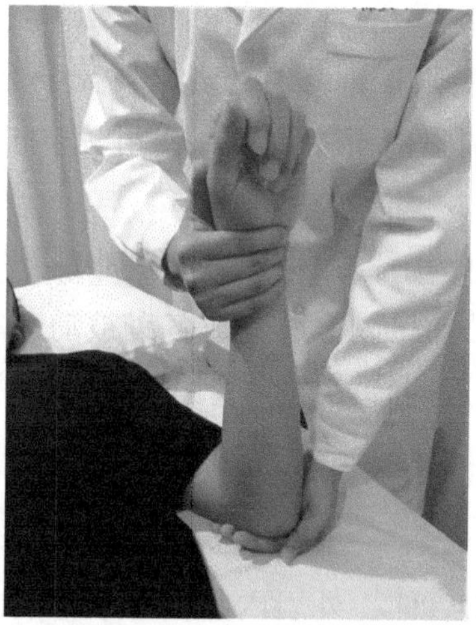

图2-6 前臂旋前、旋后

2. 肘关节主动助力活动技术

常用的有器械练习、滑轮练习和前臂旋转训练器练习等。

3. 肘关节主动活动技术

基本动作为肘关节的屈曲伸展，前臂旋转。患者双手靠近身体，弯曲手臂触肩后再伸直。也可手肘弯曲成直角，置于桌上，将手掌心向上和向下翻转。练习时动作要平稳，并且每个关节必须进行全方位范围的关节活动。

（三）腕关节活动技术

腕关节又称桡腕关节，由桡骨的腕关节面和关节盘组成的关节窝与近侧列腕骨的手舟骨、月骨、三角骨组成的关节头构成的关节。舟骨、月骨、三角骨之间被坚韧的骨间韧带连结在一起，几乎没有活动，可将它们看成一块骨。是典型的椭圆关节，可绕2个轴进行运动。绕冠状轴可做屈伸运动，绕矢状轴可做内收外展运动。

1. 腕关节被动活动技术

患者取仰卧位或坐位，肘关节处于屈曲位。治疗师一只手握住患侧前臂远端，另一只手抓握患侧手指，做腕关节的屈曲、伸展、外展、内收动作。

2. 腕关节主动活动技术

患者双手托住一体操球，做腕关节的屈曲、伸展、外展、内收动作；也可以握住腕关节屈伸训练器，做腕关节的屈曲、伸展动作。

（四）掌指关节和指间关节活动技术

掌指关节是由掌骨头与近节指骨底构成的关节。指间关节是由各指相邻两节指骨的底和滑车构成的关节，是典型的滑车关节。

1. 掌指关节和指间关节被动活动技术

（1）掌指关节的活动。患者取仰卧位或坐位。治疗师一只手握住患侧掌部，另一只手活动手指，分别做掌指关节的屈曲、伸展、外展、内收动作。

（2）指骨间关节的活动。患者取仰卧位或坐位。治疗师一只手握住患侧掌部，另一只手活动手指，分别做近侧和远侧指骨间关节的屈曲、伸展动作。

2. 掌指关节和指间关节主动活动技术

患者结合日常生活可自主做掌指关节的屈曲、伸展、外展、内收动作及指骨间关节的屈曲、伸展动作，如握拳时手指弯曲，放开时手指伸直；也可五指伸直，向手腕外侧打开后再夹紧。

二、下肢关节活动技术

（一）髋关节活动技术

髋关节的组成

髋关节又称髋臼股关节，是身体内结构上最稳定的关节，是典型的球窝关节。

1. 髋关节被动活动技术

（1）髋关节前屈。患者取仰卧位。治疗师立于患侧，一只手托住患侧小腿近膝关节处，另一只手用手心托住患侧足跟处，双手将患侧大腿沿矢状面向上弯曲，使大腿前部尽量接近患者腹部（图2-7）。

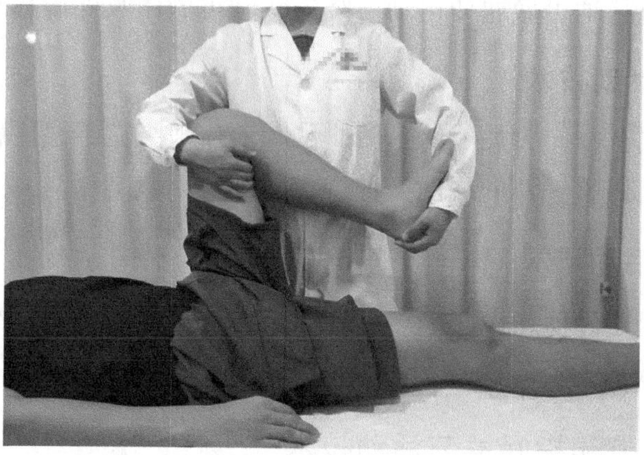

图2-7　髋关节前屈

（2）髋关节后伸。患者取俯卧位。治疗师立于患侧，一只手抓握患侧髋关节上方，另一只手从下方抓住患侧膝关节前部，并用前臂托住患侧小腿和膝关节部位，用力向上方抬，被动伸展髋部（图2-8）。

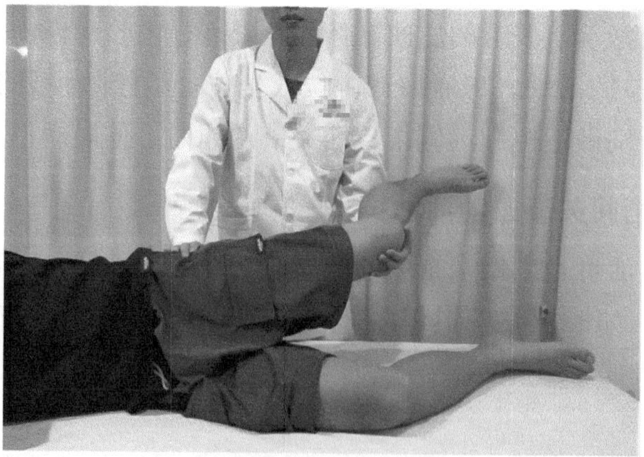

图2-8　髋关节后伸

（3）髋关节内收、外展。患者取仰卧位。治疗师一只手托膝关节后方，前臂支撑大腿远端，另一只手握足跟，在髋关节轻度屈曲的状态下，完成髋关节的外展，然后返回原来位置（图2-9）。

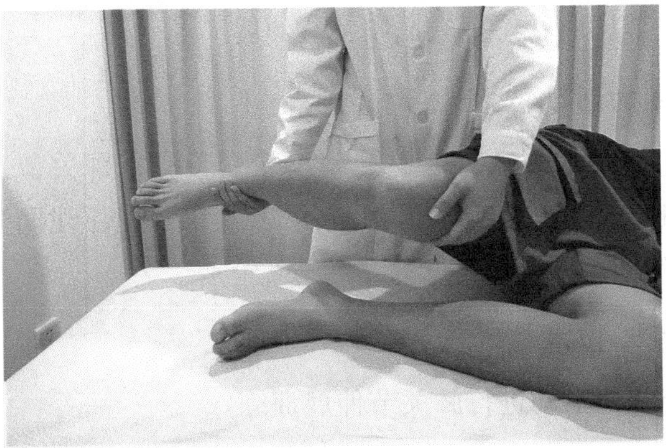

图2-9　髋关节内收、外展

（4）髋关节内旋、外旋。患者取仰卧位，下肢伸展。治疗师一只手固定患者膝关节上方，另一只手固定踝关节上方，完成下肢轴位的旋转，足尖向内侧为髋关节外旋，足尖向外侧为髋关节内旋。也可以令患者髋关节呈屈曲位，治疗师一只手扶持患者小腿近端，另一只手固定足跟，以髋关节为轴，向内、外侧摆动小腿，完成髋关节的外旋、内旋。

2. 髋关节主动助力活动技术

（1）髋关节屈曲。患者取仰卧位，先将滑轮套带套在踝关节上方，再将绳通过滑轮，绳索两端固定把手，滑轮位于正前上方，患者双手握住绳两端的把手向下拉，完成髋关节的屈曲运动。

（2）髋关节内收、外展。患者取仰卧位，先将滑轮套带套在踝关节上方，再将绳通过滑轮，绳索两端固定，患者近似水平位进行髋关节内收、外展训练。

3. 髋关节主动活动技术

基本动作为髋关节的前曲—后伸，外展内收，内旋—外旋。练习时动作要平稳，并且每个关节必须进行全方位范围的关节活动。如躺着直腿抬高后放下。或是屈膝坐姿，大腿向上提起。也可站着，将大腿向前后、左右（内外）摆动。

（二）膝关节活动技术

膝关节的组成

膝关节是一个复杂关节，它由股骨远端、胫骨和腓骨近端和髌骨共同构成，内侧胫股关节、外侧胫股关节和髌股关节三个关节均围在同一个关节囊内。

1. 膝关节被动活动技术

患者取仰卧位。治疗师一只手托膝关节后方（腘窝），另一只手托足跟进行膝关节的屈曲。然后在髋关节屈曲状态下完成膝关节伸展。

2. 膝关节主动助力活动技术

患者取仰卧位，髋关节屈曲90° 。先将滑轮套带套在踝关节上方，再将绳通过滑轮，绳索两端固定把手，滑轮位于正前上方，患者双手握住绳两端的把手向下拉动，完成膝关节伸展运动。

3. 膝关节主动活动技术

患者取坐位或卧位，主动进行膝关节伸展训练。

（三）踝及足关节活动技术

踝、足和足趾是一个有34个关节的复合体，通过骨性结构、韧带附着和肌收缩从一个适应不规则地面的柔软性结构变为刚性的负重结构。踝—足复合体的柔刚特性使它具有多种功能，包括：支持体重；控制和稳定小腿着地；对不规则的地面进行调节和适应；当用足趾站立，攀登或跳跃时，以抬高身体；在步行、跑步、跳跃着地时吸收震动；机械操作；对于上肢截肢或肌麻痹的患者，足能替代手的某些功能。

踝及足关节的组成

1. 踝及足关节被动活动技术

（1）踝关节背屈。患者取仰卧位，下肢伸展。治疗师一只手固定踝关节上方，另一只手握足跟，在牵拉跟腱的同时利用前臂屈侧推压足底（图2-10）。

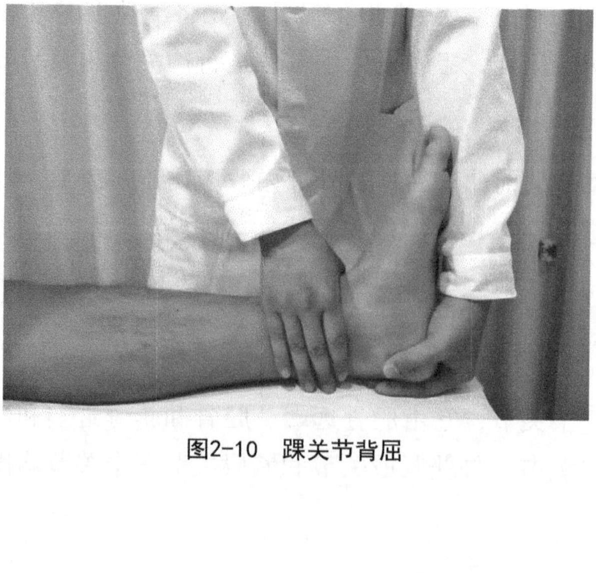

图2-10 踝关节背屈

（2）踝关节跖屈。患者取仰卧位，下肢伸展。治疗师固定踝关节上方的手移到足背，在下压足背的同时，另一只手将足跟上提。

（3）踝关节内翻、外翻。患者取仰卧位，下肢伸展。治疗师一只手固定踝关节，另一只手进行内、外翻运动。如果有助手，也可以让助手固定踝关节，治疗师手握足前部和足跟，使全足同时完成内翻、外翻运动。

（4）附横关节旋转。患者取仰卧位，下肢伸展。治疗师用一只手固定距骨和跟骨，另一只手握住舟状骨和股骨，轻柔地进行旋转运动。

（5）趾间关节和跖趾关节的屈伸和外展、内收。患者取仰卧位，下肢伸展。治疗师用手固定拟活动的近端关节，再活动远端关节，其运动原则和方法与活动掌指关节相同。

2. 踝及足关节主动助力活动技术

（1）踝关节屈伸训练器练习。患者取坐位，双足放在训练器上，用带固定足前部，双手抓住助力杆做前后摆动。

（2）踝关节内翻、外翻训练器练习。患者取坐位，双足放在训练器上，用带固定足前部，双手抓住助力杆做左右摆动。

3. 踝及足关节主动活动技术

患者取坐位或卧位，主动进行踝关节各方向活动训练。

三、躯干活动技术

脊柱的运动节段是由两个相邻的椎骨、三个椎间关节、椎间盘的软组织、纵韧带和节段间韧带以及关节囊组成。椎间盘和两侧的关节突关节形成一个三角，因此一处的运动必导致另两处的运动。大多数的脊骨连结可做六个自由角度的运动，即前后弯曲（屈、伸）、侧弯（侧屈）、旋转、前后切、侧切和牵拉压缩。

（一）颈区活动技术

1. 颈区被动活动技术

患者取仰卧位，下肢伸展。治疗师双手固定患者头部两侧，依次做颈的基本动作，为前屈—后伸、侧屈、左右旋转运动。

2. 颈区主动活动技术

患者取坐位，分别做颈的基本动作，为前屈—后伸、侧屈、左右旋转运动。

（二）腰区活动技术

1. 腰区被动活动技术

患者取侧卧位，上面的下肢膝屈曲，下面的下肢伸直，治疗师一只手固定患者上面的肩关节，另一只手放在同侧骨盆部位（或者同侧膝外侧），使髋和骨盆向相反的方向旋转并停留数秒钟，以达到充分牵拉躯干的作用（图2-11）。

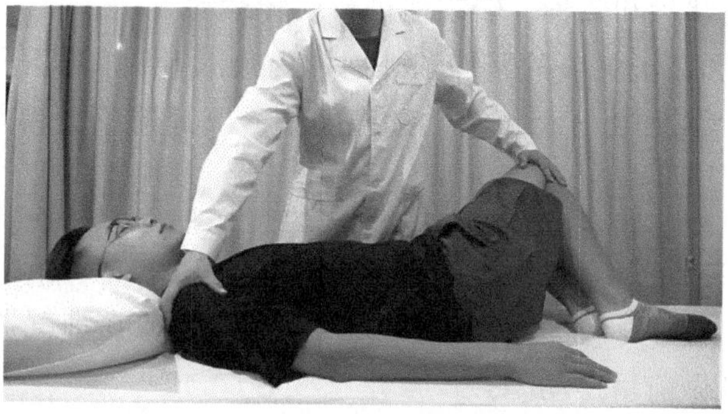

图2-11　腰区被动活动

2. 腰区主动活动技术

患者取站位，分别做腰区的前屈—后伸、侧屈、左右旋转运动。

第三章　肌力训练

肌力训练是增强肌力的主要方法，包括神经传递冲动训练、助力训练和抗阻训练等。其中，抗阻训练包括抗徒手阻力训练和抗器械阻力训练两种，抗器械阻力训练原理与抗徒手阻力训练基本相同，器械可选用沙袋、哑铃、拉力器、弹力橡胶带等。目前，在临床上选择增强肌力的方法主要根据患者肌力评定的结果来决定。

第一节　肌力训练概述

肌力是肌肉在收缩或紧张时所表现出来的能力，是肌肉发挥其生理功能的形式。肌肉主要通过肌力对外界做功。肌力减低是临床上最常见的症状之一，可引起人体各项日常活动的障碍，如坐、站、步行障碍等。

一、肌力训练的基本概念

与肌力训练相关的基本概念较多，主要包括肌肉生理学和肌肉运动学两个方面。

（一）与肌力训练相关的肌肉生理学概念

1. 肌力

肌力是指肌肉收缩时所能产生的最大力量，也称绝对肌力。肌力的大小主要取决于肌肉收缩的方式及速度、关节角度、年龄性别及心理因素等。

2. 肌肉耐力

肌肉耐力是指肌肉持续地维持一定强度的等长收缩，或做多次一定强度的等张/等速收缩的能力。其大小可以用从肌肉开始收缩到出现疲劳时已经收缩的总次数或所经历的时间来衡量。影响肌肉耐力的因素有肌纤维的类型、肌红蛋白的储备以及肌力的大小等。肌肉耐力与所进行的运动强度也有一定的关系，即运动强度越大，肌肉耐力就越小。

3. 肌肉长度—张力关系

这是指肌肉收缩前的初长度与肌肉收缩所产生肌力大小之间的相互关系。只有适宜的初长度，才能使肌肉产生最大收缩力；若肌肉收缩时，初长度已处于缩短状态或过分拉长状态，其收缩力会下降。

4. 向心收缩

肌肉克服外力、长度缩短（起点与止点之间距离缩短）的收缩方式，称为向心收缩。其运动学功能是产生加速运动，如屈曲肘关节时的肱二头肌收缩、伸膝时的股四头肌收缩等动作。

5. 离心收缩

肌肉收缩，但同时被外力拉长的收缩方式，称为离心收缩，如上肢负重屈肘时缓慢放松肱二头肌的收缩、下蹲屈膝时股四头肌的收缩等动作。

（二）肌肉运动学概念

1. 助力训练

它是指在外力的辅助下，通过患者主动的肌肉收缩来完成运动或动作的一种训练方法。辅助力量可由治疗师或患者的健肢提供，也可利用机械、引力或水的浮力等提供。主要适用于肌力1~3级的患者进行肌力训练。

2. 主动训练

它是指通过患者主动的肌肉收缩来完成运动的一种训练方法。运动时既不需要助力，也不用克服外来阻力。主要适用于肌力3级以上的患者进行肌力训练。

3. 抗阻训练

它是指患者在肌肉收缩过程中，需要克服外来阻力才能完成运动的一种训练方法。抗阻训练对增强肌力最为有效，主要适用于肌力3级以上的患者进行肌力训练。渐进抗阻训练是一种逐渐增加阻力的训练方法，肌力增强时，负荷量也随之增加。

4. 悬吊训练

它是助力训练的一种，指利用绳索、挂钩、滑轮等简单装置，将运动的肢体悬吊起来，以减轻肢体的自身重量，然后在水平面上进行训练。这种训练方法可节省治疗师的体力消耗。

5. 等长训练

它是指肌肉收缩时，肌纤维的长度保持不变，也不产生关节活动，但肌肉能产生较大张力的一种训练方法，又称静力性训练。在肌肉和骨关节损伤后的训练初期，为了避免给损伤部位造成不良影响，常利用此种运动方法进行肌力的增强训练，以延缓和减轻肌肉的废用性萎缩，如扎马步或半蹲位训练股四头肌、外固定情况下的关节周围肌肉的收缩训练等。可用于肌力2~5级的患者。

6. 等张训练

也称为动力性训练，指肌肉收缩时，肌纤维的张力保持不变，而肌纤维的长度发生改变，并产生关节活动的一种训练方法。人类肢体的大部分日常活动都属于等张收缩。根据肌肉训练过程中肌肉纤维长度的不同改变，又将等张训练分为向心收缩与离心收缩两种不同的方式。

7. 等速训练

它是指利用等速仪器，根据运动过程中患者肌力大小的变化，由机器提供相匹配的阻力，使整个关节按照预先设定的速度进行运动的一种训练方法，又称可调节抗阻训练或恒定速度训练。等速训练也分为向心性训练与离心性训练两种不同的方式。

二、肌力下降的原因

临床上引起肌力下降的常见原因主要有以下四种：废用性肌肉萎缩、年龄增长、神经系统疾病和肌原性疾病。

（一）废用性肌肉萎缩

制动及无功能状态所产生的综合征主要表现为废用性肌肉萎缩，肌肉萎缩是由于肌原纤维的减少而导致的肌纤维萎缩。在完全卧床休息的情况下，肌力每周减少10%~15%，亦即每天减少1%~3%。如卧床休息3~5周，肌力可减少一半。肌肉容积缩小，肌肉松弛，肌力、耐力下降，但通过适当的运动训练，肌肉的容积可复原。

（二）年龄增长

20岁之后，随着年龄的增长，肌力将逐渐下降，通常下肢较上肢下降得更快，以股四头肌最为明显。

（三）神经系统疾病

如脑血管病、脑瘫、小脑障碍等中枢神经障碍导致的偏瘫或四肢瘫等，由于卧床时间较长、不活动或较少活动，导致肌力明显下降；而脑卒中患者发病初期的弛缓阶段即表现为患侧肌肉明显松弛、肌力下降。

（四）肌原性疾病

肌原性肌力下降主要是由于肌营养不良、多发性肌炎等疾病所致。进行性肌营养不良主要表现为四肢近端与躯干的肌力下降和肌肉萎缩。多发性肌炎出现肌力下降的部位主要是四肢近端肌群、颈屈曲肌群、咽喉肌群等。

三、肌力训练的基本原则和基本条件

在肌力训练的过程中，需要注意遵循一定的原则和满足必要的条件，才能达到良好的效果，并尽量减少相关损伤。

（一）肌力训练的基本原则

肌力训练的基本原则包括：施加适当阻力、超量负荷、反复训练、适度疲劳和选择适当的强度。

1. 施加适当阻力

肌力的强化必须施加一定的阻力，使患者发挥最佳能力。阻力可来自肢体的重量，肌肉运动是外力的阻力力量等。施加的阻力应根据患者肌力的改善情况增加。

2. 超量负荷

超量负荷，是指在训练时施加的阻力负荷水平应适当超过患者现有的活动水平。

3. 反复训练

训练必须多次反复进行，而非单次收缩。一般仅在患者合并存在疼痛性关节疾病或肌腱炎等情况时，训练的次数才可有所减少。

4. 适度疲劳

根据超量恢复原理，肌力训练应引起一定的肌肉疲劳。但过度疲劳则会极大地影响训练效果。因此，肌力训练要特别注意掌握适宜的训练频度，尽量使后一次训练在前一次训练后的超量恢复阶段进行。一旦出现过度疲劳现象，原则上应停止训练。

5. 选择适当的强度

肌肉收缩强度相当于最大收缩强度40%时，运动单位募集率较低，主要募集Ⅰ型肌纤维，对增强耐力有效；收缩强度增加时募集率增高，Ⅱa、Ⅱb型肌纤维也依次参与收缩，对增强肌力有效。

（二）肌力训练的基本条件

训练者要满足一定的训练强度、训练时间、训练频率、训练间期和训练方法五个基本条件，才能达到增强肌力的目的。

1. 训练强度

常用最大肌力的比例（%）或相对1RM（1 repetition maximum，1次抗阻力运动的最大值）或10RM的比例为患者选择适宜的训练强度。1RM指受试者仅能完成一次全关节活动范围的最大抗阻力重量。训练时以1RM为基准做等长训练，一日一次，每周测定一次1RM，再逐渐增加运动的负荷量。10RM指受试者能连续运动10次时所对抗的最大阻力。如果超过这个重量就做不了10次，此极限重量可作为基准。每周测定一次10RM，逐渐增加重量。

2. 训练时间

主要包括肌肉收缩时间和运动时间。肌肉收缩时间常用于等长收缩的训练，即训练时，若肌肉收缩时间短，则训练的强度须较大；反之，若需要肌肉收缩较长时间，则训练的强度可以较小。运动时间是指一次训练所需要的时间。

3. 训练频率

训练频率是指每日、每周、每月的训练次数。频率越高则训练效果越好。原则上每周3次的肌力增强训练就有较好的训练效果。

4. 训练间期

训练间期长短对训练效果有明显的作用。刚开始进行训练时，有肌力的增加，但未见肌肉横截面积有任何增加；训练40天后，可见肌肉的横截面积随之增加。

5. 训练方法

因肌肉收缩方式不同，如离心性、向心性、等长性收缩等，选择的训练方法也不同。当训练目的为增强肌力时，应加大负荷量，加快运动速度及缩短训练的时间；当训练目的为增强耐力时，则负荷量应相对较少，重复次数应增加，训练的时间应延长。近年来，在健身领域流行的高强度间歇训练法（high-intensity interval training，HIIT）就是由多组高强度的练习及随后的间歇练习构成，来进行有效的肌力训练。

四、肌力训练的临床应用

肌力训练技术在诸多骨关节疾病及神经系统疾病中有着广泛的应用，对患者的康复治疗具有重要作用。在应用过程中，应严格注意适应证及禁忌证的范围。

（一）肌力训练的适应证

1. 失用性肌肉萎缩

由肢体长期制动引起。如对骨折后石膏外固定的肌肉进行等长训练。

2. 关节源性肌肉萎缩

由疼痛反射性抑制脊髓前角运动细胞引起。如对膝关节源性肌肉萎缩进行等速训练。

3. 神经性肌肉萎缩

由中枢和周围神经损伤后引起所支配肌肉的瘫痪或肌力减退所致。如对臂丛神经损伤后0级肌力的肌肉可进行神经传递冲动训练。

4. 肌源性疾病

肌肉收缩功能异常可进行强度适宜的肌力训练。

5. 骨关节畸形

由局部肌肉力量不平衡引起。如对脊柱侧弯、扁平足等进行选择性增强肌肉力量、调整肌力平衡训练。

6. 脊柱稳定性差

由躯干肌肉力量不协调引起。如进行腰腹肌肌力训练，预防下腰痛发生。

7. 关节周围主动肌和拮抗肌不平衡

如对膝关节炎患者进行腓肠肌肌力训练，防止膝关节退行性改变。

8. 内脏下垂、尿失禁

由腹肌和盆底肌肌力减退引起。如对老年妇女盆底肌肌力减退的患者进行盆底肌肌力训练。

（二）肌力训练的禁忌证

（1）全身有严重感染和高热患者。

（2）严重的心脏病患者，如快速性心律失常、心力衰竭等。

（3）皮肌炎、肌炎发作期、严重肌病患者，不宜进行高强度或抗阻训练。

（4）局部有活动性出血，不宜进行局部肌肉训练，以免加重出血形成血肿。

（5）骨折后施行石膏外固定、骨折断端尚未形成牢固骨痂时，不宜进行等张或等速肌力训练。

（三）进行肌力训练的注意事项

1. 选择正确的运动量和训练节奏

遵循超量恢复的原则，每次练习应引起适度的肌肉疲劳，然后以充分的休息间歇等待超量恢复的出现，在超量恢复阶段进行下一次练习。达到超量恢复阶段时，可以测得肌力的增加，训练者主观感觉疲劳完全消除，对再次练习表现出较高的积极性与信心。训练中可以此判断肌肉疲劳是否恢复。训练中一定要注意，不要出现过度疲劳，因过度疲劳对较弱的肌肉是有害的，一旦出现过度疲劳就应停止训练。

2. 注意调节阻力

恰当阻力的施加及调整是进行肌力训练的重要因素。阻力通常加在需要增强肌力的肌肉的附着部位远端，这样较小的力量即可产生较大的力矩。也需根据患者的状况来确定施加阻力的部位，如当股四头肌肌力达到4级时，可在小腿的位置施加阻力；当肌力比4级稍强时，可在踝关节处施加阻力；当肌力未达到4级时，可在小腿的上1/3处施加阻力。每次施加阻力的强度应平稳、非跳动性，并能使患者顺利完成全关节的活动范围。当患者不能完成全范围的关节活动时，可降低阻力或改变施加阻力的部位。

3. 注意无痛训练

训练过程中发生疼痛，是出现损伤或加重损伤的信号，应予以重视并尽量避免。疼痛可反射性地引起脊髓前角运动细胞抑制，阻碍肌肉收缩，使肌力训练无效。

4. 对患者进行讲解和鼓励

肌力训练的过程是患者主观努力的过程。训练前应使患者充分了解肌肉练习的意义和作用，消除其可能存在的疑虑；经常给予语言的鼓励，并展示训练的效果，以提高其信心和长期坚持训练的积极性。应使患者了解肌力增长的大致规律，掌握科学的练习方法。

5. 注意心血管反应

等长抗阻力训练时，特别是对抗较大的阻力时，会引起血压的明显升高，加之等长训练时常伴有憋气，也会对心血管造成额外的负荷。因此，有原发性高血压病、冠心病或其他心血管疾病患者，应禁忌在等长抗阻训练时过分用力或憋气。

6. 避免代偿运动的出现

在增强肌力训练时应避免代偿运动的出现。如当髂腰肌、股四头肌肌力较弱时，做髋关节的屈曲动作可出现阔筋膜张肌的代偿运动，表现为髋部屈曲时出现下肢外展、外旋。因此，在训练屈髋肌时，应防止阔筋膜张肌的代偿运动，控制大腿外展、外旋，从正前方做屈髋训练。治疗师也可徒手或利用固定等方法，来抑制患者代偿运动的出现。

7. 做好详细的训练记录

认真记录患者的训练情况，包括患者训练时对运动负荷的适应能力、训练的运动量是否适合、训练中患者的状况，在训练前后随时测试肌力的进展情况，并根据患者的状况随时调整训练的强度和运动时间等，以达到最佳肌力训练效果。

第二节　肌力训练方法

身体各部位的肌力训练方法主要针对上肢肌群肌力、下肢肌群肌力、头颈及躯干肌群肌力。下面将从这三部分进行详细介绍。

一、增强上肢肌群肌力的训练方法

上肢肌群肌力训练的范围包括肩关节、肘关节及前臂、腕关节及手部的肌群。根据评估的肌力水平分为助力训练方法和抗徒手阻力训练方法。

（一）增强肩部肌群肌力技术

1. 增强肩前屈肌群肌力

（1）肌力1~3级。

患者体位：健侧卧位，训练侧上肢放在体侧，伸肘。

治疗师位置：立于患者身旁，一只手托住患者的肘关节，另一只手托住患者的前臂。

方法：患者注意力集中，做全关节范围内的屈肩动作，然后回复原位，重复进行。在训练的过程中，治疗师根据患者肌力情况决定给予助力的大小：1级肌力时，给予助力帮助前屈肩关节；2~3级肌力时，只帮助托起训练侧上肢，不予前屈肩关节助力（图3-1）。

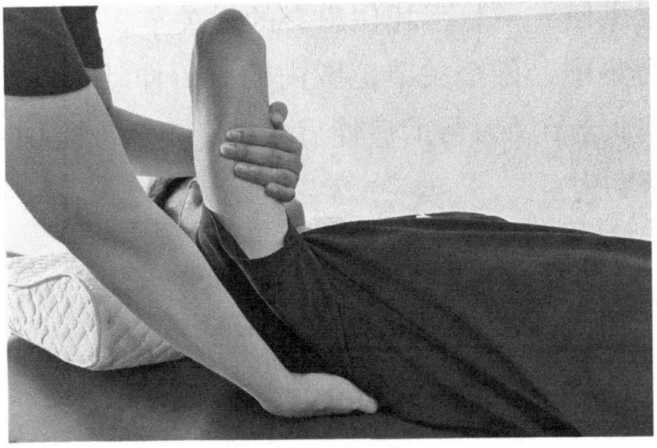

图3-1　肩部前屈

（2）肌力4~5级。

患者体位：仰卧位，训练侧上肢放在体侧，伸肘。

治疗师位置：立于患侧，一只手握住前臂远端，另一只手放在肱骨的远端，向下施加阻力。

方法：患者以肩部力量向正前方抗阻力屈曲肩关节至90°，然后回复原位，重复进行。

2. 增强肩外展肌群肌力

（1）肌力1~3级。

患者体位：仰卧位，训练侧上肢前臂中立位置于身旁。

治疗师位置：立于患侧，一只手托住患者的肘关节，另一只手托住患者的前臂。

方法：患者注意力集中，做肩全关节范围内的外展动作，然后回复原位，重复进行。1级肌力时，治疗师给予助力帮助外展肩关节；2~3级肌力时，只帮助托起训练侧上肢，不予外展肩关节助力。

（2）肌力4~5级。

患者体位：仰卧位，上肢放在体侧，屈肘90°，前臂中立位。

治疗师位置：立于患侧，一只手放在肱骨远端外侧向内施加阻力，另一只手握住前臂远端，以保持稳定。

方法：患者抗阻力全范围外展上肢。

上述方法也可以在坐位练习。治疗师站在患者身后，一只手放在患侧肩部，固定肩胛骨，另一只手放在肱骨远端外侧并向内侧施加阻力，患者抗阻力外展肩关节至90°。

3. 增强肩后伸肌群肌力

（1）肌力1~3级。

患者体位：健侧侧卧位，训练侧上肢自然置于体侧。

治疗师位置：立于患侧，一只手托住患者的肘关节，另一只手托住患者的前臂。

方法：患者注意力集中，做全关节范围内的肩后伸动作，然后回复原位，重复进行。1级肌力时，治疗师给予助力帮助后伸肩关节；2~3级肌力时，只帮助托起训练侧上肢，不予后伸肩关节助力。

（2）肌力4~5级。

患者体位：俯卧位，上肢放在体侧，伸肘。

治疗师位置：立于患侧。一只手放在肩后面，固定肩胛骨，另一只手放在肱骨远端并向下施加阻力（图3-2）。

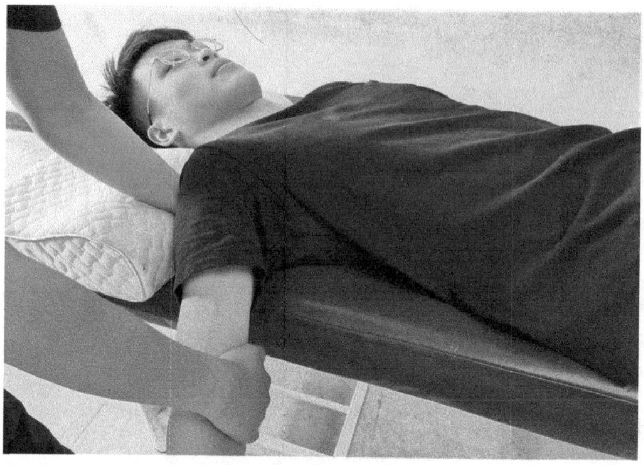

图3-2　肩部后伸

方法：患者抗阻力全范围后伸肩关节。

4. 增强肩内收肌群肌力

（1）肌力1~3级。

患者体位：端坐位，健侧上肢自然下垂置于体侧。

治疗师位置：立于患侧，一只手托住患者的肘关节，另一只手托住患者的前臂，使患者训练侧上肢外展90°，前臂中立位。

方法：患者注意力集中，做全关节范围内的肩内收动作，然后回复原位，重复进行。1级肌力时，治疗师给予助力帮助内收肩关节；2~3级肌力时，只帮助托起训练侧上肢，不予内收肩关节助力。

（2）肌力4~5级。

患者体位：仰卧位，上肢外展90°，前臂中立位。

治疗师位置；立于患侧，一只手放在肩后面固定肩胛骨，另一只手放在肱骨远端内侧并向桡侧施加阻力。

方法：患者抗阻力全范围内收上肢（图3-3）。

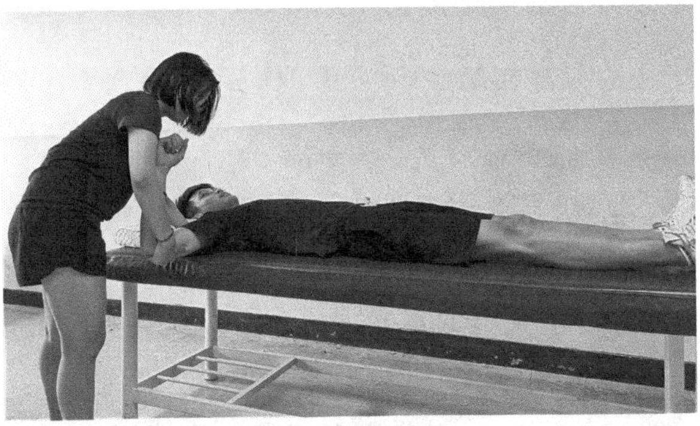

图3-3　肩内收

5. 增强肩内旋肌群肌力

（1）肌力1~3级。

患者体位：仰卧位，肩关节外展90°，上臂放在治疗床上，前臂旋前位垂直向上。

治疗师位置：立于患侧，一只手握住患者的肘关节，另一只手握住患者的前臂，使前臂旋前向上。

方法：患者注意力集中，做全关节范围内的肩内旋动作，然后回复原位，重复进行。1级肌力时，治疗师给予助力于前臂帮助内旋肩关节；2~3级肌力时，只帮助固定训练侧上肢，不予内旋肩关节助力。

（2）肌力4~5级。

患者体位：仰卧位，肩外展90°，屈肘90°，肘部放在床沿，前臂旋前位垂直向上。

治疗师位置：立于患侧，一只手握住肘关节内侧，保持稳定，另一只手握住前臂尺侧远端并施加阻力。

方法：患者抗阻力全范围内旋肩关节。

上述方法也可在俯卧位下进行。

6. 增强肩外旋肌群肌力

（1）肌力1~3级。

患者体位：仰卧位，肩外展90°，屈肘90°，肘部放在床沿，前臂旋前位垂直向上。

治疗师位置：立于患侧，一只手握住患者的肘关节内侧，另一只手握住患者的前臂远端。

方法：患者注意力集中，做全关节范围内的肩外旋动作，然后回复原位，重复进行。1级肌力时，治疗师给予助力于前臂远端，帮助外旋肩关节；2~3级肌力时，只帮助固定训练侧上肢，不予外旋肩关节助力（图3-4）。

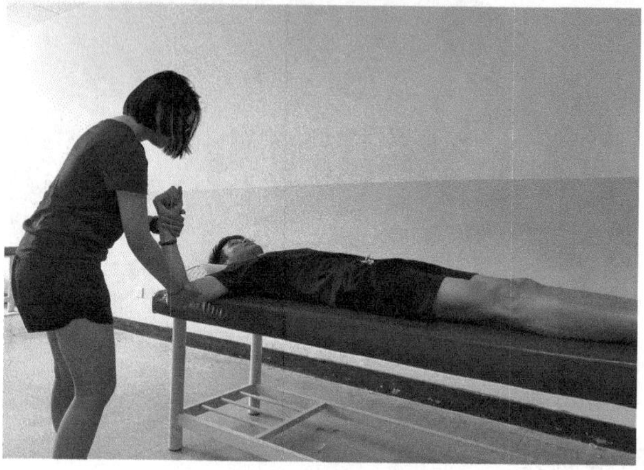

图3-4　肩关节外旋

（2）肌力4~5级。

患者体位：同上。

治疗师位置：立于患侧，一只手握住肘关节内侧，保持稳定，另一只手握住前臂背侧远端并施加内旋力量。

方法：患者抗阻力全范围外旋肩关节。

（二）增强肘部及前臂肌群肌力技术

1. 增强屈肘肌群肌力

（1）肌力1~3级。

患者体位：坐位，肩关节外展30°，肘关节伸直位，前臂旋后。

治疗师位置：立于患侧，一只手托住患者的上臂远端，另一只手握住患者的前臂远端。

方法：患者注意力集中，做全关节范围内的肘屈曲动作，然后回复原位，重复进行。1级肌力时，治疗师给予助力于前臂远端帮助屈曲肘关节；2~3级肌力时，只帮助固定训练侧上肢，不予屈曲肘关节助力。

（2）肌力4~5级。

患者体位：仰卧位，上肢置于体侧，稍屈肘，前臂旋后。

治疗师位置：立于患侧，一只手放在肩部固定肱骨，另一只手握住前臂远端并向足的方向施加阻力。

方法：患者抗阻力全范围屈肘。

上述方法也可以在坐位练习。患者坐在桌旁，训练侧上肢放在桌上，前臂旋后。治疗师面向患者而坐，一只手固定上臂远端，另一只手握住前臂远端并向下施加阻力。患者抗阻力全范围屈肘（图3–5）。

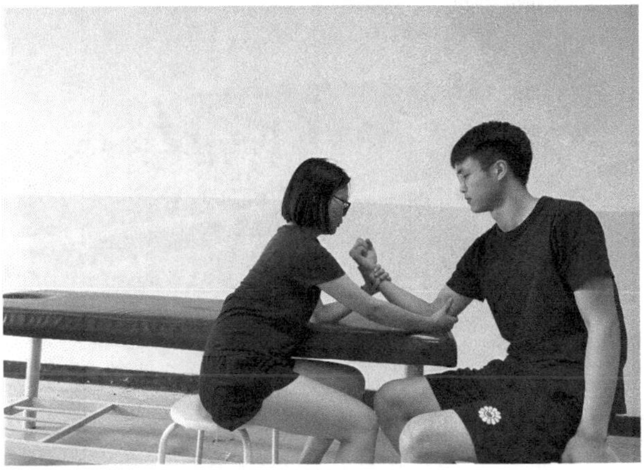

图3–5　座位屈肘

2. 增强伸肘肌群肌力

（1）肌力1~3级。

患者体位：坐位，肩关节外展90°，肘关节屈曲位。

治疗师位置：立于患侧，一只手托住患者的上臂远端，另一只手握住患者的前臂远端，使肘关节屈曲90°，前臂中立位。

方法：患者注意力集中，做全关节范围内的肘伸直动作，然后回复原位，重复进行。1级肌力时，治疗师给予助力于前臂远端帮助伸直肘关节；2~3级肌力时，治疗师只帮助固定训练侧上肢，不予伸直肘关节助力。

（2）肌力4~5级。

患者体位：仰卧位，上肢外展90°，肘下垫一毛巾卷，屈肘。

治疗师位置：立于患侧，一只手放在肱骨远端背侧，固定肱骨，另一只手握住前臂远端并向屈肘方向施加阻力。

方法：患者抗阻力全范围伸肘（图3–6）。

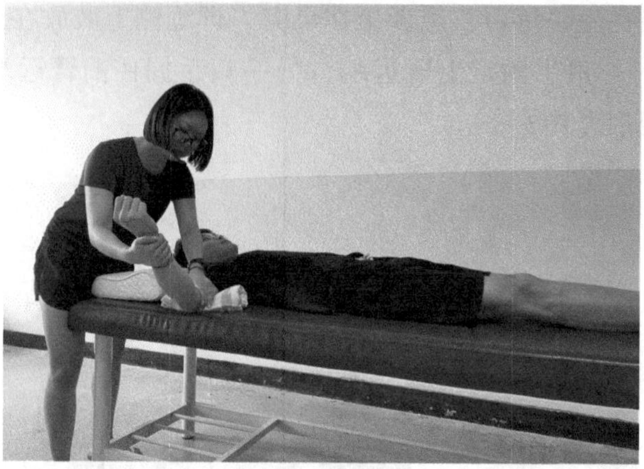

图3-6 伸肘

3. 增强前臂旋前或旋后肌群肌力

（1）肌力1~3级。

患者体位：坐位，上臂置于体侧，肘关节屈曲90°，前臂旋后/旋前，手部放松。

治疗师位置：立于患侧，一只手固定上臂远端，另一只手握住前臂远端。

方法：患者注意力集中，做全关节范围内的前臂旋前/旋后动作，然后回复原位，重复进行。1级肌力时，治疗师给予助力于前臂远端帮助前臂旋前/旋后；2~3级肌力时，只帮助固定训练侧上肢，不予前臂旋前/旋后助力。

（2）肌力4~5级。

患者体位：仰卧位，上肢稍外展，屈肘90°，前臂中立位。

治疗师位置：立于患侧，双手分别固定肘和前臂。增强旋前肌群肌力时，在前臂远端向旋后方向施加阻力。增强旋后肌群肌力时，在前臂远端向旋前方向施加阻力。

方法：患者抗阻力全范围旋前或旋后。

（三）增强腕及手部肌群肌力技术

1. 增强屈腕肌群肌力

（1）肌力1~3级。

患者体位：坐位，前臂中立位，肘关节及前臂置于桌上，手指放松伸直。

治疗师位置：立于患侧，一只手固定腕关节近心端，另一只手握住手掌。

方法：患者注意力集中，做全关节范围内的屈曲腕关节动作，然后回复原位，重复进行。1级肌力时，治疗师给予助力帮助屈腕；2~3级肌力时，只帮助固定，不予屈腕助力。

（2）肌力4~5级。

患者体位：坐在桌旁，前臂旋后放在桌上。

治疗师位置：立于患侧，一只手放在前臂远端掌侧，固定前臂，另一只手握住手掌并向下施加阻力。

方法：患者抗阻力全范围屈腕（图3-7）。

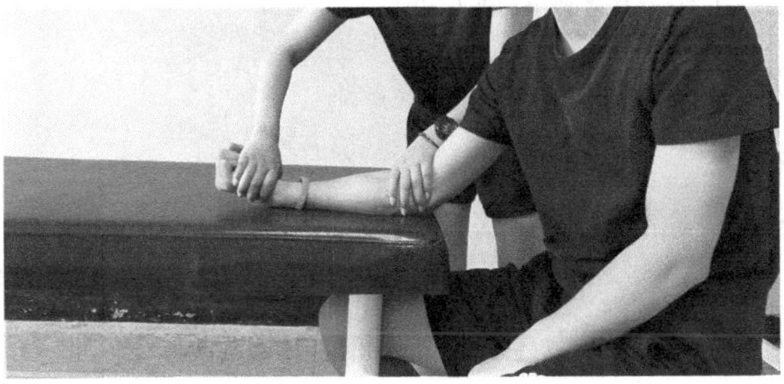

图3-7　屈腕

2. 增强伸腕肌群肌力

（1）肌力1~3级。

患者体位：坐在桌旁，前臂旋前放在桌上，手放松伸直。

治疗师位置：立于患侧，一只手固定前臂远端，另一只手握住手掌。

方法：患者注意力集中，做全关节范围内的伸展腕关节动作，然后回复原位，重复进行。1级肌力时，治疗师给予助力于手掌帮助伸腕；2~3级肌力时，只帮助固定，不予伸腕助力。

（2）肌力4~5级。

患者体位：同上。

治疗师位置：立于患侧，一只手放在前臂远端背侧，固定前臂，另一只手握住手背并向桌面施加阻力。

方法：患者抗阻力全范围伸腕。

3. 增强腕桡侧偏或尺侧偏肌群肌力

（1）肌力1~3级。

患者体位：坐在桌旁，前臂中立位放在桌上，手超出桌沿自然下垂。

治疗师位置：立于患侧，一只手放在前臂远端，固定前臂，另一只手握住手背。

方法：患者注意力集中，做全范围的桡侧偏或尺侧偏。1级肌力时，治疗师给予助力于手背，帮助腕关节桡侧偏或尺侧偏；2~3级肌力时，只帮助固定，不予腕关节桡侧偏或尺侧偏助力。

（2）肌力4~5级。

患者体位：同上。

治疗师位置：立于患侧，一只手放在前臂远端，固定前臂。当增强桡侧偏肌群肌力时，一只手放在第1掌骨桡侧并向尺侧施加阻力；当增强尺侧偏肌群肌力时，另一只手放在第5掌骨尺侧并向桡侧施加阻力。

方法：患者抗阻力全范围桡侧偏或尺侧偏。

4. 增强屈掌指关节肌群肌力

（1）肌力1~3级。

患者体位：坐在桌旁，前臂旋后放在桌上。

治疗师位置：立于患侧，一只手握住掌骨，另一只手握住近节指骨。

方法：患者注意力集中，努力全范围屈曲掌指关节。1级肌力时，治疗师给予助力于指间关节的远端，帮助屈曲掌指关节；2~3级肌力时，只帮助固定，不予屈曲掌指关节的助力。

（2）肌力4~5级。

患者体位：同上。

治疗师位置：立于患侧，一只手握住掌骨，另一只手放在近节指骨掌面并向下施加阻力。

方法：患者保持指间关节伸直，抗阻力全范围屈曲掌指关节。

5. 增强对掌肌群肌力

（1）肌力1~3级。

患者体位：坐在桌旁，前臂旋后放在桌上。

治疗师位置：立于患侧，一只手握住腕关节，固定上肢，另一只手拇指和食指握住拇指或小指掌骨。

方法：患者注意力集中，努力全范围对掌。1级肌力时，治疗师给予助力于掌骨，帮助拇指或小指对掌；2~3级肌力时，只帮助固定，不予拇指或小指对掌的助力。

（2）肌力4~5级。

患者体位：同上。

治疗师位置：立于患侧，双手分别握住拇指和小指掌骨并向外侧施加阻力。

方法：患者抗阻力对掌。

6. 增强屈指肌群肌力

（1）肌力1~3级。

患者体位：坐在桌旁，前臂旋后，腕呈中立位。

治疗师位置：立于患侧，一只手握住指间关节近端，固定近节指骨，另一只手握住远节指骨。

方法：患者注意力集中，做全范围屈曲指间关节。1级肌力时，治疗师给予助力于指间关节的远端，帮助屈曲指间关节；2~3级肌力时，只帮助固定，不予屈曲指间关节的助力。

（2）肌力4~5级。

患者体位：同上。

治疗师位置：立于患侧，一只手握住指间关节近端，固定近节指骨，另一只手握住指间关节的远端并向下施加阻力。

方法：患者抗阻力全范围屈曲指间关节。

二、增强下肢肌群肌力的训练方法

下肢肌群肌力训练的范围包括髋关节、膝关节和踝关节周围的运动肌群。根据相应肌肉的肌力等级分为助力训练方法和抗徒手阻力训练方法。

（一）髋关节周围肌群肌力增强技术

1. 增强屈髋肌群肌力

（1）肌力1~3级。

患者体位：健侧侧卧位，伸髋，屈膝90°。

治疗师位置：立于患侧，一只手托住足跟及踝关节，另一只手托住大腿远端及膝关节。

方法：患者注意力集中，努力做全范围的屈髋。1级肌力时，治疗师给予助力帮助屈曲髋关节；2~3级肌力时，只帮助托起训练侧下肢，不予屈曲髋关节助力。

（2）肌力4~5级。

患者体位：仰卧位，下肢屈髋，屈膝。

治疗师位置：立于患侧，双手将下肢扶起，屈髋90°，膝关节自然屈曲，一只手托住足跟及踝关节，另一只手放在大腿远端，向足的方向施加阻力（图3-8）。

方法：患者抗阻力全范围屈髋。

上述方法也可以在坐位下进行，治疗者一只手放在髂前上棘处固定骨盆，另一只手放在股骨远端并向下施加阻力，患者抗阻力全范围屈髋。

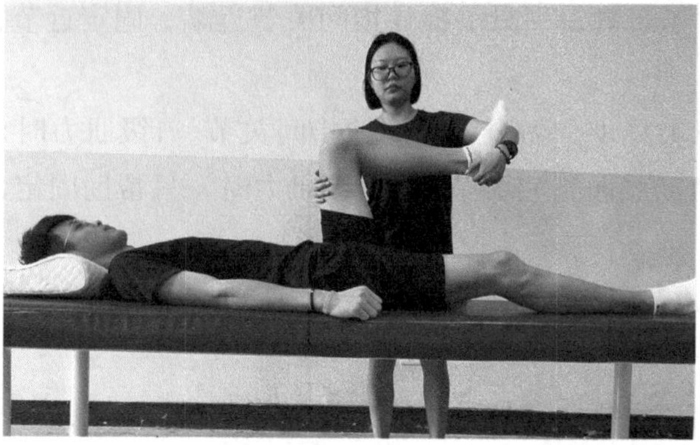

图3-8　屈髋

2. 增强髋后伸肌群肌力

（1）肌力1~3级。

患者体位：健侧侧卧位，屈髋90°，屈膝90°。

治疗师位置：站在患者身后，一只手托住足跟及踝关节，另一只手托住大腿远端及膝关节。

方法：患者注意力集中，努力做全范围的伸髋。1级肌力时，治疗师给予助力帮助后伸髋关节；2~3级肌力时，只帮助托起训练侧下肢，不予伸髋关节助力。

（2）肌力4~5级。

患者体位：俯卧位，下肢伸直。

治疗师位置：面向患者站立，一只手及前臂放在臀部，固定骨盆，另一只手放在大腿股骨远端并向下施加阻力。

方法：患者抗阻力全范围后伸髋（图3-9）。

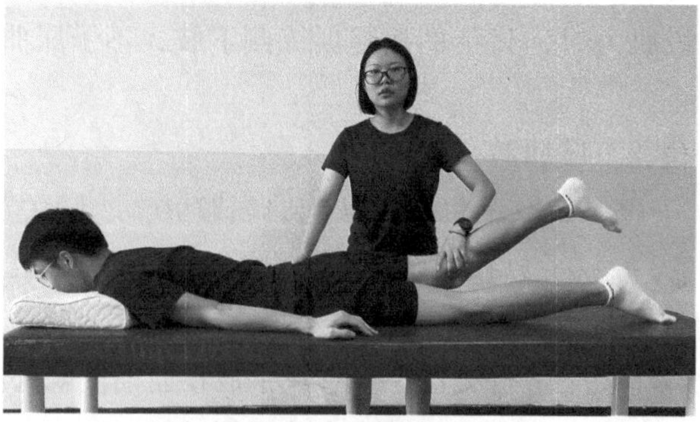

图3-9　髋后伸

3. 增强髋外展肌群肌力

（1）肌力1~3级。

患者体位：仰卧位，下肢伸直，中立位。

治疗师位置：立于患侧，一只手放在股骨远端后方，另一只手放在脚踝处，托起下肢。

方法：患者注意力集中，努力做全范围的髋外展。1级肌力时，治疗师给予助力帮助外展髋关节；2~3级肌力时，只帮助托起训练侧下肢，不予外展关节助力。

（2）肌力4~5级。

患者体位：同上。

治疗师位置：立于患侧，一只手放在髂前上棘处固定骨盆，另一只手放在大腿远端外侧并向内侧施加阻力。如果膝关节无疼痛，下方手也可放在外踝处并向内侧施加阻力。

方法：患者抗阻力全范围外展髋关节。

上述方法也可以在侧卧位进行。训练侧下肢在上，治疗师站在患者身后，一只手放在髂骨上缘固定骨盆，另一只手放在大腿股骨远端外侧并向下施加阻力。患者抗阻力全范围外展髋（图3-10）。

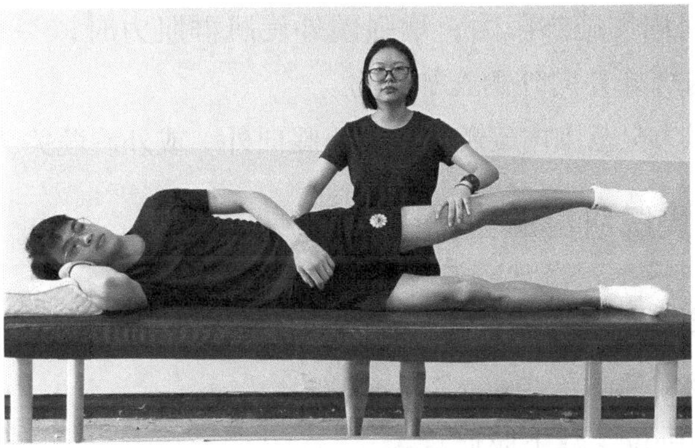

图3-10　髋外展

4. 增加髋内收肌群肌力

（1）肌力1~3级。

患者体位：仰卧位，健侧下肢髋关节外展25°，训练侧下肢外展约30°。

治疗师位置：立于患侧，一只手放在膝关节腘窝处，另一只手放在脚后跟处，托起下肢。

方法：患者注意力集中，努力做全范围的髋内收。1级肌力时，治疗师给予助力帮助内收髋关节；2~3级肌力时，只帮助托起训练侧下肢，不予内收髋关节助力。

（2）肌力4~5级。

患者体位：同上。

治疗师位置：立于患侧，上方手放在髂前上棘固定骨盆，下方手放在大腿远端内侧并向外施加阻力。如果膝关节无疼痛，下方手也可放在内踝处并向外施加阻力。

方法：患者抗阻力全范围内收髋（由外展位经中立位到内收位）。

5. 增强髋内旋或外旋肌群肌力

（1）肌力1~3级。

患者体位：仰卧位，膝关节伸直位，髋关节外旋/内旋位。

治疗师位置：立于患侧前方，外旋时，一只手放在膝关节内侧，另一只手握住脚踝；内旋时，一只手放在膝关节外侧，另一只手握住脚踝。

方法：患者注意力集中，努力做全范围的内旋或外旋髋关节。1级肌力时，治疗师给予助力帮助内旋或外旋髋关节；2~3级肌力时，只帮助托起训练侧下肢，不予内旋或外旋髋关节助力。

（2）肌力4~5级。

患者体位：仰卧位，训练侧屈髋，屈膝90°。

治疗师位置：立于患侧，增强髋内旋肌群肌力时，一只手放在大腿远端内侧，另一只手握住外踝处并向内侧施加阻力；增强髋外旋肌群肌力时，一只手放在大腿远端外侧，另一只手握住内踝处并向外侧施加阻力。

方法：患者抗阻力全范围内旋髋关节（小腿向外）或外旋髋关节（小腿向内）。

（二）膝关节周围肌群肌力增强技术

1. 增强屈膝肌群肌力

（1）肌力1~3级。

患者体位：健侧卧位，双下肢伸直。

治疗师位置：立于患者前方，一只手固定训练侧大腿远端，另一只手托住训练侧小腿远端。

方法：患者注意力集中，努力做全范围的屈膝动作。1级肌力时，治疗师给予助力帮助屈膝；2~3级肌力时，只帮助托起训练侧小腿，不予屈膝关节助力。

（2）肌力4~5级。

患者体位：俯卧位，下肢伸直。

治疗师位置：立于患者前方，一只手放在臀部固定骨盆，另一只手放在小腿远端后方并向下施加阻力。

方法：患者抗阻力全范围屈膝（图3–11）。

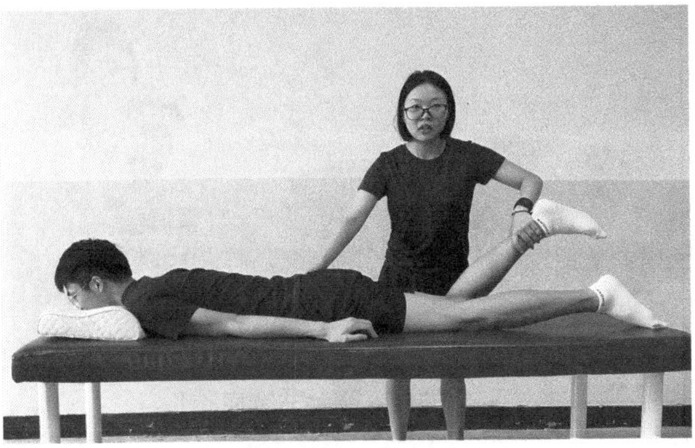

图3–11　屈膝

2. 增强伸膝肌群肌力

（1）肌力1~3级。

患者体位：健侧侧卧位，训练侧下肢伸髋、屈膝90°。

治疗师位置：立于患者前方，一只手托住固定大腿远端，另一只手托住小腿远端。

方法：患者注意力集中，努力做全范围的伸膝动作。1级肌力时，治疗师给予助力帮助伸膝；2~3级肌力时，只帮助托起训练侧小腿，不予伸膝关节助力。

（2）肌力4~5级。

患者体位：坐位，双下肢垂于床沿，大腿下方放一毛巾卷。

治疗师位置：立于患者前方，上方手放在膝关节上方，固定股骨，下方手握住小腿远端并向后施加阻力。

方法：患者抗阻力全范围伸膝。

（三）踝关节周围肌群肌力增强技术

1. 增强踝背屈肌群肌力

（1）肌力1~3级。

患者体位：健侧卧位，训练侧下肢伸直。

治疗师位置：立于患者后方，一只手固定小腿远端，另一只手握住足背。

方法：患者注意力集中，努力做全范围的背屈踝动作。1级肌力时，治疗师给予助力帮助背屈踝关节；2~3级肌力时，只固定小腿远端，不予背屈踝关节助力（图3–12）。

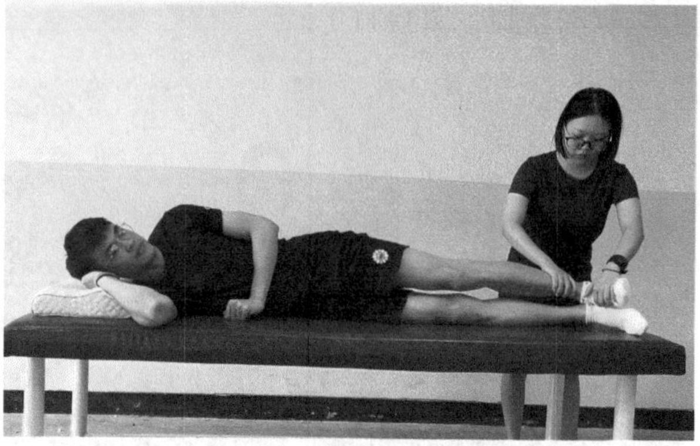

图3-12　踝关节背屈

（2）肌力4~5级。

患者体位：仰卧位下稍屈膝（膝下垫一个枕头），踝中立位。

治疗师位置：立于患者前方，上方手放在小腿远端，固定胫骨，下方手握住足背，并向足底方向施加阻力。

方法：患者抗阻力全范围背伸踝。

2. 增强踝跖屈肌群肌力

（1）肌力1~3级。

患者体位：侧卧位，踝关节中立位。

治疗师位置：立于患者前方，一只手固定小腿远端，另一只手握住足背。

方法：患者注意力集中，努力做全范围的跖屈踝关节动作。1级肌力时，治疗师给予助力帮助跖屈踝关节；2~3级肌力时，只固定小腿远端，不予跖屈踝关节助力。

（2）肌力4~5级。

患者体位：仰卧位，稍屈膝，腘窝下垫一个枕头，踝中立位。

治疗师位置：立于患者前方，一只手放在小腿近端，固定胫骨，另一只手在足底向足背方向施加阻力。

方法：患者抗阻力全范围跖屈踝关节。

踝跖屈肌群肌力训练也可以在站立位练习。患者单足站立，足跟抬起，跖屈踝关节保持片刻后放下，反复进行（图3-13）。

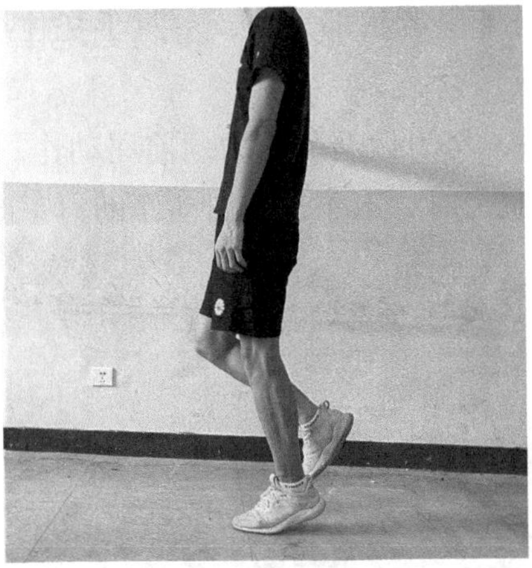

图3-13　踝关节跖屈

3. 增强足内翻或外翻肌群肌力

（1）肌力1~3级。

患者体位：仰卧位，踝关节中立位（内翻）或轻度跖屈（外翻）。

治疗师位置：立于患者前方，一只手握住小腿远端，固定在治疗床的床面上，另一只手握住足背。

方法：患者注意力集中，努力做全范围的足内翻或外翻动作。1级肌力时，治疗师给予助力帮助足内翻或外翻；2~3级肌力时，只固定小腿远端，不予助力足内翻或外翻。

（2）肌力4~5级。

患者体位：坐位，小腿垂于床沿。

治疗师位置：立于患者前方，一只手握住小腿远端，当增强足内翻肌群肌力时，另一只手握住足的内侧缘并向下施加阻力；当增加足外翻肌群肌力时，另一只手握住足的外侧缘向下施加阻力。

方法：患者抗阻力全范围足内翻或外翻。

三、增强头颈和躯干肌群肌力的训练方法

头颈部和躯干部的肌群对于脊柱的运动具有重要意义，主要包括颈前屈肌群、颈后伸肌群、躯干前屈肌群、躯干后伸肌群和躯干旋转肌群。

1. 增强颈前屈肌群肌力

（1）肌力1~3级。

患者体位：侧卧位，头下垫枕使头部保持水平，肩部放松。

治疗师位置：治疗时坐于患者头部方向，一只手托住患者头部，另一只手固定患者肩部。

方法：患者注意力集中，努力做全范围的颈前屈动作。1级肌力时，治疗师给予助力帮助颈前屈动作；2~3级肌力时，不予颈前屈动作助力（图3-14）。

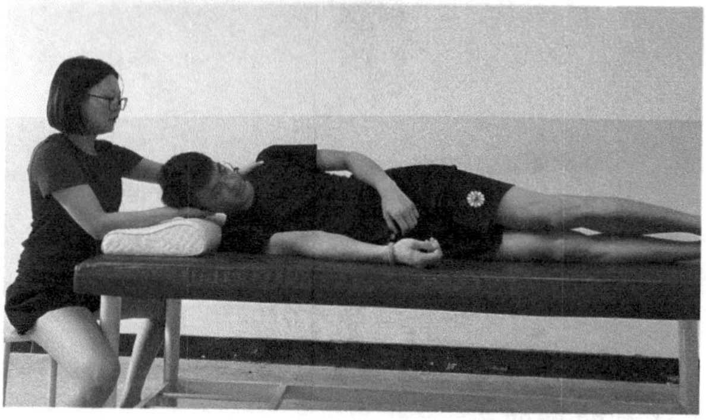

图3-14　颈前屈

（2）肌力4~5级。

患者体位：仰卧位，头下垫枕使头部保持水平，肩部放松。

治疗师位置：治疗师坐于患者头部方向，一只手固定患者肩部，另一只手置于患者头前额部向下施加阻力。

方法：抗阻力做全关节范围的颈前屈动作。

2. 增强颈后伸肌群肌力

（1）肌力1~3级。

患者体位：侧卧位，头下垫枕使头部保持水平，肩部放松。

治疗师位置：立于患者一侧，一只手托住患者头部，另一只手固定患者肩部。

方法：患者注意力集中，努力做全范围的颈后伸动作。1级肌力时，治疗师给予助力帮助颈后伸动作；2~3级肌力时，不予颈后伸动作助力。

（2）肌力4~5级。

患者体位：俯卧位，肩部放松。

治疗师位置：立于患者一侧，一只手固定患者肩部，另一只手放在患者头枕部向下施加阻力。

方法：抗阻力做颈后伸动作。

3. 增强躯干前屈肌群肌力

（1）肌力1~3级。

患者体位：仰卧位，下肢固定，双上肢置于体侧。

治疗师位置：立于患者一侧，一只手托住患者头部，另一只手固定患者骨盆。

方法：患者注意力集中，努力做全范围的头、肩抬离床面动作。1级肌力时，治疗师给予助力帮助做头、肩抬离床面动作；2~3级肌力时，只帮助固定骨盆，不予头、肩抬离床面动作的助力。

（2）肌力4~5级。

患者体位：仰卧位，肩部放松。

治疗师位置：立于患者一侧，双手固定患者双侧大腿。

方法：患者努力做双手向前平举坐起和双手抱头坐起训练（图3-15）。

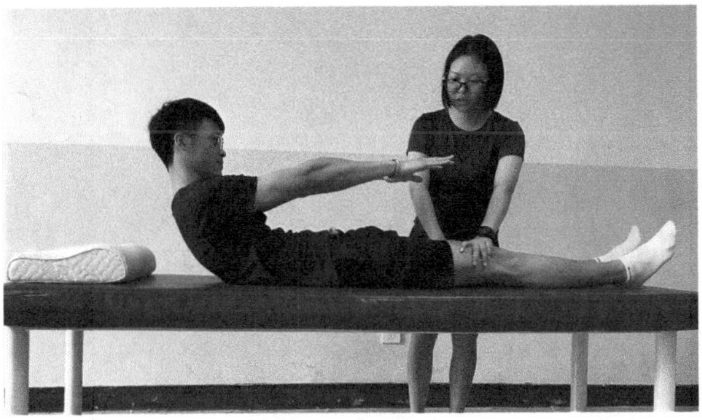

图3-15　躯干前屈

4. 增强躯干后伸肌群肌力

（1）肌力1~3级。

患者体位：俯卧位，双上肢置于体侧。

治疗师位置：立于患者一侧，一只手压在臀部，另一只手托在患者的上胸部。

方法：患者注意力集中，努力做全范围的头、胸抬离床面动作。1级肌力时，治疗师给予助力帮助做头、胸抬离床面动作；2~3级肌力时，只帮助压住臀部，不予头、胸抬离床面动作的助力。

（2）肌力4~5级。

患者体位：俯卧位，双上肢置于体侧，胸部以上在床沿外。

治疗师位置：立于患者一侧，一只手压在臀部，另一只手放在患者的上背部施加不同大小的阻力。

方法：能抗较大阻力抬起上身。

5. 增强躯干旋转肌群肌力

（1）肌力1~3级。

患者体位：坐位，固定骨盆。

治疗师位置：立于患者一侧，双手扶在患者的双肩上。

方法：患者集中注意力，努力将上身向左右两侧旋转。1级肌力时，治疗师给予助力帮助上身向左右旋转；2~3级肌力时，只提供保护防止失去平衡，不予上身向左右旋转的助力。

（2）肌力4~5级。

患者体位：患者仰卧位，双上肢放置于体侧。

治疗师位置：立于患者一侧，双手固定患者的双下肢。

方法：患者努力双手抱头坐起，并向一侧转体。重复进行。

第四章　平衡功能训练

平衡功能训练是以恢复或改善身体平衡能力为目的的康复性训练。利用平衡板、平衡木或在窄道上步行、身体移位运动、平衡运动等方式进行练习。适用于因中枢神经系统病变而导致平衡能力差的患者。

第一节　平衡功能训练概述

人体平衡比自然界物体的平衡复杂得多。平衡在临床上是指身体所处的一种姿势状态，并能在运动或受到外力作用时自动调整并维持姿势的一种能力。

一、平衡的基本概念

平衡在力学上是指物体所受到来自各个方向的作用力与反作用力大小相等，使物体处于一种稳定的状态。对人体来说，平衡包括了作用在支撑关节上的身体相连节段和支持面的运动调节。在不同的支撑面上，平衡身体的能力使人体能够有效地进行每天的活动。

（一）平衡的分类

人体平衡可以分为静态平衡和动态平衡两类。

1. 静态平衡

静态平衡又称Ⅰ级平衡，是指人体或人体某一部位处于某种特定的姿势（例如坐或站等姿势）时保持稳定的能力。

2. 动态平衡

动态平衡是指人体进行自主运动时，在无外力或者外力作用下，重新获得稳定状态的能力。

（1）自动态平衡。又称Ⅱ级平衡，是指在没有外界干扰的情况下，人体在进行自主运动（例如由坐到站或由站到坐等各种姿势间的转换运动）时，重新获得稳定状态的能力。

（2）他动态平衡。又称Ⅲ级平衡，是指人体进行自主运动时，可以在外界干扰（例如推、拉等）的情况下重新获得稳定状态的能力。

（二）平衡反应

平衡反应是指当平衡状态改变时，机体恢复原有平衡或建立新平衡的过程，包括反应时间和运动时间。反应时间是指从平衡状态的改变到出现可见运动的时间，运动时间是指从出现可见运动到动作完成、建立新平衡的时间。

（三）平衡反应形成规律

人通常在出生6个月时形成俯卧位平衡反应，7~8个月形成仰卧位和坐位平衡反应，9~12个月形成蹲起反应，12~21个月形成站立反应。

（四）特殊平衡反应

除了一般的平衡反应之外，还有两种特殊平衡反应。

1. 保护性伸展反应

它是指当身体受到外力作用而偏离原支撑点时，身体所发生的一种平衡反应，表现为上肢和（或）下肢伸展，其作用在于支持身体，防止摔倒。

2. 跨步及跳跃反应

它是指当外力使身体偏离支撑点或在意外情况下，为了避免摔倒或受到损伤，身体顺着外力的方向快速跨出一步，以改变支撑点，建立新平衡的过程，其作用是通过重新获取新的平衡来保护自己免受伤害。

二、平衡的维持机制和影响因素

为了保持平衡，人体重心必须垂直地落在支撑面的范围内。支撑面是指人体在各种体位下（卧、坐、站立、行走）所依靠的接触面。站立时的支撑面为包括两足底在内的两足之间的面积。支撑面的大小影响身体平衡。当身体的重心落在支撑面内，人体就保持平衡，反之，重心落在支撑面之外时就失去平衡。

（一）平衡的维持机制

一般认为，保持人体平衡需要三个环节的参与：感觉输入、中枢整合、运动控制。

而前庭系统、视觉调节系统、身体本体感觉系统、大脑平衡反射调节、小脑共济协调系统以及肌群的力量在人体平衡功能的维持上都起到了重要作用。

1. 感觉输入

正常情况下，人体通过视觉、躯体觉、前庭觉的传入来感知站立时身体所处的位置及与地球引力和周围环境的关系。因此，适当的感觉输入，特别是躯体、前庭和视觉信息对平衡的维持和调节具有前馈（feedforward）和反馈（feedback）的作用。

2. 中枢整合

三种感觉信息输入在包括脊髓、前庭核、内侧纵束、脑干网状结构、小脑及大脑皮质等多级平衡觉神经中枢中进行整合加工，并形成产生运动的方案。当体位或姿势变化时，为了判断人体重心的准确位置和支持面情况，中枢神经系统将三种感觉信息进行整合，迅速判断哪些感觉所提供的信息是有用的，哪种感觉所提供的信息是相互冲突的，从中选择出能够提供准确定位信息的感觉输入，放弃错误的感觉输入。

3. 运动控制（输出）

中枢神经系统在对多种感觉信息进行分析整合后下达运动指令，运动系统以不同的协同运动模式控制姿势变化，将身体重心调整回到原来的平衡范围内或重新建立新的平衡。当平衡发生变化时，人体可以通过三种调节机制或姿势性协同运动模式来应变，包括踝调节、髋调节及跨步调节机制。

运动控制（输出）

（二）平衡的影响因素

在维持身体平衡和姿势的过程中，与支撑面接触的皮肤触觉、压觉感受器向大脑皮质传递体重的分布、身体的重心等信息。人体为维持平衡所做出的应对反应，是人体为恢复原有平衡或建立新平衡的保护性反应。

1. 平衡的维持机制对平衡功能的影响

视觉、本体感觉、前庭感觉与平衡有重要关系。

（1）与平衡有关的感觉的作用。在正常睁眼时控制平衡以本体感觉和视觉为主，反应灵敏，而在闭目时则须依靠前庭感觉，但反应不如本体感觉、视觉灵敏。

（2）与平衡有关的运动控制系统。主要有牵张反射、不随意运动和随意运动三个系统。运动控制系统功能下降，则平衡功能下降。

2. 重心和支撑面对平衡功能的影响

人通过自发的、无意识的或反射性的活动，使重心重返稳定支撑面的能力。

（1）重心。经过人体重心所做的垂线，必须落在支撑面之上才有可能保持平衡，否则将不利于平衡。重心越低，越容易保持平衡，重心越高，越难保持平衡。平衡状态的优劣，还可用重心与支撑面中心的连线同经过支撑面中心所做的垂线所形成的夹角的大小来评定，此夹角越小，平衡越佳，反之则越差。

（2）支撑面。人坐位时与接触物之间的面积或站立时两足之间的面积为支撑面积。支撑面大、硬、平整时，利于保持平衡，小、软、不平时，则不利于平衡。

3. 人体应对姿势变化的对策

当姿势变化危及平衡时，人体通过踝对策、髋对策和迈步对策在各种运动中正确调整姿势，安全有效地对外来干扰做出反应。

人体应对姿势变化的对策

第二节　平衡功能训练方法

平衡功能是机体运动功能的重要组成部分，与人体肌肉力量、肌张力、内感受器、外感受器及姿势反射活动有关。平衡训练主要有增强无力肌肉的肌力、降低痉挛肌肉的张力、增强感觉功能（如本体感觉）等作用。

一、平衡训练的原则

根据疾病的特点和患者的功能情况，治疗师徒手或借助器械以及患者自身的力量，通过主动或被动的活动，使患者局部或整体功能改善，达到预防、治疗疾病和功能障碍的方法。

（一）循序渐进

训练中注意患者的呼吸、动作难度、幅度，量力而行，某些疾病应慎重采用动作，必要时做好保护与帮助。

1. 支撑面由大到小

训练时支撑面积逐渐由大变小，即从最稳定的体位逐步过渡到最不稳定的体位。开始时，可以在支撑面积较大或使用辅助器具较多的体位进行训练；当患者的稳定性提高后，则减小支撑面积或减少辅助器具的使用。例如，开始时进行坐位训练，再逐步过渡至站位。站位训练时两足之间距离逐渐变小至并足，然后单足站立，再到足尖站立。逐渐增加平衡训练的难度。

开始训练时，除了支撑面由大变小外，还应由硬而平整的支撑面逐步过渡到软面不平整的支撑面下进行。例如，开始时在治疗床上进行训练，平衡功能改善后，过渡到软垫上和治疗球上训练（图4-1）。

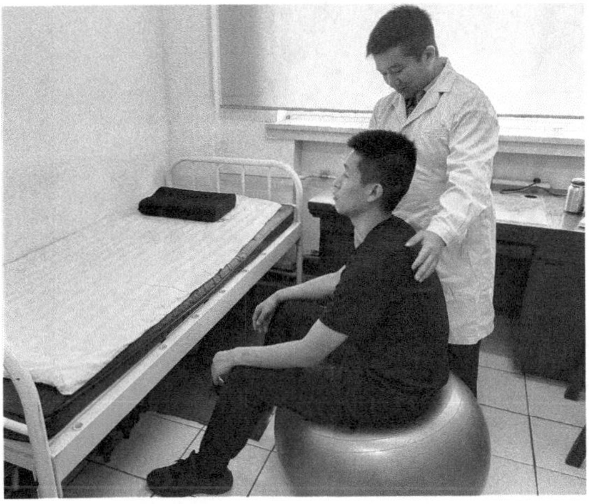

图4-1　Bobath球上训练

2. 重心由低到高

平衡训练使用的体位按照仰卧位→前臂支撑下的卧位→肘膝跪位→双膝跪位→半跪位→坐位→站立位的顺序进行，这样重心由低到高，逐渐增加平衡训练的难度。

3. 从睁眼到闭眼

视觉对平衡功能有补偿作用，因而开始训练时可在睁眼状态下进行。当平衡功能改善后，可增加训练难度，在闭眼状态下进行。

4. 从静态平衡到动态平衡

首先恢复患者保持静态平衡的能力，即能独自坐或独自站立。

静态平衡需要肌肉的等长收缩， 因此，可以通过训练维持坐或站立的躯干肌肉保持一定的肌张力来达到静态平衡。当患者具有良好的静态平衡能力之后，再训练动态平衡。

动态平衡需要肌肉的等张收缩。在动态平衡的训练过程中，应先训练自动态平衡，即让患者在坐位和站立位上完成各种主动或功能性活动，活动范围由小到大。

5. 动作从简单到复杂

平衡反应的训练可在床、椅、地面等稳定的支撑面上，也可在摇椅、滚筒、大体操球等活动的支撑面上，一般先在稳定的支撑面上，后在活动的支撑面上，为增加难度，可在训练中增加上肢、下肢和躯干的扭动等（图4-2）。

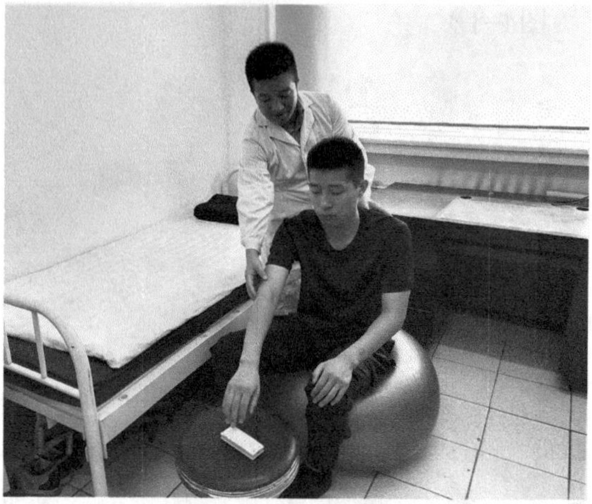

图4-2　上肢配合的平衡训练

（二）综合训练

存在平衡功能障碍的患者往往同时具有肌力、肌张力、关节活动度或步态等异常，如果是脑卒中或脑外伤的患者还可能存在认知、言语等功能障碍。因此，在平衡训练的同时也要进行肌力、言语、认知、步态等综合性训练，如此也能促进平衡功能的改善，促进患者各项功能的恢复。

（三）注意安全

训练平衡功能的原则是在监护下，先将患者被动地向各个方向移动到失衡或接近失衡的点上，然后让他自行返回中位或平衡的位置上。训练中要注意从前面、后面、侧面或在对角线的方向上推或拉患者，让他达到或接近失衡点；要密切监控以防出现意外，但不能扶牢患者，否则患者会因无须做出反应而失去效果：一定要让患者有安全感，否则其会因害怕而诱发全身痉挛出现联合反应，加重病理运动模式。

总而言之，在注意安全性的前提下，训练应因人而异，循序渐进，逐渐增加训练的难度和复杂性，逐步改善平衡功能。

二、平衡训练的方法

平衡训练时，一般先从卧位（如前臂支撑下的俯卧位）开始（因为卧位的支撑面最大、最稳定，患者比较容易掌握平衡技巧），逐渐过渡到最不稳定的体位（如站立位）。

（一）平衡训练体位的顺序

仰卧位→前臂支撑下的俯卧位→肘膝跪位→双膝跪位→半跪位→坐位→站立位。

1. 对于截瘫患者

主要训练体位：前臂支撑下的俯卧位→肘膝跪位→双膝跪位→半跪位→坐位→站立位。

2. 对于偏瘫患者

主要训练体位：仰卧位→坐位→站立位。不论在什么体位下训练，首先需要控制头部的稳定，其次是颈部和躯干肌肉的协同收缩，来保持躯干的稳定性。

（二）平衡训练的种类

平衡训练的种类，按患者的体位可分为卧位训练、前臂支撑下的俯卧位训练、肘膝跪位训练、双膝跪位训练、半跪位训练、坐位训练、站立位训练。

按借助的器械可分为徒手平衡训练和借助器械平衡训练，如利用平衡板、训练球或平衡仪等训练；按平衡的能力可分为静态平衡训练、自动态平衡训练和他动态平衡训练；按疾病的类型可分为脑卒中或脑外伤患者的平衡训练、脊髓损伤患者的平衡训练、帕金森综合征患者的平衡训练等。

（三）不同体位操作方法

1. 仰卧位

此种体位下的平衡训练主要适合于偏瘫患者。平衡训练的主要内容是躯干的平衡训练，所采用的训练方法是桥式运动。

（1）桥式运动的目的：训练腰背肌和提高骨盆的控制能力，诱发下肢分离运动，缓解躯干及下肢的痉挛，提高躯干肌肌力和平衡能力。故应鼓励患者于病情稳定后尽早进行桥式运动。

（2）桥式运动的方法：患者仰卧位，双手放于体侧或双手交叉十指相握，胸前上举，注意患手大拇指放在最上面，以对抗拇指的内收和屈曲，下肢屈曲支撑于床面，患者将臀部抬离床面尽量抬高，即完成伸髋、屈膝、足平踏于床面的动作。因完成此动作时人体呈拱桥状，故而得名“桥式运动”。双侧下肢同时完成此动作为双桥运动（图4–3），单侧下肢完成此动作为单桥运动（图4–4）。

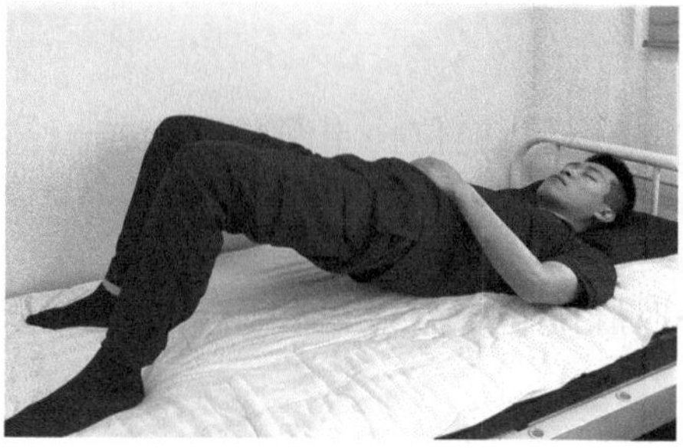

图4-3 双桥运动

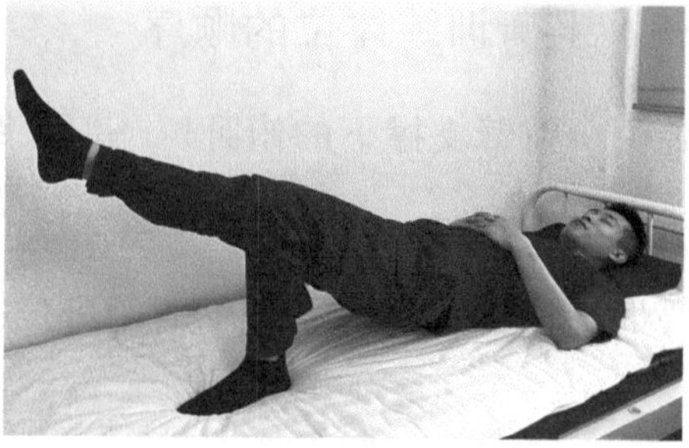

图4-4 单桥运动

（3）桥式运动的辅助方法。当患者不能主动完成抬臀动作时，可适当给予帮助。治疗师可将一只手放在患者的患膝上，然后向前下方拉压膝关节，另一只手拍打患侧臀部，刺激臀肌收缩，帮助患髋伸展（图4-5）。在进行桥式运动时，患者两足间的距离越大，伸髋时保持屈膝所需的分离性运动成分就越多。随着患者控制能力的改善，可逐渐调整桥式运动的难度，如由双桥运动过渡到单桥运动。

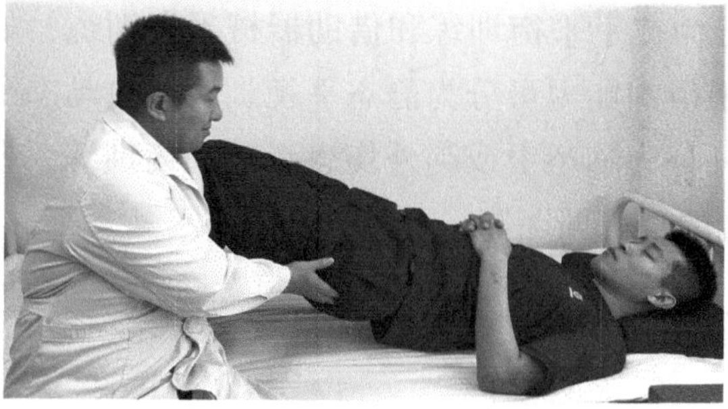

图4-5 有辅助的桥式运动训练

2. 前臂支撑下的俯卧位

此种训练体位主要适合截瘫患者，是上肢和肩部的强化训练及持拐步行前的准备训练。

（1）静态平衡训练。患者取俯卧位，前臂支撑上肢体重，保持静态平衡（图4-6）。开始时保持的时间较短。随着平衡功能的逐渐改善，待保持时间达到30min后，再进行动态平衡训练。

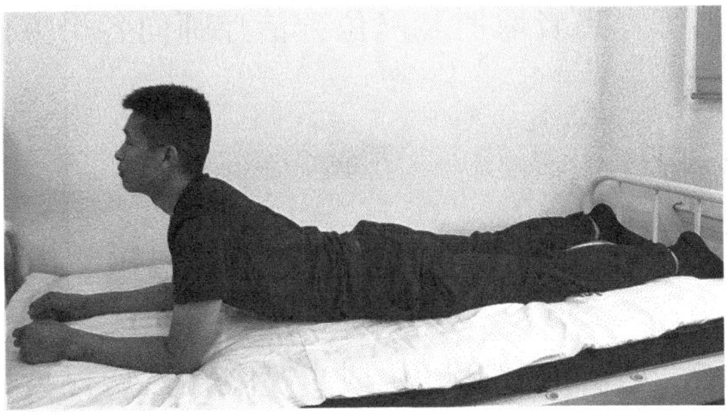

图4-6　前臂支撑下的俯卧位静态平衡训练

（2）自动态平衡训练。患者取俯卧位，前臂支撑上肢体重，自主向各个方向活动并保持平衡。

（3）他动态平衡训练。患者取俯卧位，前臂支撑上肢体重，治疗师向各个方向推动患者的肩部。训练开始时推动的力要小，使患者失去静态平衡的状态，又能够在干扰后恢复到平衡的状态，然后逐渐增加推动的力度和范围。

3. 肘膝跪位

此种训练体位主要适合截瘫患者，也适用于运动失调症和帕金森综合征等具有运动功能障碍的患者。

（1）静态平衡训练。患者取肘膝跪位，由肘部和膝部作为体重支撑点，在此体位下保持平衡。待保持时间达到30min后，再进行动态平衡训练。

（2）自动态平衡训练。患者取肘膝跪位。

①整体活动：患者自己向前、后、左、右各个方向活动身体并保持平衡，也可上、下活动躯干并保持平衡。

②肢体活动：完成整体活动后，可指示患者将一侧上肢或下肢抬起并保持平衡；随着稳定性的增强（图4-7），再将一侧上肢和另一侧下肢同时抬起并保持平衡。如此逐渐增加训练的难度和复杂性（图4-8）。

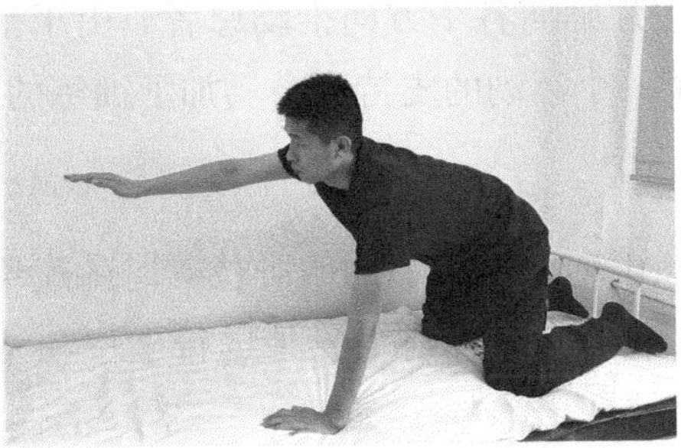

图4-7　手膝跪位下自动态平衡训练①

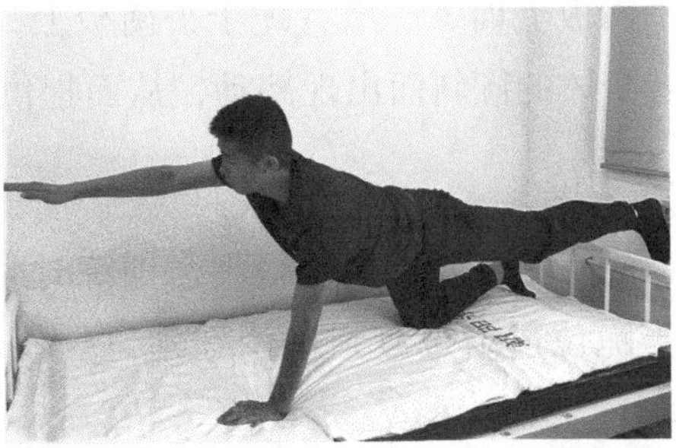

图4-8　手膝跪位下自动态平衡训练②

（3）他动态平衡训练。患者取肘膝跪位，治疗师向各个方向推动患者，推动的力度和幅度逐渐由小到大。

4. 双膝跪位和半跪位

这两种训练体位主要适合于截瘫患者。掌握双膝跪位平衡后，再进行半跪位平衡训练。

（1）静态平衡训练。患者取双膝跪位或半跪位，然后保持平衡。待保持时间达到30min后，再进行动态平衡训练。

（2）自动态平衡训练。患者取双膝跪位或半跪位。

①向各个方向活动。患者自己向各个方向活动身体，然后保持平衡。

②抛接球训练。治疗师在患者的各个方向向患者抛球，患者接到球后再抛给治疗师，如此反复。抛球的距离和力度可逐渐加大，以增加训练难度。

（3）他动态平衡训练。患者取双膝跪位或半跪位。

①治疗床上训练。患者跪于治疗床上，治疗师向各个方向推动患者（图4-9）。

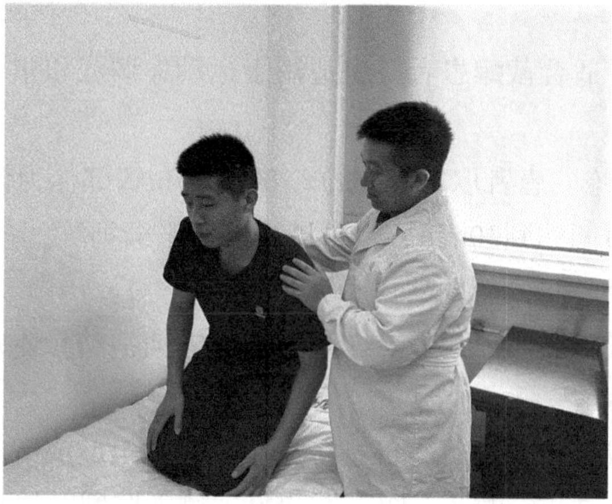

图4-9　双膝跪位的他动态平衡训练

②平衡板上训练。患者跪于平衡板上，治疗师向各个方向推动患者。由于平衡板会随着患者身体的倾斜而出现翘动，从而提供了一个活动的支持面，增加了训练的难度。

5. 坐　位

对于截瘫的患者，在进行平衡训练时应该由前臂支撑下的俯卧位、肘膝跪位、双膝跪位、半跪位逐渐过渡到坐位和站位。而对于偏瘫患者则主要是进行坐位和站位的平衡训练。

坐位平衡训练主要包括长坐位平衡训练和端坐位平衡训练，前者多适用于截瘫患者，后者多适用于偏瘫患者。

（1）长坐位平衡训练。临床中患者会根据自身的残疾情况而选用最舒适的坐姿。一般来说，截瘫患者多采用长坐位进行平衡功能训练。

①静态平衡训练。患者取长坐位，前方放一面镜子，治疗师坐或立于患者的后方，首先辅助患者保持静态平衡，逐渐减少辅助力量，待患者能够独立保持静态平衡30min后，再进行动态平衡训练。

②自动态平衡训练。患者取长坐位，向各个方向活动，可指示患者向左右或前后等各个方向倾斜，躯干向左右侧屈或旋转，或双上肢从前方或侧方抬起至水平位，或抬起举至头顶，并保持长坐位平衡。当患者能够保持一定时间的平衡，就可以进行下面的训练。

触碰治疗师手中的物体：治疗师位于患者的对面，手拿物体放于患者的正前方、侧前方、正上方、侧上方、正下方、侧下方等不同的方向，让患者来触碰治疗师手中的物体。

抛接球训练：抛球、接球训练可进一步增加患者的平衡能力，也可增加患者双上肢和腹背肌的肌力和耐力。在进行抛接球训练时要注意从不同的角度向患者抛球，同时可逐渐增加抛球的距离和力度来增加训练的难度（图4-10）。

③他动态平衡训练。患者取长坐位，坐于治疗床上，治疗师向侧方或前、后方推动患者，使患者离开原来的起始位。开始时推动的幅度要小，待患者能够恢复平衡，再加大推动的幅度。

平衡板上训练：患者坐于平衡板上，治疗师向各个方向推动患者。

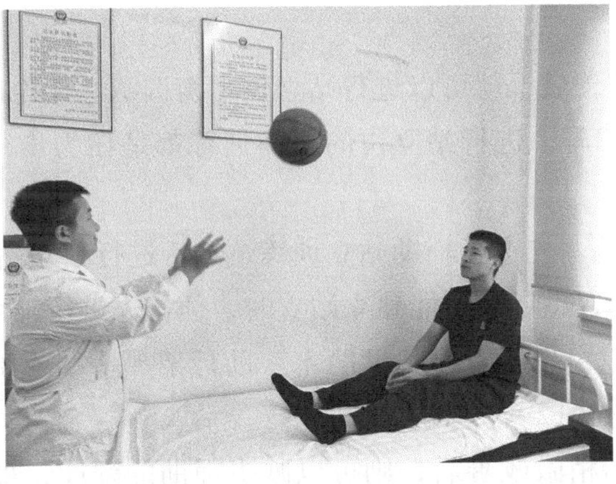

图4-10　长坐位抛接球训练

（2）端坐位平衡训练。偏瘫患者多采用端坐位平衡训练。先将床头摇起30°，开始坐起训练，并维持15~30min，观察患者的反应，2~3天未有明显异常反应者即可增加摇起的角度，一般每次增加15°，如此反复，逐渐将床摇至90°。如患者在坐起时感觉头晕、心率加快、面色苍白等立即将床摇平，以防止发生直立性低血压。对一般情况良好的患者，可直接利用直立床，调整起立的角度，帮助患者达到站立状态。

端坐位平衡训练

当患者经过坐起适应性训练后，在端坐位下进行静态、自动态和他动态平衡（图4-11），具体训练方法类似于长坐位。

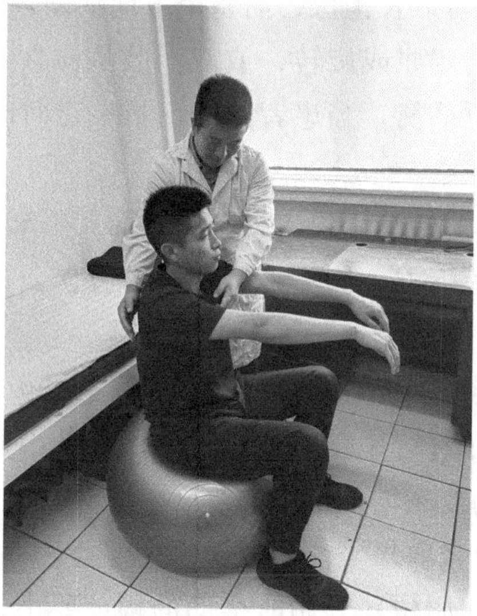

图4-11　端坐位治疗球上他动态平衡训练

6. 站立位

患者的坐位平衡改善后，就可以进行站立位平衡训练。无论是偏瘫、截瘫还是其他情况引起的平衡功能障碍，进行站立位的平衡训练都是在为步行做好准备，并最终达到步行的目的。

（1）静态平衡训练。先进行辅助站立训练，然后进行独立站立训练。

①辅助站立训练。在患者尚不能独立站立时，须首先进行辅助站立训练。可以由治疗师扶助患者，也可以由患者自己扶助肋木、助行架、手杖或腋杖等，或者患者站于平行杠内扶助步行（图4-12）。

当患者的静态平衡稍微改善后，则可以减少辅助的程度，如由两位治疗师扶助减少为一位治疗师扶助，或由扶助助行架改为扶助四脚拐，由四脚拐再改为三脚拐，再改为单脚拐。当平衡功能进一步改善、不需要辅助站立后，则开始进行独立站立平衡训练。

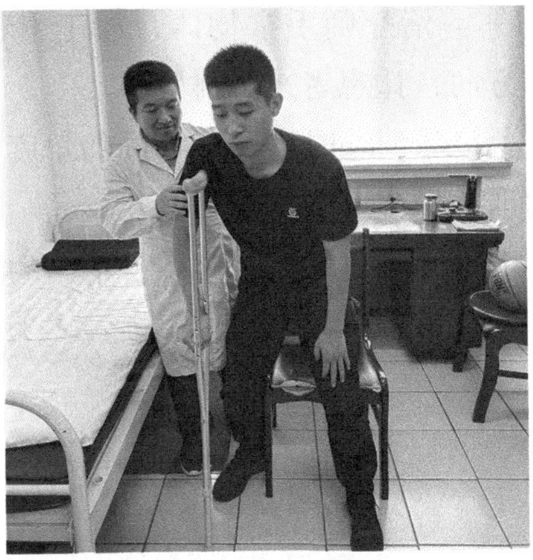

图4-12　辅助站立训练

②独立站立训练。患者面对镜子保持独立站立位，这样在训练时可以提供视觉反馈，协助调整不正确的姿势。独立站立并可保持平衡达到一定的时间，就可以进行自动态站立平衡训练。

（2）自动态平衡训练。患者仍需要面对镜子站立，治疗师站于患者旁边。自动态平衡的训法较多，具体如下。

①向各个方向活动。站立时足保持不动，身体交替向侧方、前方或后方倾斜并保持平衡；身体交替向左右转动并保持平衡。

②左右侧下肢交替负重。左右侧下肢交替支撑体重，每次保持5~10s。治疗师须特别注意监护患者，以免发生跌倒，也须注意矫正不正确的姿势。

③太极拳云手式训练。可以采用太极拳的云手式进行平衡训练。云手式是身体重心一个连续的前后左右的转移过程，同时又伴随上肢的运动，因而是一个训练平衡的实用方法（图4-13）。

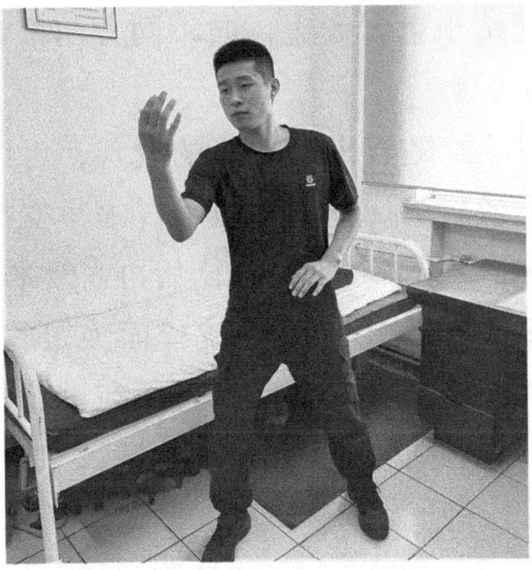

图4-13　太极拳云手式训练

④触碰治疗师手中的物体。治疗师手拿物体，放于患者的正前方、侧前方、正上方、侧上方、侧下方等各个方向，让患者来触碰物体。

⑤抛接球训练。在进行抛接球训练时可以从不同的角度向患者抛球，同时可逐渐增加抛球的距离和力度来增加训练的难度。

⑥伸手拿物训练。拿一物体放于地面上距离患者不同的地方，鼓励患者弯腰伸手去拿物体（图4-14）。

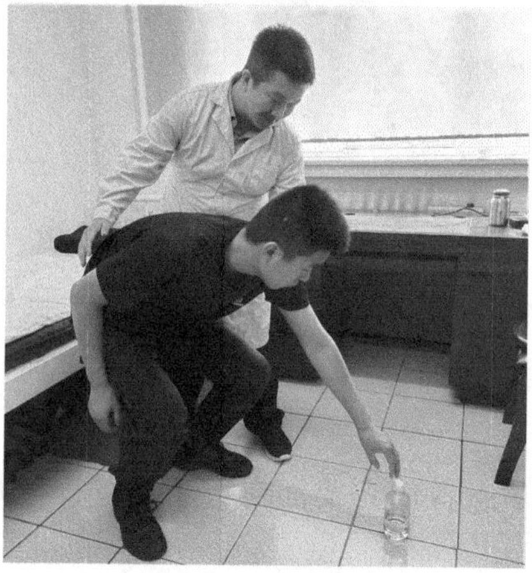

图4-14　伸手拿物训练

⑦平衡测试仪训练。平衡测试仪除了可以用来客观地评定平衡功能，还可以用于平衡功能的训练。训练时，患者双足放在测试仪的测力平台上，在仪器的显示屏上通过不同的图标来显示双足所承担的体重。正常人每侧足承受体重的50%。通过有意识地将体重转移到一侧下肢，可以提高自动态平衡能力。

（3）他动态平衡训练。患者面对镜子保持独立站立位。

①硬而大的支撑面上训练。患者站在平地上，双足分开较大的距离，有较大的支撑面，利于保持平衡，治疗师站于患者旁边，向不同方向推动患者，可以逐渐增加推动的力度和幅度，增加训练的难度。

②软而小的支撑面上训练。随着平衡功能的改善，可以由硬的支撑面改为软而小的支撑面，例如站在气垫上或软的床垫上，也可以缩小支撑面，并足站立，或单足站立。然后治疗师向各个方向推动患者，使其失衡后再恢复平衡。

③活动的支撑面上训练。可以提供活动的支撑面（如平衡板）给患者站立，进一步增加训练难度。然后治疗师向各个方向推动患者。在进行站立位平衡训练时，要注意随时纠正患者的站立姿势，防止患膝过伸等异常姿势。

三、特殊的平衡训练

神经系统损伤后的运动治疗即是利用各种措施促进这些正常姿势反射和平衡反应出现。设计符合患者相应水平的训练、激发患者的训练动机、兴趣，反复练习，以利于肌肉恢复自主功能。

（一）弗伦克尔（Frenkel）平衡体操训练

弗伦克尔平衡体操训练是中枢神经系统再学习的训练技术。其训练的主要原则为先简单后复杂、先粗后细、先快后慢、从残疾较轻的一侧开始的系统有序的训练。患者通过视、听、触的代偿强化反馈机制，反复学习和训练基本动作，能熟练掌握后再逐渐学习复杂动作，以不同的协调运动模式控制重心变化，建立新的平衡。

1. 卧　位

患者平卧于治疗床上，头略高，能看到下肢的运动。双下肢轮流伸展、屈曲、上抬及保持平衡悬空位。

2. 坐　位

患者坐在椅子上，两手握住前面的助木，两足后移，上身前屈，重心移到足上，起立、坐下、轮流用脚尖点击地面上所画的点等。

3. 立　位

患者两足分开再靠拢；身体左右、前后晃动；交替单足站立并保持平衡；平衡杆内双手抓握或不抓握扶杆，左右晃动身体保持平衡。

4. 步　行

患者取立位，练习重心移动横走、前进、后退、原地转及双足轮流跨越障碍，走横“8”字训练等。

5. 手运动

指导患者依次从大到小、有节律地用手来指桌上粉笔画的球、拔木钉、抓球等训练。

6. 负　重

用沙袋做重物或用弹力绷带固定四肢近端关节，以产生阻力感，也可以与其他训练同时进行。

（二）前庭功能训练

前庭主要作用是感受人体运动时的加速度或减速度。对于前庭功能障碍的患者，平衡功能的训练方法有其独特性。双侧前庭功能完全丧失的患者或前庭功能障碍合并视觉或本体感觉障碍时，疗效较差。但对部分功能损伤的患者则可以通过训练得到改善。

1. 前庭适应性训练

1992年，美国的苏珊·赫德曼（Susan Herdman）等设计了一套提高前庭适应性和在平衡中诱发视觉和本体感觉参与的提高平衡功能的训练。具体方法如下。

（1）患者双足尽可能靠拢，必要时双手或单手扶墙保持平衡，然后左右转头，再单手或双手不扶墙站立，时间逐渐延长并仍保持平衡，双足逐渐靠拢。

（2）患者步行，必要时他人给予帮助。

（3）患者练习在行走中转头。

（4）患者双足与肩同宽站立，直视前方目标，逐渐使支撑面变窄，即双足间距离缩短至1/2足长。在进行训练时，双眼先断续闭拢，然后闭眼时间逐渐延长；同时，前臂先伸展，然后放置体侧，再交叉于胸前。在进行下一个难度训练之前，每一体位至少保持15s，训练时间总共为5~15min。

（5）患者可从站立于硬地板开始，逐渐过渡到在薄地毯、薄枕头或沙发垫上站立。

（6）患者在行走中进行转圈练习，从转大圈开始，逐渐变得越来越小，两个方向均应练习。

2. 前庭旋转训练

此训练可以让患者坐在可以转动的椅子上，如电动轮椅进行，具体方法如下。

（1）患者坐在可折叠的椅子上，头直立轻靠在椅背上，脚放在踏板上，身体放松，并加三条安全绑带，分别绑住患者的胸部、下腰部和脚踝部。通过治疗师控制旋转的速度，使患者被动感受加速度的变化。

（2）患者睁眼平躺于转椅上，转椅逆时针加速至180° /s。按治疗师口令进行左右主动转头运动，5min头部运动后，转椅减速停止；休息5min后，患者闭眼，转椅顺时针加速至180° /s，再次做头部左右转动运动，5min后，转椅减速停止。

（3）患者睁眼坐于转椅上，头与躯干呈90° ，转椅逆时针加速至180° /s，按治疗师口令做头前倾运动6次，转椅减速停止；休息5min后，患者闭眼，转椅顺时针加速至180° /s，再做头前倾运动6次，然后转椅减速停止。

（三）本体感觉训练

本体感觉性神经肌肉易化技术主要是应用于本体感觉刺激促进肌肉收缩，增加肌力，扩大关节活动范围，增加功能活动的方法。本体感觉主要感受关节的位置。具体训练方法如下。

1. 下肢开链运动

不能站立的患者，可在卧位进行双下肢交替屈曲、伸展练习，内收、外展练习等。

2. 下肢闭链运动

患者背部靠墙而立，双足与肩同宽，保持不动，进行下蹲、站起训练，速度可由慢逐渐加快。

3. 平衡板训练

患者站立于平衡板上，进行重心转移训练，速度快慢交替。

4. 棉垫上训练

患者在棉垫上进行重心转移、外力干扰训练，抛接球训练和行走等。棉垫是软的支撑面，因而在棉垫上进行训练平衡，有助于改善本体感觉。

5. 复杂行走

患者练习前进、后退、侧向走、“8”字走及“S”形走，绕过障碍物行走，上下楼梯等。速度须快慢交替。

6. 复杂地面上行走

在行走的路线上放置高矮不同的台阶，或硬度不同的小棉垫，或台阶和棉垫交替放置，让患者在上面行走。

四、平衡训练的注意事项

平衡训练对全身各器官功能起到调节作用，也可以作用于局部关节、肌肉，它的姿势、位置、部位、幅度以及动作的复杂性都需要针对个体伤病做好选择。进行平衡训练需要注意以下方面。

（1）平衡功能训练不仅适用于具有平衡功能障碍的患者，也适用于正常人群。

（2）若患者患有严重的心律失常、心力衰竭、严重感染或严重的痉挛等，暂不宜进行平衡训练。

（3）训练时，治疗师要在患者旁边密切监护，以免跌倒，并且在训练中要给患者口令，以提示、指导或鼓励患者完成相应的动作或任务；要让患者面对镜子进行姿势矫正。

（4）训练前、训练中和训练疗程结束后，要注意平衡功能评定，以了解存在的问题，制订或修改训练方案。

（5）要注意综合训练。平衡训练不是单独进行的，要保持平衡，还需要患者有适当的肌力、肌张力和关节活动度等，因此在进行平衡训练的同时，还要进行相关的肌力等其他方面的训练。

第五章　协调功能训练

协调运动是一种恢复和加强协调性的运动。它是由简单到复杂、由单个肢体到多个肢体的联合协调运动，上肢和手的协调运动应在训练动作的精确性、反应速度以及动作的节奏性方面进行锻炼；下肢的协调运动主要练习正确的步态和上下肢动作的配合、协调等。协调运动训练主要用于中枢和周围神经疾病和损伤患者。

第一节　协调功能训练概述

运动协调能力是指在运动时机体各器官系统、各运动部位配合一致完成动作的能力，包括上下肢运动协调、四肢躯干的运动协调、左右两侧肢体对称或不对称的运动协调等。它是动作行为发生过程中神经、肌肉、感知觉三大系统之间合理配合、快速一致的结果。

一、协调功能的基本概念

协调是指人体产生平滑、准确、有控制的运动的能力。

完成运动的质量应包括按照一定的方向和节奏，采用适当的力量和速度，达到准确的目标等几个方面。

协调性是正常运动的最重要组成部分，也是体现运动控制的重要指标。

二、协调功能障碍的类型

协调障碍是指以笨拙、不平衡和不准确运动为特点的异常运动，这种协调功能障碍又称为共济失调。小脑、脊髓和锥体外系共同参与而完成精确的协调运动，因此根据中枢神经系统的病变部位不同可将共济失调分为三个类型：小脑性共济失调、大脑性共济失调和感觉性共济失调。

三、协调功能障碍的表现

正常的随意运动，即使是很简单的动作也需要许多肌肉的参与，当主动肌收缩时，必有拮抗肌松弛、固定肌支持固定和协同肌协同收缩，才能准确地完成一个动作。

（一）协调的维持机制

保持人体协调需要三个环节的参与：感觉输入，中枢整合，运动控制。但与平衡有所不同，协调的感觉输入主要包括视觉和本体感觉，而前庭觉所起的作用不大。中枢的整合作用依靠大脑反射调节和小脑共济协调系统，其中小脑的协调系统起了更为重要的作用，小脑的损伤除了会出现平衡功能障碍外，还可出现共济失调。运动控制要依靠肌群的力量。

以上三个环节共同作用，就可以保证协调功能的正常，无论哪一个出现问题，都会导致协调功能障碍的产生。

（二）协调的影响因素

协调能力是指身体各种感受器官接受内、外环境变化刺激，将刺激能量转化为神经活动而发生大脑皮质的兴奋与抑制的相互转化，并支配和调动身体各部位的肌肉积极工作、协调一致地完成各种技术动作的能力。因此，任何部位的损伤都会造成协调运动障碍。

1. 与协调有关的感觉的作用

视觉、本体感觉与协调有重要关系。视觉对协调功能有补偿作用，本体感觉同样有益于协调的维持。

2. 与协调有关的运动控制系统

中枢神经系统和肌肉骨骼系统的功能越接近正常，则协调功能越接近正常。

3. 动作的频率

协调动作的频率越低，越易保持协调。反之，协调动作的频率越高，则越易失去协调性。

4. 其他因素

患者有抑郁或焦虑情绪会影响协调训练的效果；认知功能差则训练效果可能不明显；主动性差也会影响训练效果。

（三）临床表现

肢体性共济失调又称运动性共济失调，可分为小脑共济失调、基底节共济失调、脊髓后索共济失调三类。协调障碍的病人日常活动常会受到影响，例如穿衣、系扣、取物、进食等。病变影响前庭神经核及其纤维时可有眼震，龙贝格征（Romberg征），睁眼、闭眼皆不稳。

1. 小脑共济失调

临床表现：①辨距不良；②姿势性震颤；③意向性震颤；④轮替运动障碍；⑤运动分律。

2. 基底节共济失调

临床表现：①震颤；②运动不能；③偏身舞蹈病；④手足徐动症；⑤肌张力障碍。

3. 脊髓后索共济失调

临床表现：①当闭眼或房间太黑时易倾斜、易跌倒；②异常步态；③辨距不良。

（四）协调功能障碍的治疗目标

协调功能是肌肉或肌群共同完成一种作业或活动的能力，按照姿势、部位、运动幅度、持续时间、重复次数，动作由易到难的复杂性，针对个体训练以达到康复。

（1）通过理解肌肉或肌群在维持姿势和各种运动的功能状况，明确协调障碍对日常生活的影响。

（2）根据协调功能障碍制订相应的康复计划、目标和训练方案等。

（3）为选择合适的辅助器械提供有效的依据，提高运动的安全性。

（4）判断康复治疗的效果，预测预后。

第二节　协调功能训练方法

协调训练是针对协调障碍的异常运动特点制定的动作及功能练习，也可根据伤病的性质和病情选择部位训练，使其作用于全身或者局部关节、肌肉，以达到预防、治疗及康复的目的。

一、协调训练原理

临床康复中，协调训练适用于共济失调或缺乏运动控制能力的患者，一般常用于上运动神经元障碍患者，例如脑性瘫痪、脑外伤及脑卒中等。但其原则也可应用于某些下运动神经元和软组织病变。

当中枢神经系统受损时，可通过未受损神经元的侧支生长、其他神经元或神经通路的替代，在受损区域外的其他地方重新形成感觉印象和运动程序。下运动神经元或软组织疾病导致运动障碍时，通过练习可重新启用正常情况下被抑制的神经通路。

学习控制和协调能力最主要的是重复，如果一种动作重复得足够多，这种过程将被学会并存储，而且在不断重复的过程中，完成这种动作所花费的精力会越来越少。

二、协调训练原则

协调训练的目的是改善动作的质量，即改善完成动作的方向和节奏、力量和速度，以达到准确的目标。其训练的基本原则有以下四点。

（一）由易到难，循序渐进

先进行简单动作的练习，掌握后再完成复杂的动作，逐步增加训练的难度和复杂性。

（二）重复性训练

每个动作都须重复练习，才能起到强化的效果，这种动作才能被大脑记忆，从而促进大脑的功能重组，进一步改善协调功能。

（三）针对性训练

针对具体的协调障碍进行有针对性的训练，这样更具有目的性。

（四）综合性训练

协调训练不是孤立进行的，在进行针对性训练的同时，也需要进行相关的训练，如改善肌力的训练、改善平衡的训练等。

三、协调训练方法

协调功能训练是让患者在意识下，训练其在神经系统中形成预编程序，使自动的多块肌肉协调运动形成记忆印迹，从而使患者能够随意再现多块肌肉协调、主动运动形式的能力，从而比单块肌肉随意控制所产生的动作更迅速、更精确、更有力。协调功能训练主要侧重于动作的灵活性、稳定性和准确性，以肢体远端关节的精细动作、多关节共同运动的控制为主，同时强调动作完成过程的质量。

（一）上肢协调训练

上肢协调训练包括轮替动作练习、方向性动作练习、节律性动作练习和手眼协调练习。

1. 轮替动作练习

主要根据关节的活动方向而进行。

（1）双上肢交替上举。左、右侧上肢交替举过头顶高度，手臂尽量保持伸直，并逐渐加快练习的速度。

（2）双上肢交替摸肩上举。左、右侧上肢交替屈肘、摸同侧肩，然后上举（图5-1）。

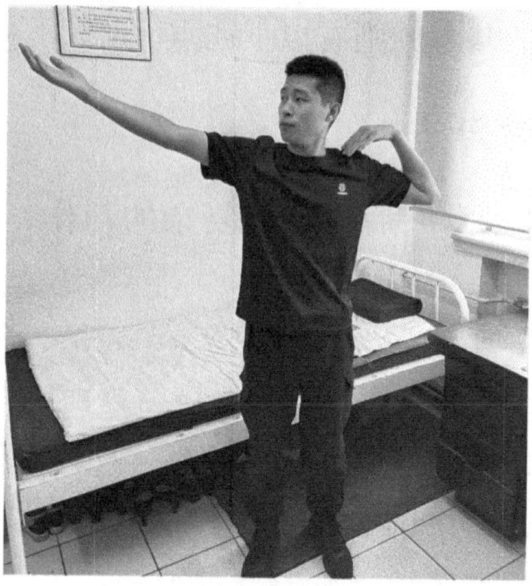

图5-1　双上肢交替摸肩上举

（3）双上肢交替前伸。双上肢交替前伸至水平位，并逐渐加快速度。

（4）交替屈肘。双上肢起始位为手臂垂于身体两侧，掌心向前，然后左、右侧交替屈时，手拍同侧肩部。逐渐加快速度。

（5）前臂旋前、旋后。肩关节前屈90°，肘伸直，左右侧同时进行前臂旋前、旋后的练习，或一侧练习一定时间，再换另一侧练习。

（6）腕屈伸。双侧同时进行腕屈伸练习，或一侧练习一定时间，再换另一侧练习。

（7）双手交替掌心拍掌背。双手放于胸前，左手掌心拍右手掌背，然后右手掌心拍左手掌背，如此交替进行，逐渐加快速度。

2. 方向性动作练习

（1）指鼻练习。左、右侧交替以食指指鼻，或一侧以食指指鼻，反复练习一定时间，再换另一侧练习。

（2）对指练习。双手相应的手指互相触碰，由拇指到小指交替进行；或左手的拇指分别与其余四个手指进行对指，练习一定时间，再换右手，或双手同时练习。以上练习同样要逐渐加快速度。

（3）指敲桌面。双手同时以五个手指交替敲击桌面，或一侧练习一定时间，再换另一侧练习。

（4）其他。如画画、下跳棋等。

3. 节律性动作练习

在以上的轮替动作和方向性动作练习过程中，每一个动作练习都须注意节律性，先慢后快反复多次练习，逐步改善协调能力。

4. 手眼协调练习

（1）插木棒、拔木棒。从大到小依次将木棒插入孔中，然后再将木棒拔出，反复多次练习。

（2）抓物训练。将小球放在桌子上，让患者抓起，然后放在指定的位置；或者将花生、黄豆等排放在桌子上，让患者抓起放入小碗中。

（3）画画或写字。无论画画或写字，开始可以让患者在已有的画上或字上描写，然后在白纸上画或写。

（4）下跳棋、拼图或堆积木等。这些作业训练均有助于提高手眼协调能力。

（二）下肢协调训练

下肢协调训练包括轮替动作练习、整体动作练习和节律性动作练习。

1. 轮替动作练习

（1）交替屈髋。仰卧于床上，膝关节伸直，左右侧交替屈髋至90°，逐渐加快速度（图5-2）。

（2）交替伸膝。坐于床边，小腿自然下垂，左右侧交替伸膝。

（3）坐位交替踏步。坐位时左右侧交替踏步，并逐渐加快速度。

（4）拍地练习。足跟触地，脚尖抬起做拍地动作，可以双脚同时或分别做。

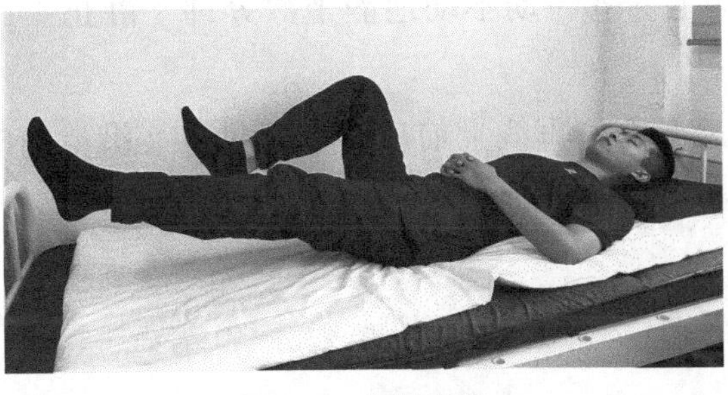

图5-2 交替屈髋

2. 整体动作练习

（1）原地踏步走。踏步的同时双上肢交替摆臂，逐渐加快速度。

（2）原地高抬腿跑。高抬腿跑的同时双上肢交替摆臂，逐渐加快速度。

（3）其他。跳绳、踢毽子等。

3. 节律性动作练习

同上肢协调训练一样，下肢的轮替动作和整体动作练习过程中，也须注意节律性，先慢后快反复多次练习，逐步改善协调能力。

协调训练开始时均在睁眼的状态下进行。当功能改善后，可根据具体情况，将有些训练项目改为闭眼状态下进行，以增加训练的难度，如指鼻练习、对指练习等。

4. 水中运动

在水中做平衡协调性训练，让患者站在水池中的平行杠内，水深以患者能站稳为宜，治疗师从不同方向向患者身体推水作浪或用水流冲击，干扰患者平衡，要求患者通过自己的努力，对抗水流冲击而保持平衡。

水中运动

5. 弗伦克尔训练法

弗伦克尔设计了对本体感觉消失所致的步态失调的训练治疗方案，主要采取卧位、坐位、立位和步行四种姿势。其要点是在训练时使患者集中注意力，学会用视觉代替消失的本体觉。

（1）仰卧位。①屈伸一侧下肢：由屈膝位开始，足跟在治疗台上滑动，直至下肢伸直。②外展内收髋关节：屈膝，足跟放在治疗台上不动。③外展内收髋关节：髋、膝关节伸展，下肢在治疗台上滑动。④屈伸髋、膝关节：足跟从治疗台上抬起。⑤足跟放在对侧膝部，沿胫骨向足部滑动。⑥两下肢同时屈伸：两足跟在治疗台上同时滑动。⑦两下肢交替屈伸：两足跟在治疗台上交替滑动。⑧一侧下肢屈伸，另一侧下肢外展、内收。

（2）坐位。①让患者用足接近治疗师的手，每次变动手的位置。②下肢抬起，再踏在预先画好的脚印上。③一动不动地静坐数分钟（静止）。④两膝并拢，交替站立，坐下。

（3）立位。①让患者在一直线上前后移动其足。②沿弯曲的线步行。③在两条平行线间沿平行线步行。④尽量准确地踏着预先画好的脚印步行。

四、协调功能训练的临床应用适应证

（一）协调功能训练的适应证

大脑性、小脑性、前庭迷路性、深感觉性协调运动障碍及帕金森病和不自主运动等疾病；上运动神经元疾病及损伤（如脑血管意外、脑外伤、脊髓损伤和脊髓炎等）引起的偏瘫、截瘫或四肢瘫痪；下运动神经元疾病及损伤（多发性神经炎、脊髓灰质炎等）引起的运动及协调运动障碍；运动系统伤病患者。

（二）协调功能训练的禁忌证

疾病的急性期或亚急性期；有急性炎症存在，有发热症状，体温在38℃以上、白细胞计数明显增高者；有心功能不全或失代偿者，如严重的心律失常、安静时脉搏超过100次/min、舒张期血压超过16kPa或收缩期血压低于13.3kPa，并伴有自觉症状的、心肌损害发作后两周以内的患者；全身状况较差、功能失代偿者；外伤后有明显的急性期症状、骨折愈合尚不充分或术后未拆线者；剧烈伤痛者。

（三）进行协调功能训练的注意事项

在进行协调功能训练时，治疗师要明确以下注意事项。

（1）训练前，要求患者学会放松，减少紧张或恐惧心理。

（2）密切观察以防意外。

（3）训练前要详细评定协调功能。

（4）协调功能训练不是孤立进行的，要同时进行相应的肌力训练、平衡功能训练等其他训练。

（5）一定要让患者有安全感，避免因害怕、紧张而诱发患者全身痉挛。

（四）影响协调功能训练的因素

协调功能训练主要侧重于动作的灵活性、稳定性和准确性，以肢体远端关节的精细动作、多关节共同运动的控制为主，在训练过程中应特别强调位置觉和触压觉。

（1）避免过劳和不适，创造一种安全和放松的环境。

（2）通过减少干扰、增强运动的趣味性、降低复杂的程度，减轻患者因心理年龄、集中力、注意力、洞察力和调动性等因素对训练效果的影响。

（3）要形成准确的感觉印象，运动练习明确，避免替代或超负荷练习，尽量减少自发练习，给予患者充分的支持和帮助。

（4）明确要完成的运动和任务，不断重复这种行为，同时纠正出现的错误，直接形成恰当的感觉印象和运动模式。

第六章 体位摆放、身体移动和站立步行功能训练

体位摆放、身体移动和站立步行功能训练的原则是：患者不能活动时，采取全辅助的方法；随着患者活动能力的提高，逐渐减少辅助力量，最终达到患者完全自理的目标。

第一节 体位摆放、翻身及坐位功能训练

体位摆放、翻身及坐位功能训练的意义：防止发生褥疮；预防肢体挛缩；减轻痉挛；维持良好血液循环等。

一、体位摆放训练

体位是指人的身体所保持的姿势或某种位置。在临床上通常是指患者根据治疗、护理以及康复的需要所采取并能保持的身体姿势和位置。在康复中，根据疾病的特点，协助并指导患者摆放正确、舒适的体位。在康复中，常用的体位摆放技术有良肢位和功能位，烧伤患者还有抗挛缩体位的摆放等。

正确的体位摆放有助于预防和减轻挛缩或畸形的出现，使躯干和肢体保持在功能状态。定时更换体位有助于预防并发症的发生。

（一）良肢位

良肢位是指躯体、四肢的良好体位，具有防畸形、减轻症状，使躯干和肢体保持在功能状态的作用。在脑损伤患者的康复护理中，良肢位摆放的目的是防止或对抗痉挛姿势的出现，保护肩关节，早期诱发分离运动。

脑损伤患者的良肢位摆放包括患侧卧位、健侧卧位、仰卧位和床上坐位等。

1. 患侧卧位

患侧肢体在下方，健侧肢体在上方的侧卧位。患侧卧位对偏瘫患者的康复来说是最重要的体位，又称第一体位或首选体位。该体位可以伸展患侧肢体、减轻或缓解痉挛，使瘫痪关节韧带受到一定压力，促进本体感觉的输入，同时利于自由活动健侧肢体。

患侧卧位摆放

2. 健侧卧位

健侧肢体在下方，患侧肢体在上方的侧卧位。此体位避免了患侧肩关节的直接受压，减少了患侧肩关节的损伤，但是限制了健侧肢体的主动活动。

取健侧卧位时，患者的头下给予合适的软枕，胸前放一软枕。患肩充分前伸，患侧肘关节伸展，腕、指关节伸展放在枕上，掌心向下。患侧髋关节和膝关节尽量前屈90°，置于体前另一软枕上，注意患侧踝关节不能内翻悬在软枕边缘，以防造成足内翻下垂。健侧肢体自然放置（图6-1）。

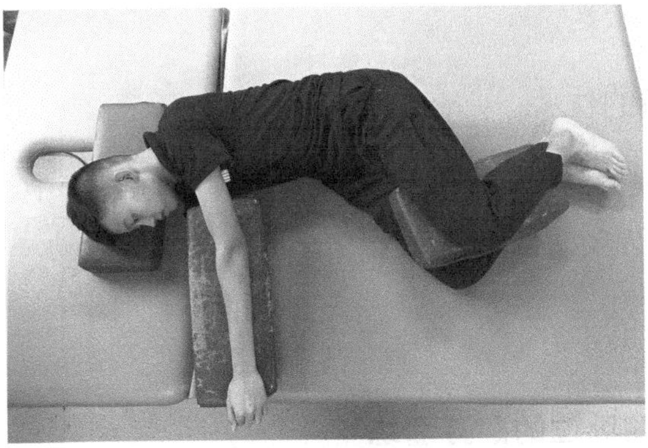

图6-1　健侧卧位

3. 仰卧位

面朝上的卧位。这种体位容易受紧张性颈反射的影响，极易激发异常反射活动，从而强化了患者上肢的屈肌痉挛和下肢的伸肌痉挛。因此，应尽量缩短仰卧位的时间或与其他体位交替使用。

仰卧位摆放

4. 床上坐位

当病情允许，应鼓励患者尽早在床上坐起。但是坐位难以使患者的躯干保持端正，容易出现半卧位姿势，助长躯干的屈曲，激化下肢的伸肌痉挛。因此，在无支持的情况下应尽量避免这种体位。

床上坐位摆放

（二）功能位

功能位是指当肌肉、关节功能不能或尚未恢复时，必须使肢体处于发挥最佳功能活动体位。

二、翻身训练

翻身是最有意义的活动，它刺激全身的反应和活动。但是翻身之前，我们首先进行十指交叉握手的自我辅助活动：两手十指交叉，患手拇指位于最外面，稍外展，由于健侧手指使患侧手指外展，整个上肢的屈肌痉挛可以减轻。

（一）进行翻身训练的目的

翻身训练适用对象为卧床时自己不能翻身或翻身有一定困难的偏瘫患者，是为了提高患者在床上的活动能力；训练躯干旋转，缓解痉挛；改善患侧肢体的运动功能；防治并发症。

（二）翻身训练的优点

活动或转移时，偏瘫的肩受保护；两手交叉在一起位于中线，感觉和知觉得到改善；防止肩胛骨后缩及整个偏瘫侧后缩；防止联合反应和活动。

（三）翻身训练的方法

1. 从仰卧位到患侧卧位的翻身训练

患者仰卧，双手叉握，患侧手拇指压在健侧上；双上肢伸直，指向天花板，下肢屈曲；双上肢向患侧摆动，借助惯性带动身体翻向患侧；健侧下肢跨向前方，调整为患侧卧位（图6-2）。

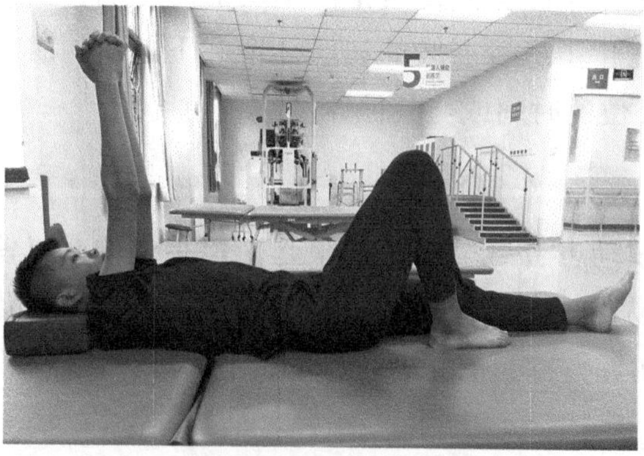

图6-2　从仰卧位到患侧卧位的翻身训练

2. 从仰卧位到健侧卧位的翻身训练

患者仰卧，用健侧脚钩住患侧小腿；借助于惯性带动身体翻向健侧（图6-3）。

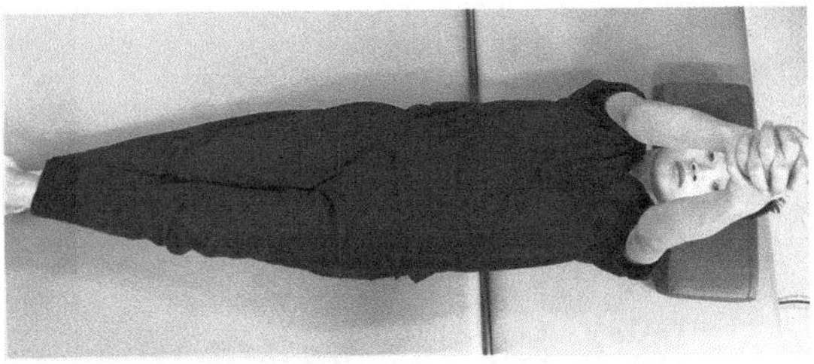

图6-3　从仰卧位到健侧卧位的翻身训练

三、坐位功能训练

坐位功能训练适用于偏瘫侧上肢僵硬、运动不正常的患者。

（一）进行坐位功能训练的目的

减轻患侧上肢的僵硬；提高运动控制能力；维持和增大关节活动范围。

（二）坐位功能训练的方法

坐位功能训练的方法包括上肢负重训练、推滚筒训练、砂磨板训练、移动木柱训练、翻扑克牌训练五种。

1. 上肢负重训练

患者取坐位，患手放在体侧，手指伸直并且分开撑于床（椅）面上，肘伸直（可用健手帮助）；将身体重心缓慢移至患侧（图6-4）。

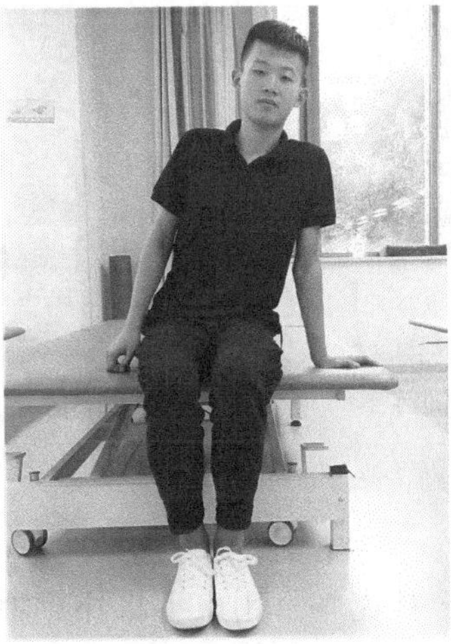

图6-4　上肢负重训练

2. 推滚筒训练

患者坐在治疗台旁，双手叉握，前臂放在滚筒上；用健臂带动患臂来回推动滚筒（图6–5）。

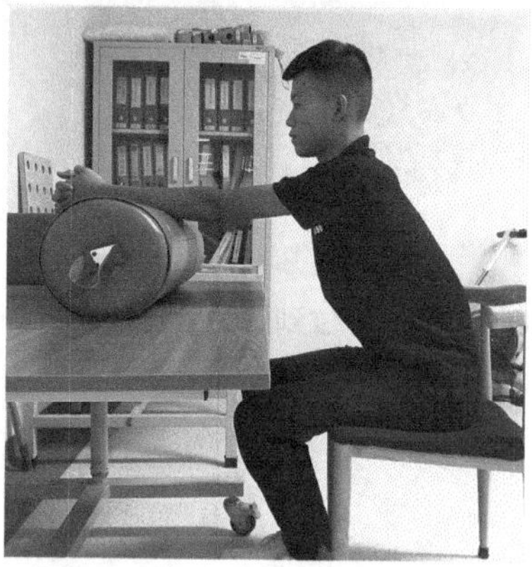

图6–5　推滚筒训练

3. 砂磨板训练

患者坐在砂磨板台旁，两手分别握持磨具的柄，运动双侧上肢（肩关节屈曲，肘关节伸展）推拉磨具（图6–6）。

4. 移动木柱训练

患者坐在桌旁，木柱及木柱板放在桌上；患者双手叉握并握住木柱，将其移动到指定的位置（图6–7）。

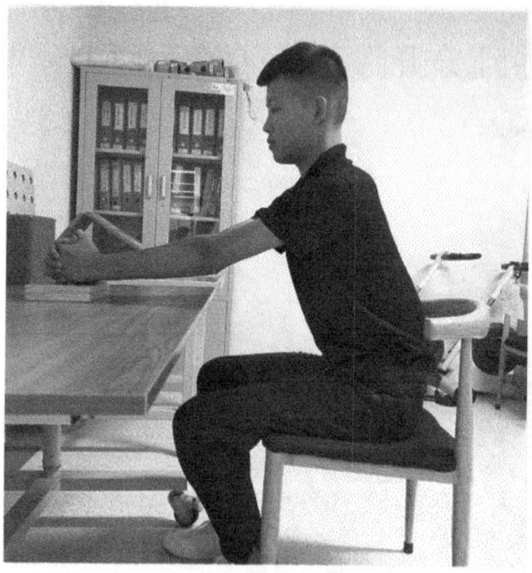

图6–6　砂磨板训练

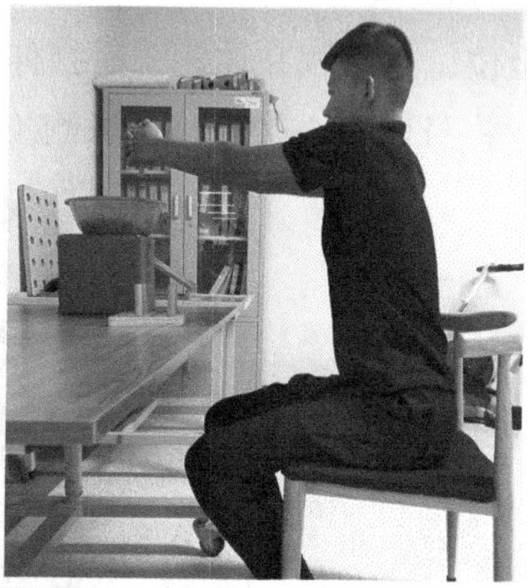

图6–7　移动木柱训练

5. 翻扑克牌训练

患者坐在桌旁，桌上放一摞扑克牌，用患手将扑克牌一张一张地翻过来。

第二节　移乘训练

移乘动作是指患者在轮椅与床之间的身体位置转换动作，这是一种患者能够生活自理的关键动作，要求患者能从轮椅转移至各种不同的地方。患者对移乘动作掌握的程度决定其活动范围和日常生活活动（activity of daily living，ADL）的自理程度。

一、主动从轮椅移动到床上

将轮椅斜向以健侧对着床，刹闸；健手支撑站起，再用健手扶床；边转身边坐下（图6-8）。

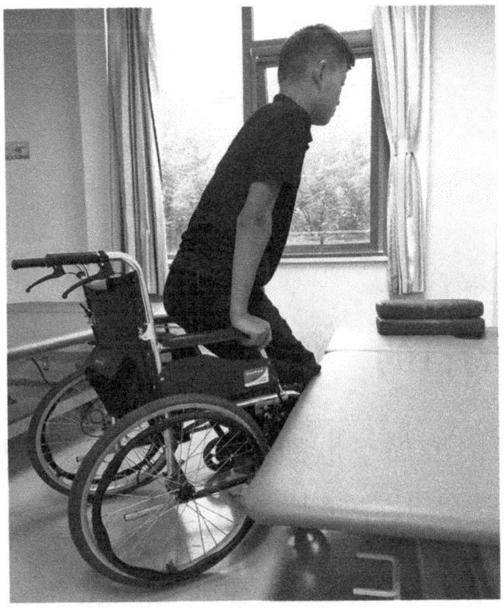

图6-8　从轮椅移动到床上

二、主动从床上移动到轮椅上

轮椅靠在床边，刹住双轮，与床的长轴呈45°。患者先在床上坐起，用健手将瘫痪的下肢移动到床边，将臀部也移动到床边；健手支撑在床上，将身体慢慢转移到轮椅上（图6-9）。

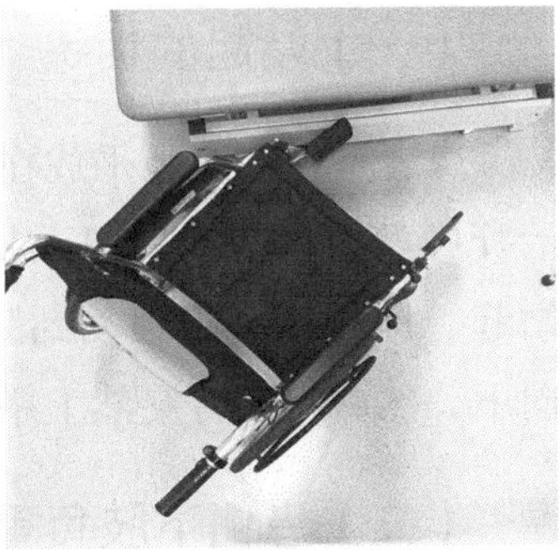

图6-9　从床上移动到轮椅上

三、辅助转移

患者需要器械帮助，以及部分或全部需要他人帮助，才能够完成转移动作。

（一）滑　板

四肢瘫患者在上肢肌力不足以支撑躯体并挪动转移时，可以用滑板（牢固的塑料板或木板）垫在臀下，从滑板上将躯体滑动到轮椅或床上。

（二）助　力

患者如果上肢肘关节屈肌力为3~4级，但手腕无力，不能通过滑板完成转移时，则可以用手搂住辅助者的头颈或背部，身体前倾；辅助者头置于患者一侧腋下，两手托患者臀部，同时用双膝关节固定患者的两膝，使用腰部后倾的力量将患者臀部拉向自己的躯干，使患者的膝关节伸直并稳定，然后侧身将患者转移到床上或轮椅上。

第三节　站立训练

站立训练适用对象为偏瘫侧下肢有一定的运动能力，但站起来和行走有困难或姿势异常的患者。

一、进行站立训练的目的

使患者能从坐位站起来，增加下肢肌力，并能站稳；改善平衡能力，纠正异常步态；提高步行能力，尽可能达到正常行走。

二、站立训练的方法

它包括站起的训练、患侧下肢负重训练和训练患腿向前迈步三种。

（一）站起的训练

患者坐位，双足平放在地上，双手叉握并伸向面前的小桌上（双上肢尽量伸直）；治疗师站在患侧，一只手扶持患膝，另一只手放在患者臀部；嘱患者上身前挺，抬臂站起。即先将脚跟移动到膝关节重力线的后方，上身前倾，双手交叉握紧，手臂伸直向下，然后将手臂突然上举，利用手臂上举的惯性和股四头肌收缩完成站立动作。

（二）患侧下肢负重训练

治疗师双手扶住患者髋部，让患者尽量站直，并用患腿负重；健腿向前迈出半步或踏在前方的矮凳上（图6-10）。

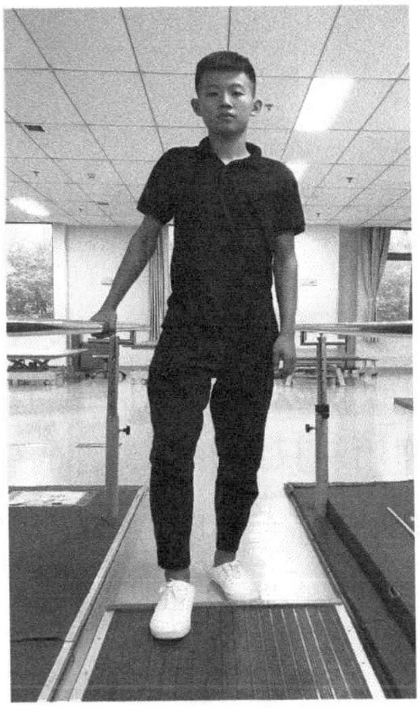

图6-10　患侧下肢负重训练

（三）训练患腿向前迈步

患者站立，并尽量站直，用健手扶栏杆；治疗师在患侧后方，一只手扶稳患者髋部，另一只手帮助患脚先向后退一小步，再向前迈一小步。

第四节　步行训练

步行是人们日常生活中最基本的功能活动之一。据统计，患有致残的神经系统疾病（如脑卒中、脊髓损伤、外伤等）的患者，病后3年能恢复独立行走50m的仅为3%~10%。对许多因各种原因导致暂时不能行走的患者来说，恢复步行是他们的第一愿望。

一、患侧下肢原地迈步行走

要点：

（1）患者用健足负重站立。

（2）治疗师一只手扶稳患者患侧的髋部，防止患侧臀部向后、向上抬起，另一只手帮助患足先向后迈一小步。

（3）帮助患者将患足再向前迈一小步，完成迈步练习。

二、侧方辅助行走

要点：

（1）治疗师站在患者的患侧，一只手握住患者患手，使其掌心向前，另一只手放在患者的胸前，并托住其患肢。

（2）帮助患者缓慢行走，并注意纠正异常姿势。

（3）如果患者健侧功能较好，可在患者患侧扶持练习行走，既安全又能增加患者的独立感。具体做法是：治疗师用一只手握住患者的患手，使患手掌心向前；另一只手放在患者腋下和胸前处，手背靠在患者胸前。治疗师与患者慢慢地一起向前行走。

三、后方辅助行走

要点：

治疗师站在患者的身后，扶稳患者髋部，帮助患者平稳行走；也可一只手扶稳患者患侧髋部，另一只手抓住患者腰带，协助患者平稳行走。

四、扶杖行走

偏瘫患者掌握平衡之后，在刚开始练习行走的时候，在控制身体平衡方面还会出现困难，这个时候就需要借助手杖进行行走。因此，扶杖行走也是站立训练的重要步骤。

1. 三点步行

患者在行走的时候，有三次支点着地负重，也就是常说的三点步行。行走时先按手杖（图6-11），然后迈患侧下肢（图6-12），最后再迈健侧下肢（图6-13），按照这样的顺序行走。当然，也可以按照行走时先按手杖，然后迈健侧下肢，最后迈患侧下肢的顺序步行。

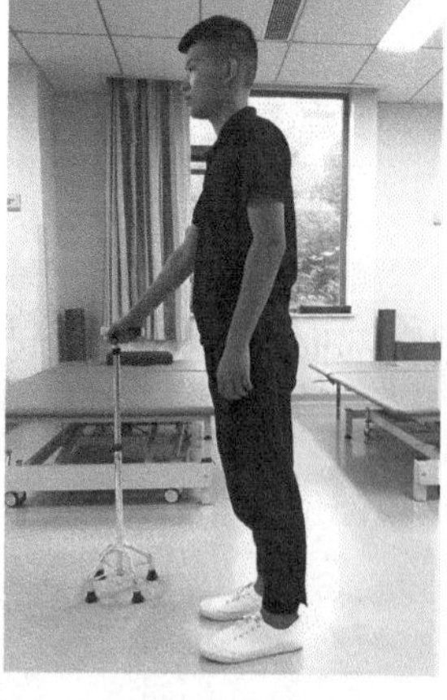

图6-11　三点步行（1）

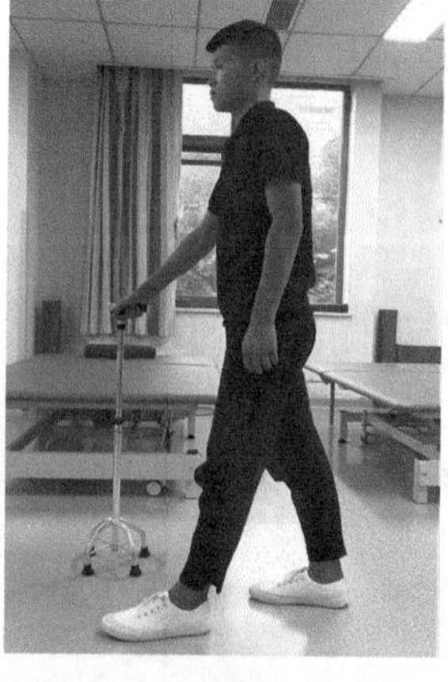

图6-12　三点步行（2）

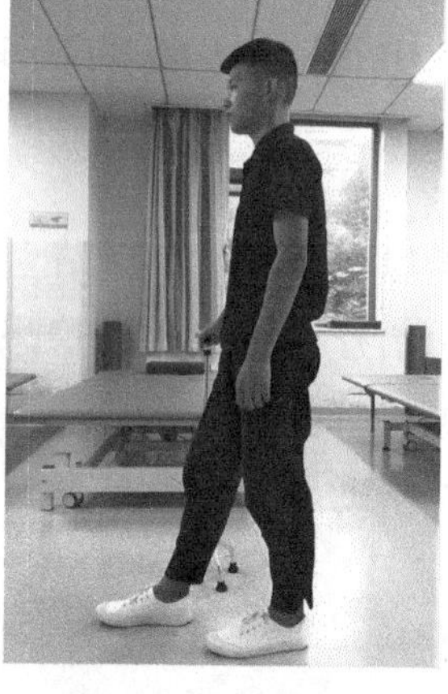

图6-13　三点步行（3）

2. 两点步行

患者在行走的过程中，有两次支点着地负重，就是所谓的两点步行。在行走过程中，手杖和患侧下肢同时向前迈步。

3. 利用手杖上下楼梯

脑出血偏瘫患者还可以借助手杖进行上下楼梯的训练，具体可以按照健足先上、患足先下的训练原则，方法如下。

（1）上楼时，手杖和健足同时抬起放在上一级台阶上，然后再伸直健腿，重心慢慢上移，然后再把患腿提到同一个台阶上。

（2）下楼的时候，手杖首先需要和患足同时下到下一个台阶（图6-14），然后重心开始前移，最后健足迈下到同一个台阶（图6-15）。

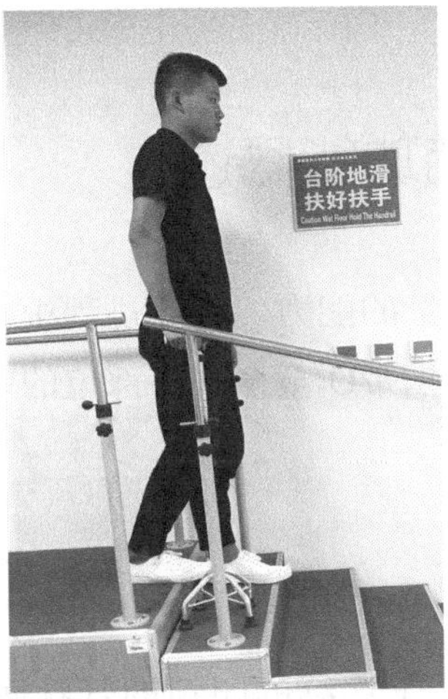

图6-14　利用手杖下楼梯（1）

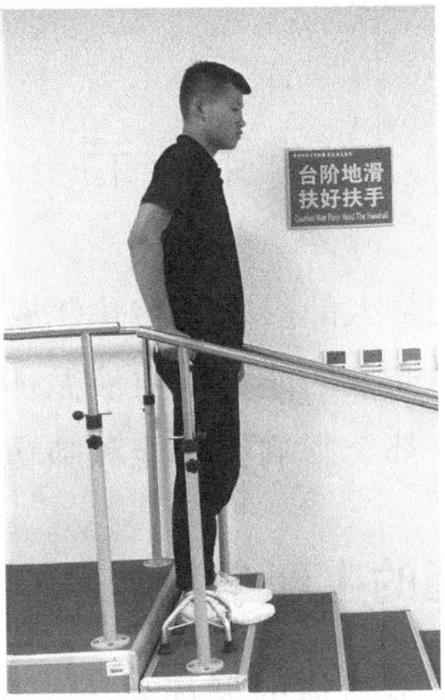

图6-15　利用手杖下楼梯（2）

4. 使用四足、三足以及单足手杖行走的优点

四足手杖有四只脚，稳定性非常好，对于训练初期的患者来说比较合适；三足手杖的脚呈“品”字形排列，也比较稳定；单足手杖由于只有一只脚，行走轻便灵活，可以在使用多足手杖行走稳定后再用。

第七章　心肺功能训练

心肺功能是人体心脏泵血及肺部吸入O_2的能力，两者的能力又直接影响全身器官及肌肉的活动。随着人们生活方式及饮食习惯的改变，原发性高血压病、糖尿病、冠心病、肥胖等疾病的发病率居高不下，从而使心肺系统疾病发病率逐年上升，使得心肺功能训练变得更加重要。

第一节　心肺功能概述

心肺功能指的是人的摄氧和转化O_2成为能量的能力。在此过程中，心脏泵血能力、肺脏摄取O_2及气体交换的能力、血液循环系统携带O_2至全身各部位的效率以及机体使用这些O_2的能力等，都会影响心功能和肺功能。

一、心功能的生理学基础

心脏和血管组成机体的循环系统，这是一个连续的闭锁的管状回路系统。血液在其中按一定的方向周而复始地流动，称为血液循环。其主要功能是完成体内物质运输，使机体的新陈代谢不断进行；体内各内分泌腺分泌的激素或其他体液因素通过血液的运输，作用于相应的靶细胞，实现机体的体液调节功能。

心功能的生理学基础

二、心功能评定

心功能评定不仅对于慢性心脏疾病患者的诊断康复治疗及预后非常重要，而且也是其他许多残疾患者康复评定的重要内容，如高位截瘫、严重的脊柱侧弯及胸椎后凸畸形、运动神经元病、肌病等程度不等地影响心功能，在康复医疗中应引起重视。

心功能评定

三、心脏泵血功能储备

心脏泵血功能能够适应机体在不同生理条件下的代谢需要，主要表现为心输出量可随机体代谢率的增长而增加。健康成年人静息状态下的心率为75次/min，每搏输出量约70mL，每分输出量为5L左右。剧烈体育运动时，心率可达180~200次/min，每搏输出量可增加到150mL左右，故每分输出量可达25~30L，为静息时的5~6倍。心脏每分钟能够射出的最大血量，称最大输出量。在静息状况下，心输出量并不是最大的，但能够在需要时成倍增加，表明健康人心脏泵血功能有一定的储备力量。心输出量随机体代谢需要而增长的能力，称为泵功能储备，或心力储备（cardiac reserve）。心力储备可分为心率储备、收缩期储备和舒张期储备。健康人有相当大的心力储备。较轻的心脏病患者，其静息时心输出量与健康人没有明显区别，基本上能够满足静息状态下代谢的需要；但在代谢活动增强时，心输出量却不能相应增加，常表现为胸闷、气短以及心悸。而训练有素的运动员，心脏的最大输出量远比一般人高，可达35L以上，为静息时的8倍左右。

心脏的储备能力取决于心率和每搏输出量可能发生的最大最适宜的变化，心率的最大最适宜的变化约为静息时心率的2倍。动用心率储备是心输出量调节的主要途径，充分动用心率储备，就可以使每分输出量增加2~2.5倍。心输出量调节的另一个主要途径是每搏输出量，每搏输出量的储备又主要取决于心室收缩末期的储备量。静息状态下，左心室舒张末期容积为75mL，但心肌收缩功能增强时，心室舒张末期容积减小，这样，通过充分动用收缩期储备就可以使每搏输出量增加55~60mL。当进行激烈的体育运动时，由于交感肾上腺系统的活动增强，主要通过动用心率储备和收缩期储备使心输出量增加。

心力储备反映心脏泵血功能对代谢需要的适应能力，也反映心脏的训练水平。有耐力的人，心力储备明显高于一般人，其最大心输出量可达静息输出量的5~6倍，个别优秀的耐力运动员甚至可达到静息输出量的8倍。有些研究资料认为，坚持体育锻炼的人，心肌纤维较粗，心肌收缩能力增强，因此收缩期储备增加；同时，由于静息心率因训练而减慢，故心率储备也增大。例如，优秀耐力运动员的静息心率可低到50次以下，而运动时在最高心率达190~200次/时，每搏输出量仍不减少，故最大心输出量大幅度增加。

四、肺功能的生理学基础

人体在进行新陈代谢的过程中，需要不断从外界摄取O_2，排出CO_2，这种机体与外界环境之间进行的气体交换，称为呼吸。呼吸功能训练是通过各种训练增强肺通气功能，提高呼吸肌功能，纠正病理学呼吸模式，促进痰液排除；改善换气功能，促进肺与毛细血管气体交换；促进血液循环和组织换气，提高日常生活活动能力和社会交往能力。根据不同患者的病理生理学机制，有针对性地拟订和实施呼吸康复计划。

呼吸系统是通过调整肺通气来保证机体的代谢所需要的O_2和排出体内产生的CO_2。因此，狭义的呼吸通常是指肺通气。

呼吸的全过程由三个环节组成：①外呼吸。它是指外界环境与血液在肺部进行的气体交换，包括肺通气（外界环境与肺之间的气体交换过程）和肺换气（肺与肺毛细血管中血液之间的气体交换过程）。②气体运输。气体由血液载运，血液在肺部获得的O_2，经循环将O_2运送到组织毛细血管，组织细胞代谢所产生的CO_2通过组织毛细血管进入血液，经循环将CO_2运送到肺部。③内呼吸。组织毛细血管中血液通过组织液与组织细胞间实现的气体交换（又叫组织换气）。因此，呼吸是包含着外呼吸、气体运输和内呼吸这三个环节的生理过程。

（一）肺通气

肺容量的变化（肺通气量）受到两种对抗力的制约，即肺通气的动力和肺通气的阻力。

1. 肺通气的动力

气体进出肺取决于肺泡与外界环境之间的压力差。在一定的海拔，外界环境的压力即大气压是相对恒定的。因此，在自然呼吸情况下，肺泡与外界环境之间的压力差是由肺泡内的压力，即肺内压决定的。肺内压的高低取决于肺的扩张和缩小，但肺自身并不具有主动扩张和缩小的能力，其扩张和缩小依赖于呼吸肌的收缩和舒张引起的胸廓运动。可见，由肺内压的变化建立的肺泡与外界环境之间的压力差是肺通气的直接动力，而呼吸肌的收缩和舒张引起的节律性呼吸运动则是肺通气的原动力。

平静呼吸时，吸气运动是由主要吸气肌，即膈肌和肋间外肌的收缩实现的，是一个主动的过程。膈肌静止时向上隆起，形成钟罩；收缩时，隆起的中心下移，从而增大胸腔的上下径。肋间外肌收缩时，肋骨和胸骨上举，同时肋骨下缘向外侧翻转，从而增大胸腔的前后径和左右径。胸腔的上下径、前后径、左右径都增大，引起胸腔扩大，肺的容积随之增大，肺内压降低。当肺内压低于大气压时，外界气体进入肺。用力吸气时，膈肌和肋间外肌加强收缩，辅助吸气肌也参与收缩，胸廓和肺的容积进一步扩大，更多的气体被吸入肺内。

平静呼吸时,呼气运动并不是由呼气肌收缩引起的，而是由膈肌和肋间外肌的舒张所致，是一个被动过程。膈肌和肋间外肌舒张时，胸廓和肺重新回位，肺缩小，肺内压升高。当肺内压高于大气压时，气体由肺内流出，这一过程称为呼气。用力呼气时，除吸气肌舒张外，还有呼气肌参与收缩，此时呼气运动是一个主动过程。肋间内肌收缩时使肋骨和胸骨下移，肋骨还向内侧旋转，使胸腔的前后径和左右径进一步缩小，呼气运动增强，呼出更多的气体。

膈肌是主要的呼吸肌之一，呼吸过程中2/3的气量是因横膈的作用进出肺的。慢性呼吸系统疾病可引起肺气肿和呼吸困难，造成膈肌疲劳和衰竭，引起严重的呼吸功能障碍，甚至呼吸衰竭。因此膈肌训练是肺功能康复的最重要内容之一。此外，哮喘和严重慢性肺气肿患者可能会通过肋间肌和腹肌的收缩，以补充膈肌的功能障碍，因此康复训练须包括肋间肌和腹肌的训练。

2. 肺通气的阻力

肺通气过程中所遇到的阻力为肺通气的阻力。肺通气的阻力可以分为弹性阻力和非弹性阻力两部分，弹性阻力包括胸廓和肺的弹性阻力，非弹性阻力包括气道阻力、惯性阻力和组织的黏滞性阻力。一般肺有疾患时，气道阻力明显增加，呼吸时克服阻力必须有通气做功，消耗能量。气道阻力是指气流通过呼吸道时，呼吸道内气体分子之间以及气体分子与气道壁之间发生摩擦所形成的阻力。

正常情况下，气道阻力很低，0.5~1.5cmH_2O的肺泡内压即能将肺泡内的气体以1L/s的速度排出体外。肺容量较低时，肺膨胀及低胸腔内压不再能保持气道开放，而使气道阻力增加；相反，在肺容量较高时，气道阻力下降。肺疾患时，支气管平滑肌收缩，黏膜充血，腺体分泌增加，使气道阻力显著增加，致使在气体排空之前气流就停止了（称之为空气截流现象）。肺气肿时气流阻塞现象主要表现在呼气、哮喘时发生均匀的气流阻塞，而且在吸气时较为明显。

肺部阻塞性疾病的胸部常固定在大于正常呼气终末的位置，因此功能残气量和残气量均增加，从而造成横膈变平，使呼吸肌的效能降低。可通过呼吸训练保证患者有较深的呼气。

此外，呼吸频率加快时，呼吸幅度必然较浅，潮气量减少，而解剖无效腔始终保持不变，肺泡通气量反而小。缓慢呼吸则相反。缓慢深长的呼吸有利于提高呼吸频率，因此呼吸的康复应强调减慢呼吸频率。

研究表明，无论是健康者还是患者，在休息或运动时总是以做功最少的呼吸频率和深度进行呼吸。深而慢的呼吸需要对弹性阻力做功；而浅而快的呼吸须过多地对气道阻力做功。患者能在这两种极端情形之间自动选择一个最佳水平。所以，呼吸锻炼尽量不要改变患者已经习惯的呼吸频率和深度。

（二）肺换气

在肺循环中，当来自肺动脉的静脉血液流经肺泡毛细血管时，由于肺泡气中的PO_2

高于静脉血中的PO_2，而肺泡气中PCO_2低于静脉血中的PCO_2，因此，O_2由肺泡扩散入血液，CO_2则由血液扩散入肺泡，由此形成了肺换气。经肺换气后，含O_2较少、含CO_2较多的静脉血转变为含O_2较多、含CO_2较少的动脉血。在此过程中，通过肺泡膜的氧量不仅取决于肺泡内氧压和毛细血管内平均氧压之间的差，也取决于分隔空气和血液的膜的面积和厚度。

影响肺换气的因素有很多，如气体分压差、气体的分子量和溶解度、扩散距离、温度以及呼吸膜、通气/血流比值等，其中最为重要的是气体分压差、呼吸膜的面积和厚度以及肺通气/血流比值。

1. 气体分压差

在正常情况下，肺对氧摄取量的增加是因静脉血中氧含量下降和随通气功能增加的肺血流量增加所引起的。有弥散障碍时，可通过加强通气而取得一定程度的代偿，因为这样可以使肺泡气体中的CO_2浓度降低，从而提高氧的浓度。在此种情况下，利用快速呼吸来维持肺泡较低的CO_2分压所付出的代价最小，因肺的顺应性减低，故深呼吸须做更多的功。

2. 呼吸膜的面积和厚度

呼吸膜是指肺泡腔和毛细血管腔之间的膜。各种形式的肺纤维化改变均可使膜的厚度增加及肺泡的表面积减小，导致气体扩散减少。例如，肺泡壁在炎症反复发作之后会增厚；肺气肿时，小的肺泡囊会逐步融合为大肺泡，实际的肺泡面积减小，影响气体向血管弥散。

3. 肺通气/血流比值

肺通气/血流比值是指每分钟肺泡通气量与肺血流量之间的比值。卧位时由于肺上部血流增加，下部血流减少，而通气没有发生相应的变化，因此导致局部肺组织通气量和血流量比例失调，这是卧位时呼吸困难症状加重的主要原因。

（三）组织换气

在组织中，由于细胞的有氧代谢，O_2被利用，并产生CO_2，所以PO_2可降低至30mmHg以下，而PCO_2可高达50mmHg以上，动脉血液流经组织毛细血管时，O_2便顺分压差从血液向组织液和细胞扩散，CO_2则由组织液和细胞向血液扩散，动脉血因失去O_2和得到CO_2而变成静脉血。

运动时组织代谢加强，组织血流量增大，使O_2供应量增多；组织毛细血管的开放数量增多，使气体交换面积增大；组织和组织毛细血管血液之间CO_2和O_2的分压差增大、体温增高，气体扩散的速率增大。因此，运动时组织换气显著增强。

慢性呼吸系统疾病患者往往伴有造血功能障碍，产生贫血。严重贫血时血红蛋白减少，影响气体运输，造成呼吸困难。故在呼吸训练时要注意贫血的纠正。

五、肺功能的评定

肺功能评定的目的主要是：评估肺部疾病的严重程度，从而预计患者耐受康复训练的能力，保证患者康复训练的安全可靠；评价康复治疗的效果；评定体力活动能力；判断患者参加活动或运动的危险性；确定患者的实际活动能力，指导患者日常生活。

（一）呼吸困难分级

（1）Moser等人于1980年针对功能性肺残疾，提出呼吸困难分级法（表7–1），适用于最初建立预期目标和康复计划。

（2）据美国医学会《永久性残损评定指南》（GEPI）1990年修订第3版的资料，呼吸困难分为3度（表7–2）。

表7–1　功能性肺残疾评定

分级	功能能力
Ⅰ	正常活动无明显受限，但用力时有呼吸困难，可就业
Ⅱ	基本生活活动能力或平地行走无呼吸困难，上楼或爬坡时呼吸困难，通常限于坐位工作
Ⅲ	某些生活活动能力（如淋浴、穿衣）时呼吸困难，可以用自己的速度走一个街区，但跟不上同龄人，一般只能从事完全坐位的职业
Ⅳ	部分生活活动能力需要依靠他人，休息时无呼吸困难，但稍用力即有呼吸困难
Ⅴ	家居且卧床或在椅中，休息时也呼吸困难，大部分基本生活活动能力依靠他人

表7–2　呼吸困难分级

分度	特点
轻度	平地行走或上缓坡出现困难。在平地行走时，步行速度可与同年龄、同体格的健康人相同，但在上缓坡或上楼梯时则落后
中度	与同年龄、同体格的健康人一起在平地行走时或爬一段楼梯时有呼吸困难
重度	在平地按自己的速度走超过4~5min后即有呼吸困难，患者稍用力即有气短，甚至在休息时也有气短

（二）呼吸功能检查

1. 肺活量（VC）

肺活量反映了肺一次通气的最大能力，也是测定肺通气功能简单易行的指标，肺活量常随限制性及阻塞性呼吸系统疾病严重性的增加而逐渐下降。通过训练，呼吸肌的力量提高，吸气、呼气能力加强，肺活量将会增大。

2. 用力肺活量（FVC）

用力肺活量又称时间肺活量，是深吸气后以最大用力、最快速度所能呼出的气量。正常人用力肺活量约等于肺活量，有通气阻塞时用力肺活量>肺活量。根据用力呼气肺活量描记曲线可计算出第1s、2s、3s所呼出的气量及其各占FVC的百分率。正常值分别为83%、96%、99%，正常人在3s内可将肺活量几乎全部呼出。阻塞性通气障碍者，其每秒呼出气量及其占用力肺活量百分率减少；限制性通气障碍者，其占用力肺活量百分率增加。其中，第一秒率的时间肺活量最有意义，如一秒用力呼气容积（forled expiratory volume in one second，FEV_1），它指最大深吸气后做最大呼气，最大呼气第一秒呼出的气量的容积。临床上常以FEV_1/用力肺活量FVC的比值（$FEV_1\%$）做判定，FEV_1正常值应大于80%。时间肺活量是一个动态指标，它不仅反映肺活量的大小，而且还能反映呼吸所遇阻力的变化，如肺的弹性是否降低、气道是否狭窄，所以它是观察早期气道阻塞的较好指标。

3. 连续肺活量

连续测五次肺活量，根据五次所测数值的变化趋势，判断呼吸肌的功能。若肺活量后一次的比前一次的大，或与前一次的一致，则认为后一次所做的肺活量都把前一次呼吸肌的收缩当作准备活动，表示了呼吸肌的功能强，可看作是身体功能状况的良好表现；如果肺活量越测越下降，则认为呼吸肌处于疲劳状态，表示身体功能状况恢复不佳，或表示身体的疲劳现象未能及时地消除。所以，用测定五次肺活量的结果，可以简单、快速地判断呼吸肌的疲劳及身体的功能状况。

4. 最大通气量

以适宜快和深的呼吸频率、呼吸深度进行呼吸时所测得的每分通气量，称最大通气量或最大随意通气量（maximal voluntary ventilation, MVV）。最大通气量是衡量通气功能的重要指标，可以用来评价受试者的通气储备能力。实际测定时，测定时间一般取15s，将测得通气量乘以4即为MVV。正常男性为104 ± 2.71L，女性为82.5 ± 2.17L，实测值占预计值的百分比低于70%为异常。它是临床上常用的通气功能障碍判定指标，受呼吸肌肌力和体力强弱，以及胸廓、气道及肺组织的病变的影响。判定通气功能储备能力多以通气储量百分比表示，正常值应大于95%，低于86%提示通气功能储备能力不佳。它可用于胸部术前肺功能评价及职业病劳动能力鉴定等。

5. 肺泡通气量

肺泡通气量是指每分钟进入呼吸性细支气管及肺泡的气量，只有这部分气量才能参与气体交换。正常人潮气量约为500mL，其中在呼吸性细支气管以上气道中的气量不参与气体交换，这一部分空间称为解剖无效腔，约150mL。此外，进入肺泡内的气体，也可因血液在肺内分布不均匀而未能与血液进行气体交换，未能发生交换的这部分容积称为肺泡无效腔，其与解剖无效腔合称生理无效腔。健康人平卧时生理无效腔等于或接近解剖无效腔。

由于无效腔的存在，每次吸入的新鲜空气不能都达到肺泡进行气体交换，因此，真正有效的通气量是肺泡通气量。肺泡通气量是每分钟吸入肺泡的新鲜空气量，等于（潮气量-无效腔）×呼吸频率。若潮气量减少或功能余气量增多，都将导致气体更新率降低，不利于气体交换。此外，潮气量和呼吸频率的变化，对肺通气和肺泡通气有不同的影响。当潮气量减半而呼吸频率加倍或呼吸频率减半而潮气量加倍时，每分通气量均不变，但肺泡通气量则因解剖无效腔的存在而发生很大的变化，表现为浅快呼吸时肺泡通气量明显减少，深慢呼吸时肺泡通气量增加。故呼吸越浅，无效腔占潮气量的比率越大，通气效率差；适当深慢呼吸，肺泡通气量加大，有利于气体交换。临床上主要根据肺活量或最大通气量实测值占预计值的百分比和FEV_1%判断肺功能情况和通气功能障碍类型（表7-3、表7-4）。

表7-3　肺功能不全分级

	（VC或MVV）　实/预%	FEV_1%
基本正常	>80	>70
轻度减退	80~71	70~61
显著减退	70~51	60~41
严重减退	50~21	≤40
呼吸衰竭	≤20	

表7-4　肺通气功能障碍分型

	阻塞性	限制性	混合性
FEV_1%	↓↓	正常/↑	↓
VC	正常/↓	↓↓	↓
MVV	↓↓	↑/正常	↓

（三）运动气体代谢测定

运动气体代谢测定是通过呼吸气体分析推算体内气体代谢情况的一种检测方法，因为无创、可反复、动态观察，在康复医学功能评定中应用价值较大。

1. 摄氧量

摄氧量（oxygen uptake, VO_2）又称耗氧量、吸氧量，是指机体所摄取或消耗的氧量，是反映机体能量消耗和运动强度的指标，也反映机体摄取、利用氧的能力。摄氧量为20~30mL/（kg・min）者可从事重体力劳动，15mL/（kg・min）者可从事中等体力劳动，而5~7mL/（kg・min）者仅能从事轻体力劳动。

2. 最大摄氧量

最大摄氧量（maximal oxygen uptake， VO_2max）又称最大耗氧量、最大吸氧量或最大有氧能力，是指运动强度达到最大时机体所摄取并供组织细胞消耗的最大氧量，是综合反映心肺功能状况和最大有氧运动能力的最好生理指标。正常人最大摄氧量取决于心输出量和动静脉氧分压差，即VO_2=心输出量×（动脉氧分压—静脉氧分压）。受心肺功能、血管功能、血液携氧能力和肌肉细胞有氧代谢能力的影响，如果氧的摄入、弥散、运输和利用能力下降，则最大摄氧量降低，反之则提高。运动训练（尤其是耐力训练）可通过中心效应（心肺功能改善）和外周效应（骨骼肌代谢能力改善）提高最大摄氧量。按每公斤体重计算的最大摄氧量（相对最大摄氧量）有明显的性别和年龄差异，女性约为男性的70%~80%，男性在13~16岁最高，女性在12岁左右最高。

3. 代谢当量

代谢当量（metabolic equivalent，MET）是一种表示相对能量代谢水平和运动强度的重要指标。健康成年人坐位安静状态下耗氧量为3.5mL/（kg・min），将此定为1MET，根据其他活动时的耗氧量可推算出其相应的METs值。MET值可用于表示运动强度、制定个体化运动处方、指导日常生活和职业活动、判定最大运动能力和心功能水平等。

4. 无氧阈

无氧阈（anaerobic threshold，AT）是指人体在逐级递增负荷运动中，有氧代谢已不能满足运动肌肉的能量需求，开始大量动用无氧代谢供能的临界点。此时，血乳酸含量、肺通气量、CO_2排出量急剧增加。无氧阈是测定有氧代谢能力的重要指标，无氧阈值越高，机体的有氧供能能力越强。无氧阈相当于一般人心率在140~150次/min或最大摄氧量的50%~60%时的运动强度。如主要训练有氧耐力，则运动强度应在AT以下，此时内环境稳定，循环系统负荷较轻，对中老年人及心血管疾病患者较安全；如主要训练机体的无氧耐力，则运动强度应在AT以上。无氧阈测定通常采用有创的乳酸无氧阈（乳酸阈）测定法和无创的通气无氧阈（通气阈）测定法。

5. 呼吸储备

呼吸储备（breathing reserve，BR）为最大通气量与最大运动通气量差（$MVV-VE_{max}$）的绝对值或以最大运动通气量占最大通气量的百分比表示。正常呼吸储备功能值＞15L/min。慢性阻塞性肺疾病患者的呼吸储备减少。

第二节　心肺功能训练方法

运动训练可以显著改善机体的心肺功能，对于心肺疾病患者而言，可以帮助其缓解症状，改善心肺功能，使其在工作和娱乐等方面达到理想状况，提高健康水平和生活质量。

一、心功能训练

心血管疾病为当今危害人类健康的主要疾病之一，多伴有不同程度的心功能减退。这是由于心血管疾病导致心肌局部的血液灌注不足，不能满足机体的代谢需要。同时，疾病也导致心肌的收缩力减弱。有效的康复训练能促进血液循环，改善心肌缺氧状态，提高心脏的功能。

（一）心功能训练机制

心功能训练的中心效应为对心脏的直接作用，主要表现在促进心脏侧支循环的形成，使冠脉供血量提高，心肌毛细血管密度增加，心肌收缩力提高。外周效应为对心脏之外的组织和器官发生的适应性改变，如肌肉适应性改变、氧利用能力和代谢能力改善、交感神经兴奋性降低等。此外，这些训练还可降低冠心病的危险因素，如原发性高血压病、糖尿病、高脂血症和肥胖。

心功能训练机制

（二）心功能训练的适应证与禁忌证

1. 适应证

心功能训练可以改善心血管的功能状态，在心血管疾病的防治中日趋受到重视。近些年其适应证扩大到冠状动脉血运重建、瓣膜性心脏病等患者，同时也适于慢性心衰和原发性高血压病患者。

2. 禁忌证

严重高血压收缩压≥200mmHg（26.7kPa）或舒张压大于等于120mmHg（16.0kPa），肺动脉高压，中度瓣膜病变，心肌病，明显心动过速或过缓，中至重度主动脉瓣狭窄或严重梗阻性心肌病，高度房室传导阻滞及高度窦房结阻滞，严重冠状动脉主干狭窄或类似病变，严重肝肾疾病，严重贫血，未能控制的糖尿病，运动可导致恶化的神经肌肉疾病，晚期妊娠或妊娠合并症，明显骨关节功能障碍，运动受限或可能由于运动而使病变恶化的其他疾病。

（三）心功能训练方法

1. 有氧耐力训练

有氧耐力训练旨在提高机体心肺功能，调节代谢，改善运动时有氧供能能力，是以身体大肌群参与、强度较低、持续时间较长、以规律的运动形式为主的训练方法。有氧训练不仅可以用于心血管疾病的预防和治疗，而且有助于心血管疾病的再度发作。

（1）适应证（具体见本章节有氧训练）。

（2）运动处方（具体见本章节有氧训练）。

2. 抗阻训练

抗阻训练在心功能训练中所占比例不宜过大，适于临床稳定的患者。对要恢复较大工作和体育活动强度的人，除须改善心血管功能外，增强肌力和局部肌肉耐力也是十分重要的。

（1）训练原则。

①抗阻或力量运动训练应是低水平的抗阻训练。

②急性发作至少7~8周后才能进行这种训练。

③通过症状限制性运动试验，排除参加抗阻或力量运动训练的禁忌证。靶心率是力量运动训练强度的限制指标。宜用心率、血压乘积监测力量训练中的心肌摄氧量。

④力量训练处方包括3组运动，每组重复12~15次，每组以30s运动和30s休息交替的形式进行。

⑤冠心病患者应保持正确呼吸节奏，避免用力屏气。

（2）抗阻训练方法。

目前最常用的抗阻训练方法为循环抗阻训练，其运动处方如下：

①运动方式。握拳、上举、屈肘、伸肘、抬膝、侧举、提举、下按等，抗重负荷常采用哑铃、沙袋、实心球、弹簧橡皮条、多功能肌力训练器等。

②运动强度。一般为一次最大抗阻重量的40%~50%；在10s内重复8~10次收缩为一组，5组左右为一循环，每组运动之间休息30s，一次训练重复2个循环。每周训练3次。

③进度安排。训练开始时的运动强度应偏低，适应后，重量每次可增加5%。

（3）注意事项。

除了有氧训练的注意事项外，还应注意以下几点：应强调缓慢的全关节活动范围的抗阻运动：训练应以大肌群为主，如腿、躯干和上臂；应强调在抗阻运动时使用正确的姿势和呼吸，上举时呼气，下降时吸气，不要屏住呼吸，以免使血压过度升高；为了减少过强的心血管反应，训练时应避免双侧肢体同时运动，握拳不可太紧；尽管低到中强度抗阻训练可改善心血管患者的力量和耐力，但并不能作为增加心功能的训练方法而单独运用，只能作为有氧训练的补充。对于左心功能低下、颈动脉窦反射敏感及功能储量<5MET的患者应禁用。

3. 作业运动或作业治疗

以各种模拟性作业运动以及家务活动来达到训练目的。研究证明，要使作业性活动达到维持或改善心肺功能水平，相当于每天每小时至少要搬起20磅重量的物体一次或整天连续搬运物体。由于自动化程度提高，很少作业活动可达上述运动量，因此还需要进行额外的有氧训练。作业运动或作业治疗时确定运动强度主要根据心肺功能评定情况，据此选择恰当的活动方式。

4. 娱乐活动

这包括各种棋牌类活动和球类活动，可以提高病人参加活动的积极性，提高训练效果；但应避免任何竞技性活动，以免发生过强的心血管应激。活动强度不应大于有氧训练的强度。

（四）心功能训练的运动处方

1. 心功能训练方法

根据美国纽约心脏学会心功能分级方案制订的心脏疾病患者心功能训练方案。

Ⅰ级：患者活动量不受限制，可做代谢当量MET≥7的运动。可进行的活动有上楼、慢跑、拖地、跳绳、快速游泳等。运动类型以等张运动为主，有选择地增加等长运动以改善肌力和耐力，选择性参加体育竞赛。间断用心电图监测，如从事大于9MET的运动且无异常者不要再进行心电监测。每年对运动、饮食、血脂、体重等危险因素，药物治疗和遗留的各种问题进行一次全面评估。加强教育和对危险因素的纠正，保持终身合理的生活方式。

Ⅱ级：患者的体力活动受到轻度的限制，可做代谢当量5~7MET的运动，每周运动锻炼3~5次，每次10~25min。可进行的活动有慢速上下楼、快速步行、中速骑车、擦地（跪姿）、劈木、羽毛球、有氧舞蹈、网球等；可从事一般性的职业活动。对患者和家属进行教育，包括治疗、危险因素的纠正（如戒烟、控制血压和体重、控制饮食、运动）；进行心理咨询，树立信心，减少焦虑和压抑；进行复工前的培训，包括体能及社会心理适应。

Ⅲ级：心脏病或者体力活动明显受限，可做代谢当量2~5MET的运动，每周运动锻炼3~5次，每次5~10min，渐增至每次40min。可进行的活动有床上用便盆、坐厕、关节活动和伸展体操、穿脱衣、站立热水淋浴、铺床、扫地、慢速步行、慢速骑车、擦窗、弹钢琴、拉小提琴和手风琴，击鼓，慢速交谊舞，慢速游泳等。可从事的职业活动有焊接、轻的木工活、刷漆、开车。

注意，卧位大便时由于臀部位置提高，全身有效循环血量增加，使心脏负荷增加，同时由于排便必须克服体位所造成的重量，所以需要额外用力（4MET），因此卧位大便对患者不利，床边应放简易的坐便器，使患者坐位大便，其心脏负荷和能量消耗均小于卧位大便（3.6MET），也比较容易排便。但禁止蹲位大便或在大便时过分用力。

Ⅳ级：心脏病或者不能从事任何体力活动；休息状态下也会出现心衰的症状，体力活动后加重。可做代谢当量METs＜2的运动，通过适当活动，减少或消除绝对卧床休息所带来的不利影响，改善预后。在监护下能进行的活动有：床上所有肢体的主动、被动关节活动，如踝关节屈伸活动、上下床、弯腰坐于床边、移至座椅，自己进食、穿衣、修面、洗手、织毛衣、打牌等；能从事的职业活动有坐位的写作、坐位的缝纫等手工活动；活动可以从床上的肢体活动开始，包括呼吸训练。肢体活动一般从远端肢体的小关节活动开始，从不对抗地心引力的活动开始，然后逐步开始抗阻活动。抗阻活动可以采用捏气球或拉皮筋等。

坐位训练时，开始坐时可以有依托，例如把枕头或被子放在背后，或将床头抬高。有依托做运动的能量消耗与卧位相同，但上身直立体位使全身有效循环训练减少，同时射血阻力降低，心脏负荷实际上低于卧位。适应之后，患者可以逐步过渡到无依托独立坐。

步行训练时从床边站立开始，先克服体位性低血压。在可以站立之后，开始床边步行（1.5~2.0MET），以便在疲劳或不适时能够及时上床休息。此阶段患者的活动范围明显增大，因此监护需要加强。要特别注意避免上肢高于心脏水平的活动，比如患者自己手举输液瓶上厕所。此类活动的心脏负荷增加较大，是诱发意外的常见因素。

2. 调整与监护

如果患者在训练过程中没有不良反应，活动时心率增加小于10次/min，次日训练可以进入下一个阶段。若运动时心率增加在20次/min左右，则需要继续进行同一级别的运动。心率增加超过20次/min或出现任何不良反应，则应退回到前一个阶段运动，甚至暂时停止运动训练。为了保证活动的安全性，可以在心电监护下开始所有的新活动。无任何异常的情况下，重复性的活动不必连续监护。

3. 康复评定

运动试验中一般用发生心肌缺血时的心率和收缩压的乘积（rate pressure product, RPP）作为心肌缺血的阈值，用来代表心肌的耗氧水平，数值一般用102mmHg×次/min表达，超过该阈值即会发生心肌缺血。运动中所达到的心肌缺血阈值越高，说明冠状血管的储备越好，病情也相对较轻。经过康复训练，如果心肌缺血阈值提高，说明训练产生了中心性效应，即冠状血管侧支循环的生成有效增加，导致冠状血管的贮备力提高。训练后额定RPP使运动时间或强度增加，说明训练产生外周效应，使运动时运动器官的氧利用能力、运动能力提高，相对减轻了心血管负担。因此，患者可以耐受更大的运动负荷。

4. 心脏康复方案实施

（1）住院患者运动方案（I期）。

住院患者的运动方案适用于心肌梗死后、心血管术后、肺部疾病、周围血管疾病和其他心血管疾病的住院患者。住院患者的运动方案应在监测条件下进行，工作人员与患者的比例约为1：1，并应具备心电监测和抢救的条件。I期运动方案的目的是消除由于卧床引起的生理和心理不良反应，恢复日常生活活动能力，改善心肺功能，增加关节灵活性肌力和耐力，从而提高体能。

（2）出院患者或家庭运动方案（Ⅱ期）。

Ⅱ期运动方案是从出院后1周开始，持续8~12周。它是Ⅰ期运动方案的继续，多在患者出院后立即进行。应当具有心电监测和抢救的条件，工作人员和患者的比例由1：1到1：5，这取决于患者的心功能、症状和心电图变化。患者在家中进行，但应定期参加Ⅱ期运动方案的评定。Ⅱ期运动方案的目的是恢复体力、指导作业活动和正确的生活方式。

Ⅱ期运动处方要根据患者的功能来制订。如>5MET，应当用心率和自觉疲劳分级来规定运动强度，运动时间从10~15min逐渐增加到30~60min，每周3~4次。完成Ⅱ期运动方案的条件：患者的功能达5MET时，才能安全地进行3MET的活动。病情稳定，表现在：对运动有正常的血流动力学反应，适当的血压上升，心电图无明显变化，如缺血、传导阻滞或心律失常；心绞痛稳定或无心绞痛；安静心率<90次/min，血压<140/90mmHg。具备完成日常生活活动或作业活动所需的体能，如肌力、耐力和心功能等。患者应了解心血管疾病的基本病理生理学、合理的干预措施、心血管药物作用和副作用、进行作业活动和娱乐活动的安全范围、有能力维持运动处方规定的内容。

（3）社区运动方案（Ⅲ期）。

参加者来自住院患者、出院后患者或从未参加过运动方案者。一般在出院后6~12周进行。

①参加Ⅲ期运动方案应具备的条件。Ⅲ期运动方案应提供急救措施、设备和召之即来的急救队伍，工作人员和患者的比例为1：10，逐渐减少监测。运动试验和医学评定应持续3~6个月，以后每年一次或根据需要进行。

②运动处方。参加者的运动能力>5MET。开始的3~6个月，运动强度为最大功能的50%~80%，运动时间逐渐增加到45min，每周3~4次。体能达8MET或大于8MET时，继续维持Ⅲ期运动方案，目的是终生坚持运动。

③完成Ⅲ期运动方案的条件。Ⅲ期运动方案持续6~12个月，并能达到以下三条：体能达到职业活动和娱乐活动预期的目标，体能至少超过5MET才能安全进行日常活动；医学状态同完成Ⅲ期运动方案的条件；参加者有较大的功能储备量，有能力参加需要较高代谢的活动，如职业活动和文体活动。

二、呼吸功能训练

呼吸功能训练是根据不同患者的病理生理学机制，有针对性地拟订和实施呼吸康复训练计划。通过训练增强肺通气功能，提高呼吸肌功能，纠正病理性呼吸模式，促进痰液排出；改善肺换气功能；促进血液循环和组织换气，提高日常生活活动能力。

（一）呼吸功能训练机制

呼吸由三部分组成，即肺通气、肺换气和组织气体交换。肺功能训练的目的是改善肺通气、提高呼吸交换的效率以及改善吸气肌功能，其提高肺功能的主要机制有以下三点。

1. 减少通气量

（1）运动训练。无论使用运动跑台、功率自行车还是进行上肢肌肉耐力训练，都可改善运动耐力和呼吸困难。研究表明，慢性阻塞性肺疾病患者在低运动量期间可以产生乳酸血症，高运动量时随着通气量的减少，乳酸血症减轻，对通气的刺激减少。甚至在疾病进展期间，运动训练仍可以改善患者的运动耐力，并可以使用力情况下呼吸困难减轻。运动时呼吸量减少是呼吸频率的减少，而潮气量没有改变。

（2）运动期间辅助氧疗。慢性阻塞性肺疾病患者运动期间辅助氧疗可以使血乳酸和运动通气量减少，使呼吸困难减轻。

（3）能量保持技术。合理安排社会活动和日常生活活动等，节省体力，降低代谢负荷，从而减少呼吸用力、每分钟通气量和疲劳感。能量保持技术包括根据呼吸困难的程度决定目标活动的强度，控制步行速度，采用呼吸困难症状最轻的姿势或缩唇呼吸技术等。

2. 提高呼吸交换的效率

（1）改善呼吸模式、保持呼吸技术。膈肌呼吸和缩唇呼吸可以缓解慢性阻塞性肺疾病患者呼吸困难的症状。早期的研究显示，这些技术可减少呼吸频率，增加潮气量。

（2）减少阻力负荷。慢性阻塞性肺疾病患者由于气道狭窄、肺回缩力减小、呼吸肌的阻力负荷增加，增加了呼吸不适的感觉。除药物扩张支气管外，有研究显示，采用100Hz的频率快速震动胸壁，可不同程度地缓解呼吸困难症状。

3. 改善呼吸肌功能

（1）吸气肌训练。通常吸气是主动的，呼气是因胸廓和肺的弹性回缩而被动完成的，在呼吸训练中应着重训练吸气肌。吸气肌训练可以改善吸气肌功能和耐力运动容量以及肺功能，从而有助于改善呼吸困难症状。

（2）变化身体姿势。慢性阻塞性肺疾病患者可通过身体姿势的改变影响呼吸肌的功能，从而改善呼吸困难症状，如向前倾斜的姿势可改善全部呼吸肌的强度，促进膈肌的复原，减少颈部和上肋肌的参与，减少腹部矛盾呼吸，可以使呼吸困难症状改善。

（3）部分通气支持。采用无创的通气支持可以使神经病变或严重的慢性阻塞性肺疾病患者的呼吸肌得到休息，从而有助于改善呼吸困难的症状。

（二）呼吸功能训练的适应证与禁忌证

1. 适应证

慢性阻塞性肺疾病；慢性限制性肺疾病；慢性实质疾病；哮喘及其他慢性呼吸系统疾病伴呼吸功能障碍；因手术/外伤所造成的胸部或肺部疼痛；支气管痉挛或分泌物滞留造成的继发性气道阻塞；中枢神经系统损伤后的肌无力；严重骨骼畸形（如脊柱侧弯）等。

2. 禁忌证

临床病情不稳、感染未控制；合并严重肺动脉高压或充血性心力衰竭，呼吸衰竭；训练时可导致病情恶化的其他临床情况（如不稳定心绞痛及近期心肌梗死；认知功能障碍；明显肝功能异常；癌转移；近期脊柱损伤、肋骨骨折、咯血等）。

（三）呼吸功能训练的作用及其目标

1. 作用

（1）呼吸运动在一定程度上受大脑皮质的支配，因此可进行主动训练，通过对呼吸运动的控制和调节来改善呼吸功能。

（2）在增加呼吸肌的随意运动时，呼吸容量可明显增加，从而改善O_2的吸收和CO_2的排出。

（3）通过主动训练可以改善胸廓的顺应性，因此也有可能改善肺组织的顺应性。同时，血液循环的改善，有利于肺部及支气管炎症的吸收及肺组织的修复。

（4）辅助呼吸肌在一定程度上可增加呼吸深度，但使用不当时，可增加无效耗氧量，加重呼吸困难症状。因此，当辅助呼吸肌过度紧张时，应给予安静、放松治疗，从而减轻呼吸困难症状。

2. 目标

（1）尽可能恢复有效的腹式呼吸，改善呼吸功能。

（2）清除气道内分泌物，减少气道刺激因素，保持呼吸道卫生。

（3）采取多种措施，防治并发症。

（4）提高患者心功能和全身体能，尽可能恢复其活动能力，使其重返社会。

（四）呼吸功能训练方法

呼吸功能训练是肺疾病患者整体肺功能康复方案的一个组成部分。患者开始训练之前，必须掌握正确的呼吸技术，此技术的要点是建立膈肌呼吸，降低呼吸频率，协调呼吸（即让吸气不在呼气完成前开始），调节吸气与呼气的时间比例。

1. 膈肌呼吸训练

膈肌在通气中起到重要作用，横膈上下活动1cm，可增加约250mL的通气量。

膈肌较薄，活动时耗氧不多，又减少了辅助呼吸肌不必要的使用，因而呼吸效率提高，呼吸困难缓解。缓慢膈肌呼吸还可以防止气道过早萎陷，减少空气滞积，减少功能残气量。另外，膈肌呼吸在体外引流时有助于排除肺内分泌物。

膈肌呼吸训练

膈肌训练的具体方法如下（图7–1）。

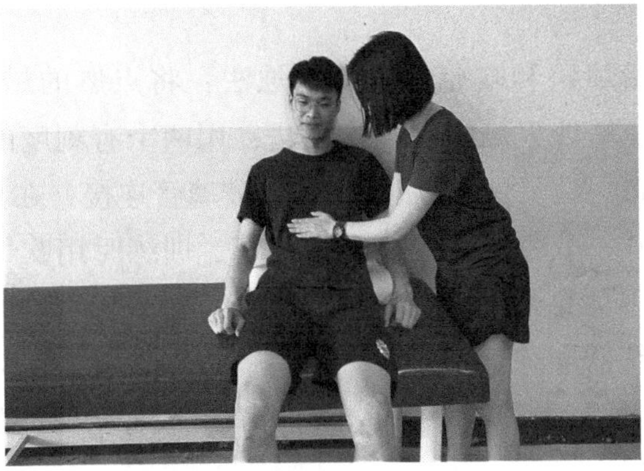

图7-1　半坐位膈肌训练

①患者取舒适放松姿势，斜躺坐姿位。

②治疗师将手放置于患者肋骨下方的腹直肌上。

③让患者用鼻缓慢地深吸气，患者的肩部及胸廓保持平静，只有腹部鼓起。

④然后让患者有控制地呼气，将空气缓慢地排出体外。

⑤重复上述动作3~4次后休息，不要让患者换气过度。

⑥让患者将手放置于腹直肌上，体会腹部的运动，吸气时手上升，呼气时手下降。

⑦当患者学会膈肌呼吸后，让患者用鼻吸气，以口呼气。

⑧让患者在各种体位（坐、站）及活动（行走、上楼梯）下练习膈肌呼吸。

2. 呼吸肌练习

改善呼吸肌的肌力和耐力的过程称为呼吸肌训练，这项技术强调吸气肌的训练。它主要用于治疗各种急性或慢性肺疾病，主要针对吸气肌无力、萎缩或吸气肌无效率，特别是横膈及肋间外肌。呼吸肌训练有以下三种形式：吸气阻力训练、呼气肌训练和诱发呼吸训练器训练。

（1）吸气阻力训练。

吸气阻力训练是患者用手握式阻力训练器进行吸气训练。吸气阻力训练器为吸气阻力训练所特别设计的一种仪器，可以改善吸气肌的肌力及耐力，并减少吸气肌的疲劳。吸气阻力训练器有各种不同直径的管子产生阻力，管径愈窄则阻力愈大。患者可每天进行数次的阻力吸气训练，开始训练时3~5min/次，3~5次/d，训练时间可逐渐延长至20~30min/次，以增加吸气肌耐力。

（2）呼气肌训练。

腹肌是最主要的呼气肌。呼吸功能障碍的患者常伴有腹肌无力，使腹腔失去有效的压力，从而减少膈肌的支托及减弱外展下胸廓的能力。训练时患者取仰卧位，上腹部放置1~2kg的沙袋做挺腹训练（腹部吸气时隆起，呼气时下陷），让患者深吸气，同时保持上胸廓平静。

此外，可采用吹蜡烛法和吹瓶法。吹蜡烛法：将点燃的蜡烛放在口前10cm处，吸气后用力吹蜡烛，使蜡烛火焰飘动。吹瓶法：用两个有刻度的玻璃瓶，瓶的容积为2000mL，各装入1000mL水。将两个瓶用胶管或玻璃管连接，在其中的一个瓶插入吹气用的玻璃管或胶管，另一个瓶再插入一个排气管。训练时用吹气管吹气，使另一个瓶的液面提高30mm左右。休息片刻可反复进行。

（3）诱发呼吸训练器训练。

诱发呼吸训练器训练是一种低阻力的训练方式，或称为持续最大吸气技巧的训练，强调最大吸气量的维持。

①患者取仰卧或半坐卧位，放松舒适姿势。

②让患者做4次缓慢、轻松的呼吸。

③让患者在第4次呼吸时做最大呼气。

④然后将呼吸器放入患者口中，经由呼吸器做最大吸气并且持续吸气数秒钟。

⑤每天重复数次，每次练习5~10下。

⑥训练中避免任何形式的吸气肌长时间的阻力训练。如果出现颈部肌肉（吸气辅助肌）参与吸气动作，则表明膈肌疲劳。

3. 吹笛式呼吸

吹笛式呼吸又称为缩唇式呼吸，是指吸气时用鼻子，呼气时嘴呈缩唇状施加一些抵抗，慢慢呼气的方法。该呼吸方法可以增加呼气时的阻力。这种阻力可向内传至支气管，使支气管内保持一定压力，防止支气管及小支气管因为增高的胸腔内压过早压瘪，增加肺泡内气体排出，减少肺内残气量，从而可以吸入更多的新鲜空气，缓解缺氧症状。吸气和呼气的比例为1：2，慢慢地以吸气和呼气比例达到1：4作为目标。

吹笛式呼吸可降低呼吸速率，增加潮气量及增强运动耐力。具体方法如下。

①患者取舒适放松姿势。

②呼气时必须被动放松，并且避免腹肌收缩（将双手置于患者腹肌上，以判断腹肌是否有收缩）。

③指导患者经鼻腔缓慢地深吸气，呼气时将嘴唇缩紧，如吹口哨样，在4~6s内将气体缓慢呼出。

训练时患者应避免用力呼气，因为吹笛姿势下用力或延长呼气会增加气道的乱流，以致细支气管功能进一步受限。

4. 缓慢呼吸训练

这是与呼吸急促相对而言的缓慢呼吸。呼吸急促时，呼吸幅度变浅，潮气量变小，解剖无效腔所占的比值增加，肺泡通气量下降。缓慢呼吸有助于减少解剖无效腔容量，提高肺泡通气量。适用于患者正常的呼吸模式被干扰而导致的呼吸短促，如慢性阻塞性肺疾病（肺气肿、气喘）的周期性呼吸困难发作；患者用力过度或接触过敏原时。但过度缓慢呼吸可增加呼吸功，反而增加耗氧量，因此呼吸频率宜控制在约10次/min。

5. 咳嗽训练

有效的咳嗽是为了排除呼吸道阻塞物并保持肺部清洁，是呼吸疾病康复治疗的一个组成部分。咳嗽的全过程可分解为五个阶段：①进行深吸气，以达到必要的吸气容量。大部分学者认为有效咳嗽最低容量是吸气量的75%。②吸气后要有短暂的闭气，以使气体在肺内得到最大范围的分布。同时，气管至肺泡的驱动压尽可能保持持久。这样，一个最大的空气容量才有可能超过气流阻力，这是有效咳嗽的前提。③关闭声门，当气体分布达到最大范围后再紧闭声门，以进一步增加气道中的压力。所以，咽喉部肌肉组织的良好功能是有效咳嗽的另一重要因素。④增加胸腔内压，这是在呼气时产生高速气流的重要措施。肺泡内压和大气压之间的差值愈大，则在呼气时所产生气流速度愈快。当声门关闭时，增加胸腔内压（也是增加肺泡内压）的方法是增加腹内压，因为腹内压的升高可以迫使膈肌抬高，缩小胸腔容积，同时肋间肌也收缩，以固定胸廓不使其扩张。⑤声门开放，当肺泡内压力明显升高时，突然将声门打开，即可形成由肺内冲出的高速气流。这样高速的气流可使分泌物移动，分泌物愈稀，黏液痰连续性愈大，纤毛移动幅度也愈大，痰液易于随咳嗽排出体外。

咳嗽训练时，患者处于放松舒适姿势，坐位或身体前倾，颈部稍微屈曲；患者掌握膈肌呼吸，强调深吸气；治疗师示范咳嗽及腹肌收缩；患者双手置于腹部且在呼气时做3次哈气以感觉腹肌的收缩；患者练习发“K”的声音以感觉声带绷紧、声门关闭及腹肌收缩；当患者将这些动作结合时，指导患者做深但放松的吸气，接着做急剧的双重咳嗽。

手法协助咳嗽适用于腹肌无力者（例如脊髓损伤患者）。手法压迫腹部可协助产生较大的腹内压，进行强有力的咳嗽。手法可由治疗师或患者自己操作。

治疗师协助时，患者呈仰卧位，治疗师一只手掌部置于患者剑突远端的上腹区，另一只手压在前一只手上，手指张开或交叉。患者尽可能深吸气后，治疗师在患者要咳嗽时给予手法帮助，向内、向上压迫腹部，将横膈往上推。或者患者坐在椅子上，治疗师站在患者身后，在患者呼气时给予手法压迫。患者自我操作时，患者将其手臂交叉放置于腹部或手指交叉置于剑突下方。深吸气后，双手将腹部向内上推，其在想要咳嗽时将身体前倾（图7-2）。

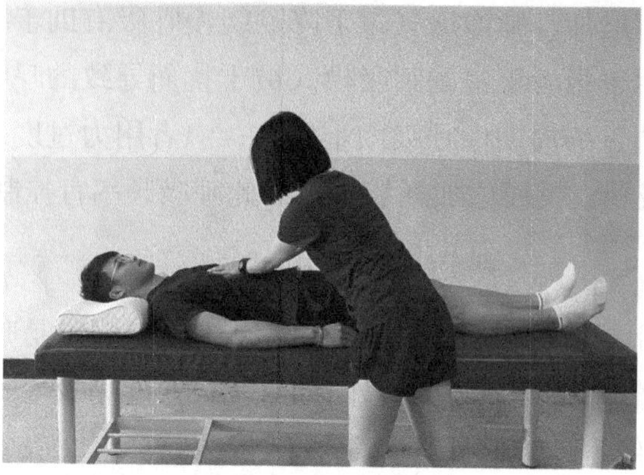

图7-2 咳嗽训练

三、有氧耐力训练

有氧耐力训练是以身体大肌群参与、强度较低、持续时间较长、以规律的运动形式为主的训练方法，旨在提高机体心肺功能，调节代谢，改善运动时有氧供能能力。经常从事中等强度的有氧耐力训练，可以显著改善人们的心肺功能。

（一）有氧耐力训练的适应证

有氧耐力训练主要适用于增强心肺功能，减少心血管病风险因素和心血管疾病发作，消除制动或不运动所导致的不利影响等。具体适应证为：①不同程度的心肺疾患；②各种代谢性疾病；③其他影响心肺功能的情况，如手术或重病后恢复期等。

（二）有氧耐力训练的作用

机体对有氧训练的适应主要表现为心肺系统和骨骼肌组织的适应。具体作用如下。

（1）增加机体功能性做功能力。有氧运动使人们在日常生活中精力更充沛，生活内容更丰富；提高老年人和残疾人的生活自理能力；促使心脏病患者恢复职业生活。

（2）增进人们对生活的良好感觉。长期有氧运动可调节情感，减少心理应激，促进机体内激素的平衡，改善睡眠，有利于人们满怀热情，享受生活乐趣。

（3）减少心脏病、糖尿病肥胖和癌症的发生，提高生活质量。参加心脏康复者死亡率下降20%~25%，可能与高血脂、原发性高血压病、糖尿病肥胖发病减少，心理应激性下降有关。

（4）延缓衰老，延长寿命。研究表明，长期参加有氧运动，可延缓随年龄增长而发生的最大摄氧量下降、肺功能降低及骨质疏松，并可延长寿命。

（5）有益于调节代谢，防止某些代谢疾病的发生。研究表明，长期有氧运动可使血清甘油三酯水平下降，高密度脂蛋白升高，血清胰岛素水平降低，血糖降低，胰岛素敏感性提高，体重降低，从而减少这些代谢性疾病的发生，增进健康。

（6）提高纤维蛋白的溶解活性。有氧运动尤其是中低强度的有氧运动，可通过影响血细胞比容、纤维蛋白原、血小板功能和纤维蛋白溶解作用以及某些凝血因子功能而降低血栓形成的危险性。

（7）适当的有氧运动可提高机体免疫功能。有氧训练可增加自然杀伤细胞活性和细胞因子白介素-1、白介素-2水平，延缓随年龄增长出现的免疫功能下降。

（8）有氧运动调节血压。长期参加较低强度的有氧运动，可使原发性高血压病患者的血压下降5~10mmHg。

（三）有氧耐力训练方法

有氧耐力训练一般为中等强度，即50%~80%最大运动能力（最大摄氧量）或60%~90%最大心率，每次运动15~60min，每周训练3次以上，运动方式多为四肢肌群（上、下肢大肌群）、周期性（即肢体往返式运动，如走、跑等）的动力性运动。参与运动的肌群越多越大，训练效应就越明显。非周期性动力性运动（如各种球类运动）如果达到一定的强度和持续时间，也属于耐力运动。在制定有氧耐力运动处方时，应根据患者的具体情况确定有氧训练方法。

1. 运动方式

常采用的有氧耐力运动方式包括步行、慢跑、踏车、跳跃、上下楼梯及登山、游泳、滑雪、划船、网球、排球、篮球等。如对上肢病变严重的患者可以采用步行、慢跑等方式，而对下肢负重关节病情严重者可采用游泳、自行车（避免上坡）、划船等方式；对年老体衰者或有残疾妨碍从事上述活动者，力所能及的日常生活活动同样可产生有益的作用，如整理床铺、收拾房间、打扫卫生等。

运动方式

2. 运动强度

有氧耐力训练要根据患者的病情、年龄、心肺功能状况、过去运动习惯及要达到的康复目标，确定适合患者情况的个体化运动强度。耐力训练一般为中等强度，所谓中等强度的活动相当于每天消耗8.37×10^5J热量的活动，即50%~80%最大摄氧量或60%~90%最大心率。

运动强度

3. 运动持续时间

运动持续时间应结合运动强度、患者健康状况及体力适应情况而定。运动强度与运动持续时间的乘积为运动量。如果运动强度较高，运动可持续较短时间，反之，如果运动强度低，可进行稍长时间的运动，这样才能产生运动效果。患者健康状况好，体力适应佳，可采用较长时间的活动；而体力衰弱、高龄、发病的患者可采用短时间、一日多次、累积运动时间的方式活动。一般认为基本训练部分，即达到靶强度的运动需要持续10~20min及以上。每周训练3次及以上。美国疾病控制和预防中心以及美国国家运动医学院向每个美国成年人推荐中等运动强度的运动，少量、多次，每天累计30min。

4. 运动频率

运动频率取决于运动量。运动量若大，运动使机体产生的变化持续时间长，可达运动后24~48h，每周训练3次即可达到理想效果。若运动量小，应增加每周运动次数，最好每天都活动，才能产生最佳训练效应。因此，目前一般推荐运动频度为每周3~7次。每周少于2次的训练不能提高机体有氧耐力，每周超过5次的训练不一定能增强训练效果。训练效果一般在8周以后出现，坚持训练8个月才能达到最佳效果。如果中断锻炼，有氧耐力会在1~2周内逐渐退化。因此，要保持机体良好的有氧做功能力，需坚持不懈地锻炼。

5. 运动量的调整

训练后患者无持续的疲劳感和其他不适，不加重原有疾病的症状，是运动量合适的指标。在训练过程中需要适时调整训练量，以适合患者的需要。调整内容包括运动负荷和心脏负荷。经1~2周训练后，原来的负荷可能已经不能满足训练需要，于是可增加负荷量。增加运动负荷的方式可以是延长训练时间，不增加强度；也可既增加强度，又延长时间。心脏负荷的增加方式是适当增加靶强度，如原来采用70%最大心率作为靶强度，经过训练后，可调整为80%~85%最大心率的靶强度。

6. 训练的实施

每次训练应包括三个部分：准备活动、基本训练活动和结束活动。

（1）准备活动。主要目的是热身，即让肌肉、关节、韧带和心血管系统开始逐步适应。此时运动强度较小，要确保身体主要肌肉、关节、韧带都有所活动。运动方式包括等张运动和大肌群活动，一般采用医疗体操、太极拳等；也可采用小强度耐力训练，如步行等。准备活动时间为10~15min。

（2）基本训练活动。主要目的是产生最佳心肺和肌肉训练效应。高强度训练可刺激心肌侧支循环的生成，运动时间一般为30~60min，其中达到靶心率的训练强度的时间为10~15min。

（3）结束活动。主要目的是“冷却”，让高度兴奋的心血管应激逐步降低，并适应运动停止后血流动力学的改变。运动方式可以与训练方式相同或采用放松体操、自身按摩等，时间一般为5~10min。充分的准备与结束活动是防止训练意外的重要环节。

7. 有氧训练的注意事项

（1）用规范的方法确定运动强度。例如，临床通常用标准踏车试验或平板运动试验测定最大摄氧量，如果改用卧位踏车测定须特别注明，因为二者结果不同。

（2）有氧耐力训练前应进行身体检查。如未发现明显心肺、骨骼系统疾患，可自由选择自己习惯或喜爱的有氧运动锻炼。有各种慢性疾病，或男性大于40岁、女性大于50岁，有较大心肺、骨科疾病危险因素者，应在康复医师的监督指导下进行锻炼，根据情况随时调整运动方案。逐渐适应后，可进展到定期检查指导训练。

（3）注意循序渐进。

（4）持之以恒。有氧耐力训练须长期坚持，才能对机体产生良性作用。

（5）根据季节变换和环境的不同调整运动。适宜的运动环境是，温度4℃~28℃，空气湿度60%，风速不超过7m/s。气候炎热时，人们锻炼应选择清晨或傍晚凉爽时进行。有条件者可选择在有空调设施的室内进行，以免大量出汗，机体丢失水盐，影响身体健康。

（6）注意防止发生运动损伤。

（7）针对不同疾病、不同人群、不同训练目的制定相应的运动处方。如健康人群以提高心肺功能为主，宜选较大强度运动；若训练目的为防治代谢病，则中低强度运动可取得最佳效果；老年人、孕妇或高危疾病患者，宜从事低强度、短时多次累积的活动。

（8）表现为过度训练时应调整运动量或暂时中止训练。过度训练的具体表现有：慢性持续性疲劳、运动当日失眠、运动后持续性关节酸痛、运动次日清晨安静心率突然出现明显变快或变慢，或感觉不适、情绪改变等。

（9）有关运动训练的具体要求。穿戴宽松、舒适、透气的衣物，最好穿运动鞋；掌握个人能力的上限，定期检查、修正运动处方，避免过度训练或训练不足；饭后2小时内及空腹时不做剧烈运动；运动时发现不适，应停止运动及时就医；药物治疗发生变化时，要注意相应调整运动方案；戒除不良生活习惯，如吸烟、酗酒等；运动训练后不宜立即洗热水澡等。

（10）适应证和禁忌证。耐力训练在临床上主要适用于心肌梗死康复训练的后期、原发性高血压、慢性肺气肿等。禁忌主要为各种临床情况下不稳定的心肺疾病、传染性疾病以及重症关节病变等。

第八章　牵伸技术

牵伸技术是治疗各种软组织挛缩或短缩导致关节功能障碍的临床常用技术和方法之一，操作简单、方便、安全、有效。移动身体部位至某一位置，从而扩大关节活动范围的任何运动都属于牵伸技术。好的柔韧性有助于提高肌肉的弹性和增加关节的活动范围，使机体活动及日常锻炼轻松自如，并且能对肌肉和关节起到积极作用，有助于预防机体损伤，减少肌肉伤痛。

第一节　牵伸技术概述

柔软度又称柔韧性，是指能移动单一或一连串关节的能力，且该活动不会受限也不会产生疼痛，与肌肉的延展性有关。动态柔软度是指关节的主动活动度，与肌肉主动收缩产生的关节角度和组织遭遇的阻力有关。被动柔软度是指被动移动关节时所获得的角度，与肌肉的延展性及关节周围结缔组织有关。

一、牵伸技术的定义与分类

牵伸技术的目的主要是重新获得关节周围软组织的伸展性、降低肌张力，改善或恢复关节的活动范围。

（一）牵伸技术的定义

牵伸技术是指运用外力（人工或机械/电动设备）牵伸病理性短缩的软组织或挛缩组织（肌腱、肌肉、韧带、关节囊等）并使其延长，做轻微超过组织阻力和关节活动范围的运动。

（二）牵伸技术的分类

牵伸技术的分类方法有很多：根据牵伸力量的来源可分为手法牵伸、机械牵伸和自我牵伸；根据牵伸力量来源和参与可分为被动牵伸、主动牵伸和神经肌肉抑制技术；

根据牵伸时间可分为长时间牵伸和短时间牵伸，持续牵伸和间歇牵伸；根据牵伸部位可分为脊柱牵伸和四肢牵伸。

二、牵伸技术的作用

牵伸技术的主要作用是：增加关节的活动范围，防止组织发生不可逆性挛缩，调节肌张力，阻断恶性循环、缓解疼痛，提高肌肉的兴奋性，预防软组织损伤等。

（一）增加关节的活动范围

由于疾病使身体某部位长期制动，可导致肌肉紧张、软组织挛缩。坐位工作和不良的生活习惯，使正常人不能经常进行肌肉的伸展性锻炼，也会引起肌肉轻微的挛缩或紧张，特别是腘绳肌、股直肌等。牵伸技术是最基本的治疗手段之一。通过牵伸治疗，可预防肌肉、韧带和关节囊等软组织挛缩，恢复和保持关节的正常活动范围。

（二）防止组织发生不可逆性挛缩

经观察发现，关节固定4天后，在组织学上就可见挛缩现象。纤维挛缩存在的时间越长，正常肌肉组织被粘连组织、瘢痕组织取代得越多，缓解也就更困难。初期可采用主动抑制技术，通过反射机制使紧张的肌肉松弛，尽量避免被动牵伸，以免增加疼痛和肌肉紧张度。待肌肉紧张明显好转后，采用被动牵伸技术进一步拉长挛缩的肌肉，恢复生理性肌力平衡，增加活动范围。

（三）调节肌张力

姿势异常或制动使肌肉、肌腱的弹性回缩力和伸展性降低，肌肉萎缩。通过牵伸可刺激肌肉内的感受器肌梭，调节肌张力，增强肌力。对于中枢性损伤性疾病导致的肌张力增高、肌痉挛，限制了关节活动，也可以通过牵伸技术降低肌张力，保持肌肉的静息长度，改善或重新获得关节周围软组织的伸展性。

（四）阻断恶性循环、缓解疼痛

制动使韧带等纤维组织基质中的水分减少，黏弹性减弱，纤维之间润滑作用降低；同时纤维与纤维之间的距离缩小，接触时间延长，致使化学横键形成，造成纤维之间的粘连；若同时存在组织炎症水肿，常有新生细纤维形成，排列紊乱，断面截面面积增加，限制其相对滑动。牵伸技术可使结缔组织在牵伸应力作用下逐渐延长，应力作用能促进胶原纤维的合成并能使胶原纤维沿其纵轴重新排列，阻断恶性循环，缓解疼痛，防止肌力失衡。

（五）提高肌肉的兴奋性

对肌肉张力低下的肌群，适当地静态牵伸延长肌肉，可以直接或间接反射性地提高肌肉的兴奋性，增强肌力。

（六）预防软组织损伤

在活动或从事某项运动之前，应预先对关节和软组织进行牵伸活动，以增加关节的灵活性，降低肌肉和肌腱等软组织的损伤和疼痛。

三、牵伸的生理机制

当肌肉被牵伸时，肌肉的最小收缩单元（肌节）会放松并被拉长，此时肌动蛋白与肌凝蛋白之间的距离会被拉开。在肌肉肌腱结合处有两种重要的本体感受器，即肌梭和高尔基腱器。这些感受器主要是感受肌肉被延展的长度变化及所承受的力量大小，以让肌肉知道该收缩还是放松，神经性的反射作用可以保护肌肉。

四、牵伸技术的种类与方法

肌肉牵伸技术主要包括被动牵伸和主动抑制。

（一）被动牵伸

1. 手法牵伸

治疗师对发生紧张或挛缩的组织或活动受限的关节，通过手法牵伸，控制牵伸方向、速度和持续时间，来增大挛缩组织的长度和关节活动范围。手法被动牵伸是最常用的牵伸技术。

2. 机械牵伸

它是指借助机械装置，增加小强度的外部力量，较长时间作用于缩短组织的一种牵伸方法。其牵伸力量通过重量牵引、滑轮系统或系列夹板而发生作用，强度超过手法牵伸。牵伸时间至少持续20min甚至数小时，才能产生治疗效果。同时还要注意安全和患者的积极配合、主动运动。

3. 自我牵伸

自我牵伸又称自主牵伸，是患者自己完成的一种肌肉伸展性训练，牵伸力量为自身重量，牵伸强度和持续时间与被动牵伸（手法和机械牵伸）相同。指导患者处于固定而舒服的体位进行牵伸训练。经过严格的训练，教会患者自我调节牵伸参数，这是巩固疗效的主要措施。

（二）主动抑制

主动抑制是指在牵伸肌肉之前，患者有意识地放松该肌肉，使肌肉收缩机制受到人为的抑制，此时进行牵伸的阻力最小。主动抑制技术只能放松肌肉组织中具有收缩性的结构，而对结缔组织尤其是挛缩组织没有作用。这种牵伸主要用于肌肉神经支配完整、患者能自主控制的情况下，而对那些由于神经肌肉障碍引起的肌无力、痉挛或瘫痪，则作用不大。

1. 收缩—放松

牵伸的肌肉处于舒适容易被拉长的位置。紧张或挛缩的肌肉先进行等长抗阻收缩约10s，使肌肉感觉疲劳；然后患者主动放松肌肉；最后治疗师被动活动肢体，通过增加的活动范围以牵伸肌肉。休息几秒钟后重复1~2次。需要注意的是，在无痛状态下完成紧张肌肉的等长抗阻收缩。牵伸前，挛缩或紧张的肌肉不需要进行最大强度的等长抗阻收缩。亚极量、较长时间的等长抗阻收缩可以有效地抑制紧张肌肉，也便于治疗师控制。

2. 收缩—放松—收缩

牵伸的肌肉处于舒适容易被拉长的位置。紧张或挛缩的肌肉先进行等长抗阻收缩约10s，使肌肉感觉疲劳；然后患者主动放松肌肉；最后紧张肌肉的拮抗肌自我做向心性肌肉收缩，以对抗挛缩肌肉并帮助关节运动，使受限制的肌肉放松、被拉长，使肢体的关节活动范围增加。

3. 拮抗肌收缩

牵伸的肌肉处于舒适容易被拉长的位置。对紧张肌肉的拮抗肌做等张收缩，然后对收缩肌肉施加轻微阻力，但允许关节运动。当关节运动时，由于交互抑制作用，紧张的肌肉被放松。注意避免施加太大的阻力，因其可以引起紧张肌肉的张力扩散，限制关节运动或引起疼痛。当肌肉痉挛限制了关节运动时，也可以用此技术。

五、牵伸的程序

治疗师一般会在牵伸前对患者进行系统的评估，选择恰当的牵伸方法，并向患者解释牵伸的目的，取得患者的主动积极配合。

（一）牵伸前评估

牵伸前必须对患者进行系统的检查和评估，了解其关节活动受限的部位、性质、原因以及功能情况。

（二）选择牵伸方法

如果功能受限主要是由软组织挛缩引起的，可选用牵伸技术；如果是关节本身的原因，可选用牵伸技术加关节松动技术。

（三）向患者解释牵伸的目的和步骤

患者必须理解和配合治疗，尽量保持在舒适、放松的体位；被牵伸的部位处于抑制反射、易于牵伸的肢体位置；充分暴露牵伸部位，如有可能应去除绷带、夹板或较多的衣服；患者积极参与将促进康复，如患者使被牵伸部位保持放松，主动配合治疗师使牵伸治疗更容易完成。

（四）确定牵伸技术参数

牵伸过程中，治疗师应根据患者实际情况选择舒适的体位，牵伸的方向与肌肉缩短的方向相反，在避免损伤的前提下拉长缩短的组织。

1. 患者体位

患者保持在舒适和放松的体位，一般选择卧位和坐位，尽量暴露治疗部位，以利于治疗时关节被牵伸至最大的活动范围。上肢被动牵伸时患者也可取坐位，将前臂放置在治疗床上或治疗台上，这样很容易固定被牵伸的近端结构。

2. 牵伸方向

牵伸力量的方向应与肌肉紧张或挛缩的方向相反。预先主动小强度牵伸软组织结构；在可控制的关节活动范围内活动；缓慢移动肢体至受限的终末端；固定近端、活动远端肢体，以增加肌肉长度和关节活动范围。

3. 牵伸强度

牵伸力量必须足够大，但不至于导致疼痛或损伤。在牵伸过程中患者感到轻微疼痛是正常的，要以患者能够耐受为原则。当患者感到明显疼痛或剧痛难忍，即视为负荷过度，应及时调整强度，避免造成医源性损伤。实践证明，低强度、长时间的持续牵伸效果优于高强度短时间的牵伸。

4. 牵伸时间

被动牵伸持续时间为每次10~15s，也可达30~60s，然后重复10~30次，反复使被牵伸肌肉在长度上延伸，局部有紧张牵拉感。每两次之间要休息30s左右，并配合轻手法按摩，以利于组织修复并缓解治疗反应。机械性牵伸每次15~20min，10次为一个疗程，一般要3~5个疗程。

5. 治疗反应

一般牵伸治疗后患者感到被牵伸部位关节周围软组织放松，关节活动范围改善。如果第二天被牵伸部位仍然有肿胀和明显的疼痛感，说明牵伸强度太大，应降低牵伸强度或休息一天。

六、牵伸技术的临床应用

牵伸技术临床应用较为广泛。

（一）牵伸技术的适应证

适用于肩部、肘部、腕指部和髋部、膝部、踝足部以及颈腰部的短缩和痉挛组织的牵伸；预防由于固定、制动、废用造成的肌力减弱和相应组织缩短等结构畸形的发生；软组织痉挛、粘连或瘢痕形成，肌肉、结缔组织和皮肤缩短引起的关节活动范围减小和日常生活活动功能受限；当肌无力和拮抗肌紧张同时存在时，先牵拉紧张的拮抗肌，后增强无力肌肉的力量；体育锻炼前后牵伸，预防肌肉骨骼损伤，减轻运动后肌肉疼痛。

（二）牵伸技术的禁忌证

严重的骨质疏松；骨性限制关节活动；神经损伤或神经吻合术后1个月内；关节活动或肌肉被拉长时疼痛剧烈；挛缩或软组织短缩已经造成关节固定，形成了不可逆性挛缩；新近发生的骨折、肌肉和韧带损伤，组织内有血肿或其他创伤因素存在时；关节内或关节周围组织有炎症、感染、结核或肿瘤，特别是各种炎症急性阶段。当肌麻痹或严重肌无力患者为了维持关节的稳定性或者为了保持一定的肌肉力量，以增强功能活动而发生代偿性挛缩时，应慎用牵伸治疗。

（三）进行牵伸的注意事项

牵伸前必须先进行肌肉功能评估。进行牵伸时力量要适度，并取得患者的积极主动配合，才能取得牵伸应有的效果。

1. 牵伸前

（1）明确目标。明确牵伸哪部分肌肉和关节以及需要限制另一部分肌肉和关节，治疗师必须考虑到患者的功能需求，可能达到最佳功能目标时能保持的动静态平衡状况。牵伸近端要充分地固定好，做可控制、缓慢、循序渐进的牵伸。

（2）避免过度牵伸。过度牵伸是指牵拉超过正常关节和周围软组织的关节活动范围，导致过度的活动度。过度牵伸已长时间制动或不活动的组织有害无益。

（3）避免牵伸水肿组织。水肿的组织比正常组织更易受到损伤，同时，牵伸后水肿扩散，可以增加疼痛和肿胀感。

（4）避免过度牵伸肌力较弱的肌肉。对肌力较弱的肌肉，应与肌力训练结合起来，使患者在伸展性和力量之间保持平衡。

2. 牵伸中

避免挤压关节，对关节可先稍加分离牵引力，牵伸力量要适度、缓慢、持久，既能使软组织产生张力，又不会引起或加重疼痛。避免跳跃性牵伸，在关节活动末端应避免弹动关节，因为可能刺激被牵伸肌肉的牵张反射，反射性引起收缩。

3. 患者配合

放松被牵伸部位，使牵伸力作用在治疗部位。牵伸后肌肉酸痛不能持续超过24h。大强度、短时间的牵伸容易引起软组织的炎症、损伤和无力，尤其是老年人。还要教会患者牵伸后保暖，或将患处放入温热水中熏蒸，以巩固牵伸效果。

第二节　牵伸技术训练方法

牵伸技术的训练方法按照牵伸部位不同分为上肢肌肉牵伸技术、下肢肌肉牵伸技术和脊柱肌肉牵伸技术。

一、上肢肌肉牵伸技术

上肢肌肉牵伸技术重点阐述肩部肌肉、肘部肌肉和腕及手部肌肉牵伸技术的训练方法。

（一）肩部肌肉

肩关节是人体最灵活的关节。附着在肩关节周围以维持活动的肌肉群也很多。很多肌肉起止点在肩胛骨上，故牵伸肩关节时很容易引起肩胛骨的活动。因此，固定肩胛骨十分必要，以防代偿。因为肩肱节律的关系，若固定肩胛骨，肩关节外展角度最大只能到120°，且前屈角度也受限。因此，临床上在牵伸肩关节时，牵伸角度一般维持在120°以内，且固定肩胛骨保持其无外展和外旋状态。另外，肩关节活动受限多表现为肩关节中盂肱关节的前屈、外展和旋转活动，针对盂肱关节的牵伸也最多。以下的牵伸训练也主要是针对盂肱关节的牵伸。

1. 徒手被动牵伸

（1）肩关节前屈。

牵伸肌群：肩关节后伸肌群（主要包括三角肌后部纤维、背阔肌、大圆肌）。

牵伸目的：增加肩关节前屈的活动范围。

患者体位：仰卧位，肩前屈，屈肘，手可搭对侧肩膀，前臂及手放松。

治疗师位置：面向患者站在牵伸一侧。上方手从内侧握住肘关节/肱骨远端的后方，下方手放在肩胛骨腋缘固定肩胛骨和胸壁。

牵伸手法：下方手固定，上方手将患者肱骨逐渐被动前屈到120°，以拉长肩后伸肌群。若有助手，可以站在牵伸侧对面，帮助固定牵伸侧的胸椎或骨盆上部以牵拉背阔肌。若关节活动度受限，达不到120°，可活动至患者能耐受的最大角度即可。所有的牵伸活动也是以患者能耐受的疼痛为主。下同，不再赘述（图8-1）。

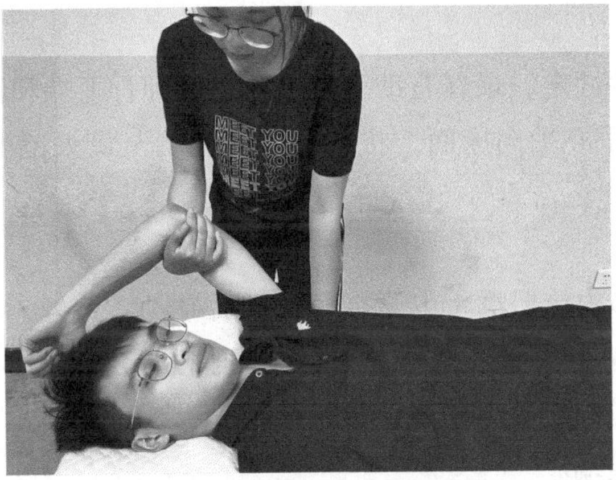

图8-1　肩前屈肌群被动牵伸

（2）肩关节后伸。

牵伸肌群：肩关节前屈肌群（主要包括三角肌前部纤维、喙肱肌、肱二头肌、胸大肌）。

牵伸目的：增加肩关节后伸的活动范围。

患者体位：俯卧位，上肢放在体侧，前臂及手放松。

治疗师位置：站在牵伸一侧，上方手放于患者肩胛骨上，下方手从掌侧握住其肘关节。

牵伸手法：上方手固定肩胛骨以防代偿，下方手从掌侧托起肱骨远端，将肱骨被动后伸至最大范围，以拉长肩前屈肌群。

（3）肩关节外展。

牵伸肌群：肩关节内收肌群（主要包括胸大肌、背阔肌、前锯肌）。

牵伸目的：增加肩关节外展活动范围。

患者体位：仰卧位，肩外展，屈肘90°。

治疗师位置：面向患者站在牵伸侧，上方手托住患者肘部，下方手放在其腋下肩胛骨处。

牵伸手法：下方手固定肩胛骨的腋侧缘，上方手托住肱骨远端并将肱骨逐渐被动外展到120°，以牵伸肩内收肌群。

（4）肩关节内旋。

牵伸肌群：肩关节外旋肌群（主要包括冈下肌、小圆肌、三角肌后部纤维）。

牵伸目的：增加肩关节内旋活动度。

患者体位：仰卧位，肩关节外展至放松体位(外展30°或45°)或肩关节外展90°，屈肘90°，手心朝向足端。

治疗师位置：面向患者的足，站在牵伸一侧。内侧手握住其肱骨远端，外侧手握住其前臂远端。

牵伸手法：内侧手固定，最好有助手帮忙固定肩胛骨上端和锁骨远端，外侧手移动前臂使肩关节内旋，手心拍向床面，将前臂被动运动至最大范围以充分牵拉肩关节外旋肌群。

（5）肩关节外旋。

牵伸肌群：肩关节内旋肌群（主要指肩胛下肌）。

牵伸目的：增加肩关节外旋（以牵拉肩内旋肌）活动度。

患者体位：仰卧位，肩关节外展至放松体位(外展30°或45°)或肩关节外展90°，屈肘90°，手心朝向足端。

治疗师位置：面向患者的头部，站在牵伸一侧。内侧手握住其肱骨远端，外侧手握住其前臂远端。

牵伸手法：内侧手固定，最好有助手帮忙固定肩胛骨上端和锁骨远端，外侧手移动前臂使肩关节外旋，手背拍向床面，将前臂被动运动至最大范围以充分牵拉肩关节内旋肌群。

注意：当牵拉肩内、外旋肌群时，施加的牵拉力是通过肘关节传递给肩关节，必须确保肘关节稳定、无痛和保持较低的牵拉强度，尤其关注骨质疏松患者或老年人

（图8-2）。

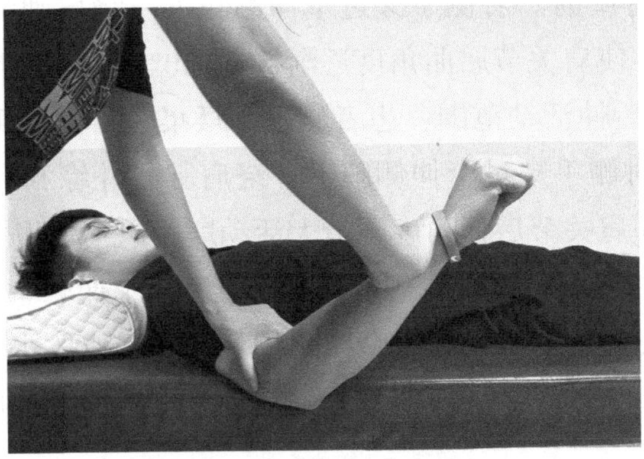

图8-2　肩内旋肌群被动牵伸

（6）肩关节水平外展。

牵伸肌群：胸肌。

牵伸目的：增加肩关节水平外展活动度。

患者体位：仰卧位，患侧肩部需位于床沿，肩关节外展90°，屈肘90°，前臂旋前。

治疗师位置：面向患者站在牵伸一侧。内侧手握住其肱骨远端，外侧手握住其前臂远端掌侧。

牵伸手法：双手移动患者上肢向地面方向被动运动（肩关节完全水平外展）至最大范围，以牵伸肩关节水平内收肌——胸肌。胸肌的牵伸也可以在坐位下进行，患者患侧肩关节外展90°，肘关节屈曲90°，前臂旋前，手心朝下。治疗师面向患者，立于患侧前方，内侧手固定其肩胛骨上端和锁骨远端，外侧手托其肘关节，肘部托着患者患手水平向后运动（即做水平外展动作），同时让患者配合做深吸气后呼气。

（7）增加肩胛骨的活动度。

牵伸肌群：提肩胛肌。

患者体位：坐于椅上，头转向非牵伸侧，稍前屈，直至颈后部外侧有酸胀感。牵伸侧上肢外展，屈肘，手放在枕后部。

治疗师位置：站在患者身后牵伸侧，外侧手从前面托住其上臂远端，内侧手放在其牵伸侧颈肩部边界处。

牵伸手法：外侧手向上抬，内侧手向下压，配合患者的深呼吸，牵拉提肩胛肌。

2. 自我牵伸

自我牵伸是通过治疗师讲解，患者在治疗师的指导下，独自完成牵伸的一种技术。通常情况下，自我牵伸、主动牵伸和弹性训练可互换使用，利用抑制作用来牵伸肌肉、筋膜和韧带，以改善关节的活动范围。

（1）增加肩关节前屈活动范围：患者侧坐于桌旁，牵伸侧靠近桌子，肩关节前屈放于桌面，伸肘，前臂旋前。对侧手穿过牵伸侧腋下环绕肩胛骨外缘和肩峰以固定，躯干前倾并保持直立，使肩关节屈曲角度逐渐接近120°，以牵伸肩关节后伸肌群。

（2）增加肩关节后伸活动范围：患者侧坐于矮桌旁，牵伸侧靠近桌子，肩关节后伸放于桌面，伸肘。对侧手穿过牵伸侧腋下环绕肩胛骨外缘和肩峰以固定，躯干前倾并保持直立，逐渐增加肩关节后伸角度至最大活动度，以牵伸肩关节前屈肌群。

（3）增加肩关节外展活动范围：患者侧坐于桌旁，牵伸侧靠近桌子，肩关节外展放于桌面，伸肘，前臂旋前。对侧手穿过牵伸侧腋下环绕肩胛骨外缘和肩峰以固定，身体下蹲并保持躯干直立，使肩关节外展角度逐渐接近120°，以牵伸肩关节内收肌群。

（二）肘部肌肉牵伸技术

保持前臂旋后、旋前和中立位，以牵伸各个不同的屈肘肌（如肱二头肌、肱桡肌）。肘部肌肉的牵伸力量过大，特别是暴力牵伸，很容易引起肌肉创伤，导致骨化性肌炎的发生。被动牵伸肘部需要格外谨慎，尤其是牵伸儿童的肘部肌群，手法应轻柔、缓慢，牵拉时力量应强度很小、时间稍长，或应用主动抑制技术，这样可以避免发生新的损伤。

1. 徒手被动牵伸

（1）肘关节伸直。

牵伸肌群：屈肘肌群。

牵伸目的：增加肘关节伸直的活动度。

患者体位：仰卧位，上肢稍外展。

治疗师位置：面向患者头部站在牵伸一侧。内侧手放在患者肱骨近端，外侧手握住其前臂远端掌侧。固定患者肩胛骨和肱骨近端的前部。

牵伸手法：外侧的手被动牵伸肘关节至最大范围，以牵拉屈肘肌群（图8-3）。

（2）肘关节屈曲。

牵伸肌群：伸肘肌群。

牵伸目的：增加肘关节屈曲的活动范围。

患者体位：仰卧位，上肢稍外展。

治疗师位置：面向患者站在牵伸一侧。上方手握住患者前臂远端掌侧，下方手托住其肘部，注意固定好肱骨。

牵伸手法：上方手被动屈曲肘关节至最大范围，以牵伸伸肘肌群。患者也可取坐位，手放在颈后部。治疗者外侧手握住肘部向上牵伸，内侧手握住腕部向下牵伸。此法对牵伸肱三头肌长头的效果较好。

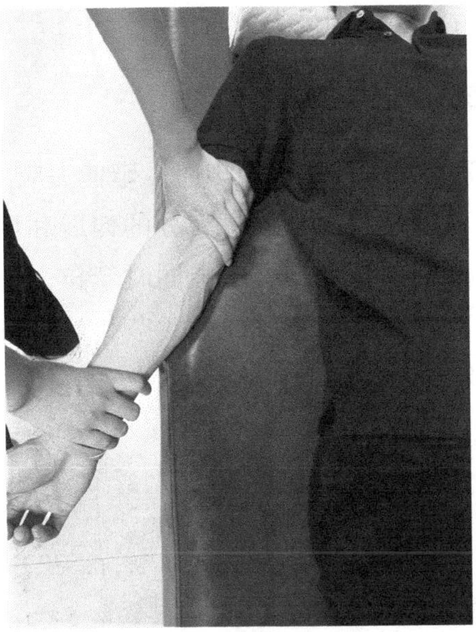

图8-3　屈肘肌群被动牵伸

（3）增加前臂旋前和旋后。

牵伸肌群：牵伸旋后肌群可增加旋前活动范围；牵伸旋前肌群可增加旋后活动范围。

牵伸目的：增加前臂旋后、旋前活动度。

患者体位：仰卧位或坐位，屈肘90°，患者肱骨放于桌面上屈肘90°。

治疗师位置：面向患者站在牵伸侧。上方手握住患者前臂远端掌侧，下方手握住其肘关节以固定肱骨。

牵伸手法：上方手握住前臂远端掌侧，做旋前或旋后至最大的活动范围。牵伸时，桡骨围绕尺骨旋转。固定肱骨以防止肩关节内、外旋代偿运动，牵伸的力量使桡骨围绕尺骨旋转。

2. 自我牵伸

（1）增加屈肘活动范围。坐位时可在牵伸侧肘窝处放一毛巾卷，将肘关节支持在治疗床上，非牵伸侧手握住前臂远端，屈肘至最大范围，以牵伸肱三头肌。也可扶墙站立，患者距墙一臂远处面向墙壁站立，前臂伸侧和双手背接触墙壁，上身向前，同时屈肘，借助上身重量以达到牵伸伸肘肌群，增加屈肘活动范围。

（2）增加伸肘活动范围。患者背向床头坐，双手握住扶手。伸肘，上身向前，借助上身重量牵伸屈肘肌群。

（3）增加屈伸肘关节活动范围。悬吊肋木或双手握住单杠，双足悬空，借助身体重量牵伸肩、肘部肌群。

（4）增加旋前或旋后。非牵伸侧手握住牵伸侧前臂的远端，牵伸侧前臂主动旋前或旋后牵伸，使旋前或旋后活动达到最大的范围。

（三）腕及手部肌肉牵伸技术

手的外在肌通过腕关节，在牵伸腕部肌肉时，牵伸力应集中在腕掌关节的近端，手指放松。治疗时应对腕关节、掌指关节进行充分的伸展和屈曲，并注重拇指外展方向的运动。手指关节挛缩须分别进行牵伸，不能同时牵拉。如果是外部的肌肉限制了运动，在一个关节上牵拉肌肉时需要稳定其他的关节，然后维持被拉长时的位置，越过第二个关节牵伸肌肉，直至被牵拉到正常的长度。

1. 徒手被动牵伸

（1）增加腕关节伸展。

牵伸肌群：屈腕肌群。

牵伸目的：增加腕背伸关节活动度。

患者体位：坐在桌旁。前臂旋前使掌心向下，或使前臂处于中立位放在桌上，并垫一个枕头，腕伸出桌沿，手指放松。

治疗师位置：坐在牵伸一侧。一只手握住患者前臂远端固定，另一只手握住其手掌。

牵伸手法：牵拉腕屈肌，使被动伸腕至最大的范围。允许手指被动屈曲。如果患者不能取坐位，也可以在卧位进行牵伸，治疗师手的放置及牵伸手法与坐位相同。

（2）增加腕关节屈曲。

牵伸肌群：伸腕肌群。

牵伸目的：增加腕屈曲关节活动度。

患者体位：仰卧位或坐在治疗床旁。上肢放在治疗床上，屈肘90°，前臂旋后或中立位，手指放松。

治疗师位置：站在牵伸一侧。一只手握住患者前臂远端固定，另一只手握住其手掌背面。

牵伸手法：屈曲患者腕部，并允许手指自然伸直，使被动屈腕至最大范围。进一步牵拉腕伸肌，将患者肘关节伸直。

（3）手腕桡侧偏。

牵伸肌群：尺侧偏肌群。

牵伸目的：增加桡侧偏活动范围。

患者体位：坐位，前臂支持于治疗台上。

治疗师位置：取坐位。上方手握住患者前臂的远端，下方手握住其第五掌骨。

牵伸手法：上方手固定前臂的远端，下方手向桡侧偏，以牵伸尺侧肌群。

（4）手腕尺侧偏。

牵伸肌群：桡侧偏肌群。

牵伸目的：增加尺侧偏活动范围。

患者体位：坐位，前臂支持于治疗台上。

治疗师位置：取坐位。上方手握住患者前臂的远端，下方手握住其第二掌骨。

牵伸手法：上方手固定前臂的远端，下方手向尺侧偏，以牵伸桡侧肌群。

（5）增加伸指。

牵伸肌群：屈指肌群。

牵伸目的：增加伸指关节活动度。

患者体位：仰卧位，牵伸侧上肢稍外展，屈肘90°　。

治疗师位置：面向患者站在牵伸一侧。上方手握住患者前臂远端，下方手放在其手指掌侧第五指相接触。

牵伸手法：下方手被动伸腕至最大范围，再将手指完全伸直，上述手法也可以在坐位下进行，牵伸手法与卧位相同。

（6）手指屈曲。

牵伸肌群：伸指肌群。

牵伸目的：增加屈指关节活动度。

患者体位：仰卧位或坐位，牵伸侧上肢稍外展，屈肘90°

治疗师位置：面向患者站立或坐在牵伸一侧。上方手握住患者前臂远端，下方手握住其手指。

牵伸手法：下方手被动屈腕至最大范围，再将手指完全屈曲。

2. 自我牵伸

（1）增加屈腕活动范围。双手手背相贴放于胸前，手指向下，腕关节做向上运动，以牵伸伸腕肌群；也可以将前臂掌侧放在桌上，手伸出桌沿，非牵伸侧手放在其手背并向下施加力量，以牵伸伸腕肌群。

（2）增加伸腕活动范围。双手手掌相贴放在胸前，手指向下，腕关节向上运动；也可以将手掌平放桌上，非牵伸侧手放在手臂上，沿前臂向前运动。

（3）增加桡侧、尺侧偏（斜）活动范围。牵伸侧前臂旋前放在桌上，增加桡侧偏时，将手掌向下，非牵伸侧手放在手背上，向桡侧偏牵伸尺侧肌群。增加尺侧偏时，将手掌向上，非牵伸侧手握住手掌，向尺侧偏牵伸桡侧肌群。

（4）增加掌指关节屈、伸活动范围。增加掌指关节屈曲时，牵伸侧手握拳，非牵伸侧手放在牵伸侧手背上（掌指关节处），将近端指骨向手掌方向屈曲，以牵伸掌指关节伸肌群。增加掌指关节伸展时，牵伸侧四指并拢，非牵伸侧拇指放在牵伸侧背侧

（掌指关节处），四指放在手指掌侧向背侧伸展，以牵伸掌指关节屈肌群。

（5）增加指间关节屈、伸活动范围。牵伸侧手屈曲近端及远端指间关节，非牵伸侧手握住其手指背侧，同时屈曲近端及远端指间关节，以牵伸伸指肌腱。牵伸侧手指伸直，非牵伸侧拇指放在近端指骨背面，示指放在远端指骨掌面，同时牵伸近端及远端关节屈指肌腱。

（6）伸腕肌群牵伸。站位或坐位，手臂前伸，前臂旋前，缓缓地利用对侧手将腕关节屈曲，并使手肘伸直，感觉伸展到伸腕肌群，停留15~30s或深呼吸3~5次。

（7）屈腕肌群牵伸。站位或坐位，手臂前伸，前臂旋后，缓缓地利用对侧手将腕关节屈曲，并使手肘伸直，感觉伸展到屈腕肌群，停留15~30s或深呼吸3~5次。

二、下肢肌肉牵伸技术

下肢肌肉牵伸技术重点阐述髋部肌肉、膝部肌肉和踝及足部肌肉牵伸技术的训练方法。

（一）髋部肌肉牵伸技术

髋部肌肉附着在骨盆和腰部脊柱上。当牵伸髋部肌肉时，必须固定好骨盆，以减少不必要的代偿运动，使牵伸力量真正作用在髋部，患者总体功能得到提高。

1. 徒手被动牵伸

（1）下肢屈膝时髋关节屈曲。

牵伸肌群：臀大肌。

牵伸目的：增加屈膝时屈髋的活动范围。

患者体位：仰卧位，下肢稍屈髋屈膝。

治疗师位置：面向患者站在非牵伸侧。远端手握住患者患侧足跟，近端手托住患肢股骨远端。

牵伸手法：双手托起患侧下肢，使同时被动屈曲髋关节和膝关节至最大范围。在牵伸过程中固定非牵伸侧股骨，阻止骨盆向后方倾斜移动患者的臀部和膝部，使其充分屈曲以达到牵拉髋关节的伸肌群。

（2）伸膝时的屈髋。

牵伸肌群：腘绳肌。

牵伸目的：增加伸膝时的屈髋活动范围。

患者体位：仰卧位，健侧下肢伸直，患肢放在治疗师肩上。

治疗师位置：面向患者头部站在患侧。靠近患侧的肩部支撑患者患侧下肢，一只手放在其股骨远端以固定骨盆和股骨。

牵伸手法：保持患肢膝关节充分伸展，一只手或另一个人帮助，沿大腿的前面固定对侧的下肢在膝0°伸展位、髋关节中立位，同时尽量屈曲牵伸侧髋关节至最大范围。

注意：髋外旋时，屈髋的牵拉力量作用于腘绳肌中间；髋内旋时，屈髋的牵拉力量作用于腘绳肌外侧。

（3）髋关节后伸。

牵伸肌群：髂腰肌。

牵伸目的：增加髋后伸活动度。

患者体位：俯卧位，牵伸侧下肢稍屈膝，非牵伸侧下肢伸膝。

治疗师位置：面向患者站在非牵伸侧。上方的手放在患者臀部固定骨盆，防止骨盆运动；下方的手放在其股骨远端托住大腿。

牵伸手法：下方的手托起大腿离开治疗床面进行牵拉，后伸髋关节至最大范围（图8-4）。

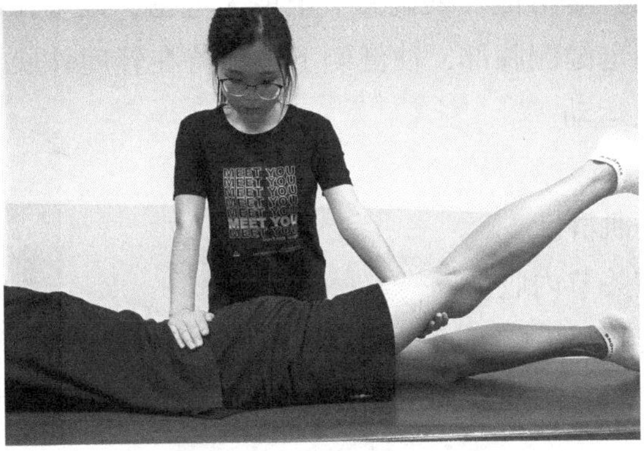

图8-4　髋后伸肌群被动牵伸

如果患者取俯卧位有困难，也可以取仰卧位，非牵伸侧下肢安置于床面上，屈曲髋膝关节均朝向胸壁方向以稳定髋和脊柱。将被牵伸的下肢悬于治疗床沿，以至髋关节后伸超过中立位。

治疗师位置：面向患者站在治疗床头。一只手固定患者非牵拉下肢髌骨下方，借助重力帮助大腿朝向胸壁的方向，以防止骨盆前倾。另一只手放于牵伸下肢髌骨前上方，牵伸时牵伸侧手向下压大腿，使髋关节后伸至最大范围，以牵伸髂腰肌。为了增加牵伸效果，允许牵伸侧伸膝，以使髋关节的股直肌不被限制活动范围。也可以让患者非牵伸侧屈曲髋膝关节，自己抱紧大腿并朝向胸部方向，阻止骨盆在牵伸过程中向前方倾斜。

（4）伸髋伴屈膝。

牵伸肌群：股直肌。

牵伸目的：同时增加伸髋和屈膝的活动范围。

患者体位：俯卧位，牵伸侧下肢稍屈膝，非牵伸侧下肢伸膝。

治疗师位置：面向患者站在被牵伸侧。一只手放在患者臀部固定骨盆，保持髋关节完全伸直，另一只手握住其胫骨远端并逐渐尽可能多地屈膝，不要使髋关节外展或旋转，使股直肌得到最大的牵伸。

（5）髋关节外展。

牵伸肌群：髋内收肌群。

牵伸目的：增加髋外展活动。

患者体位：仰卧位，下肢伸直。

治疗师位置：面向患者站在牵伸一侧。上方手放在患者对侧大腿内侧，下方手从其腘窝下托住牵伸侧大腿。

牵伸手法：上方用上臂和前臂支撑患者大腿的远端，并按对侧前髂嵴或保持对侧下肢轻度外展来固定骨盆。尽可能外展髋关节至最大范围，以牵拉内收肌。

还可以利用沙袋固定健侧膝部，使健侧下肢保持在轻度外展位。治疗师用双手托起患侧下肢，做外展内收运动。

（6）髋关节内收。

牵伸肌群：髋外展肌群。

牵伸目的：增加髋关节内收。

患者体位：侧卧位于床边，牵伸侧在上面的腿伸髋，非牵伸侧下面的腿屈髋屈膝90°。

治疗师位置：面向患者站在牵伸一侧。上方手按压患者臀部固定骨盆，下方手握住其小腿远端外踝处。

牵伸手法：上方手按住髂嵴固定骨盆，屈膝、伸髋至中立位或轻度髋后伸位，轻度向上方牵伸，让患者的髋部利用重力内收，或治疗师下方的手外加一定的压力至大腿远端的外侧面，以增强内收髋关节。

（7）髋关节外旋。

牵伸肌群：髋内收肌群。

牵伸目的：增加髋关节外旋活动范围

患者体位：俯卧位，伸髋屈膝90°。

治疗师位置：站在患者牵伸侧。上方手按压患者臀部固定骨盆，下方手握住其小腿远端外踝处。

牵伸手法：上方手固定骨盆，下方手将小腿向内转至髋部外旋最大范围，以牵拉髋内旋肌群。

若患者体位为臀部坐于床边，屈髋屈膝90°，治疗师上方手施加压力给髂嵴以固定骨盆，下方手于外踝或小腿外侧施加压力，以外旋髋关节（图8-5）。

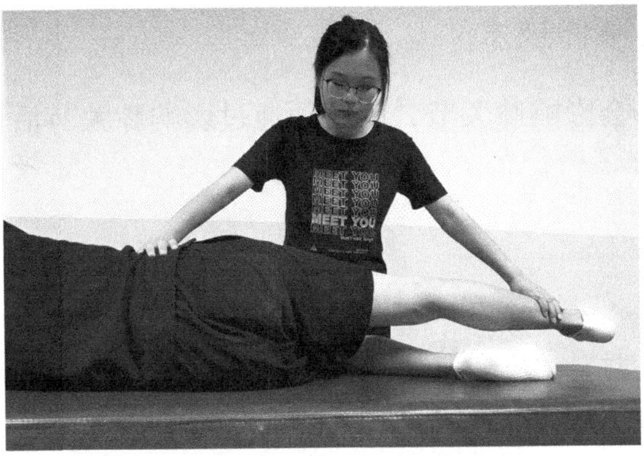

图8-5　髋内收肌群被动牵伸

（8）髋关节内旋

牵伸目的：牵伸髋外旋肌群，增加髋内旋活动度。

患者体位：俯卧位，牵伸侧下肢伸髋屈膝90°，非牵伸侧下肢伸直。

治疗师位置：站在患者牵伸侧。上方手置于患者臀部固定骨盆，下方手握住其小腿远端外踝处。

牵伸手法：上方手固定骨盆，下方手将小腿向内转至最大范围，牵拉股外旋肌群。

2. 自我牵伸

（1）增加屈髋活动范围。患者手膝跪位，腰部保持固定，臀部向后运动至最大范围，以牵伸髋肌群。

（2）增加伸髋活动范围。俯卧位时，患者双手放在肩前，伸肘手掌支持，上身向上抬至最大范围，以牵伸髂腰肌。患者也可取站立位，双足分开，双手放在腰后，上身尽量后伸。牵伸屈髋肌群中的股直肌，应直腿坐在治疗床上。牵伸侧下肢尽量外展并屈膝，非牵伸侧下肢伸直。牵伸时，非牵伸侧膝部接触床面，上身向牵伸侧下肢移动，此时大腿前侧有酸胀感。

（3）增加交叉伸屈髋活动范围。患者取前弓箭步，牵伸侧屈髋，屈膝90°，非牵伸侧下肢后伸直，双手放在弓箭步腿的髌骨上方，挺胸，身体下压，此方法可同时牵伸侧伸髋肌群和后伸侧下肢的屈髋肌群。

（4）增加髋内收、外展活动范围。患者距墙一臂远处侧方站立，牵伸侧上肢外展，手放在墙上，下肢外旋放在非牵伸侧下肢后方，牵伸时躯干向外侧屈，骨盆向内侧移动，以牵伸髋外展、内收肌群。患者也可取双足左右分开站立位，两手叉腰并做左右侧屈运动，躯干重心在转移过程中以牵伸髋内收肌群。牵拉髂胫束时，患者取站立位，牵伸侧下肢向后一步，上肢向上伸展，双手相握，髋部向一侧偏，以牵拉髂胫束，避免腰部侧屈代偿运动。

（二）膝部肌肉牵伸技术

牵伸髋关节的姿势会影响膝关节，因此须通过影响膝关节活动的单一关节肌肉来评估腘绳肌和股四头肌。

1. 被动徒手牵伸

（1）膝关节屈曲。

牵伸肌肉：伸膝肌群。

牵伸目的：增加膝关节屈曲活动度。

患者体位：俯卧位，牵伸侧下肢屈膝于床边。在大腿下垫一软枕，防止牵伸时髂前上棘和髌骨被挤压，非牵伸侧下肢伸直。

治疗师位置：面向患者站在牵伸一侧。上方手放在患者臀部固定骨盆，下方手握住其小腿远端内外踝处。

牵伸手法：上方手在臀部固定骨盆，下方手被动屈膝至最大范围，以牵拉伸膝肌群（图8-6）。

牵拉伸膝肌群也可以在坐位下进行：患者坐在床沿，屈髋90°，尽量屈膝于床的边缘；治疗师站在牵伸一侧的下肢外侧，上方手放在患者大腿远端固定，下方手握住其内外踝上方，尽量向后推小腿使膝关节尽量屈曲，牵拉伸膝肌群。

上述两种体位，取坐位对增加屈膝0°~90°效果最好，俯卧位对增加屈膝90°~135°效果最佳。值得注意的是，在俯卧位操作时，动作过快、用力过大，将很容易引起伸膝肌群过度牵拉，导致膝关节损伤和肿胀。

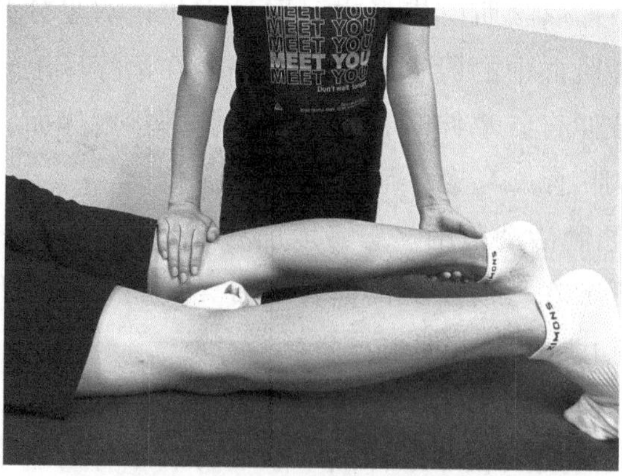

图8-6　伸膝肌群被动牵伸

（2）膝关节伸直。

牵伸肌群：屈膝肌群。

牵伸目的：增加膝关节伸直活动范围。

患者体位：俯卧位，下肢伸直，在大腿远端、髌骨前面放一毛巾卷，以减少患者髌骨挤压等不适。

治疗师位置：面向患者足部站在牵伸一侧。上方手放在患者大腿后方，下方手握住其小腿远端内外踝处。

牵伸手法：上方手固定股骨和骨盆，防止髋关节在牵伸过程中屈曲；下方手将小腿缓慢地向下压至最大伸膝范围，以牵拉膝关节屈肌群。

膝关节伸膝大于150° 时，患者可仰卧位牵伸。治疗师站在牵伸一侧，上方手或前臂放在患者髌骨上方固定大腿和髋部，阻止在牵拉过程中髋关节屈曲；下方手握住其小腿远端踝关节上方，向上抬起小腿。治疗师双手反方向用力，以最大限度地伸展膝关节。此方法对伸膝关节终末端活动受限恢复效果较好。

2. 自我牵伸

（1）坐姿单侧腘绳肌牵伸。坐位，牵伸侧脚向前伸直，另一只脚膝关节屈曲以脚底对对侧大腿，以髋关节为轴心，将脊椎伸展躯干往伸直脚前倾，保持脊柱中立。柔软度不足者可双手扶于地面以做支撑，柔韧性好的可以握住伸展侧的脚趾。感觉腿后肌群牵拉感，停留15~30s或深呼吸3~5次。

（2）俯卧股四头肌牵伸。俯卧，手置于额下，骨盆贴于地面，利用同侧手抓住脚踝缓缓往同侧臀部下压，感觉伸展到股四头肌，停留15~30s或深呼吸3~5次。

（3）站姿股四头肌牵伸。站立位，利用手抓住脚踝，将脚缓缓往同侧臀部方向拉近呈一条直线，此时腹部收缩，支撑脚微弯，保持脊柱与骨盆位置中立。感觉伸展到股四头肌，停留15~30s或深呼吸3~5次。

（三）踝与足部肌肉牵伸技术

踝关节和足部有跨越多关节的肌肉群，当增加踝部和足的关节活动范围时，要考虑到这些关节的生理活动功能。

1. 被动徒手牵伸

（1）踝关节背伸。

牵伸肌群：踝跖屈肌群。

牵伸目的：伸膝时增加背屈踝关节活动度。

患者体位：仰卧位，膝关节伸直。

治疗师位置：站立于牵伸下肢的外侧。上方手握住患者内外踝处固定小腿，下方手握住其足跟，前臂掌侧抵住足底，使距腓关节在中立位。

牵伸手法：下方手一方面用拇指和其他手指向远端牵拉足跟，背屈踝关节中的距踝关节；另一方面用前臂向近端运动，并轻轻加压力于近侧的跖骨，以牵拉腓肠肌，使踝背伸至最大的活动范围。上述手法，在屈膝时增加踝关节背屈活动范围，主要牵伸的是比目鱼肌。

（2）踝关节跖屈。

牵伸肌群：踝背伸肌群。

牵伸目的：增加踝关节跖屈活动范围。

患者体位：坐位或者仰卧位。

治疗师位置：站在牵伸侧下肢外侧。上方手托住患者踝关节的后部固定小腿，下方手握住其足背。

牵伸手法：下方手用力向下活动足至最大跖屈活动范围，使踝被动跖屈（图8-7）。

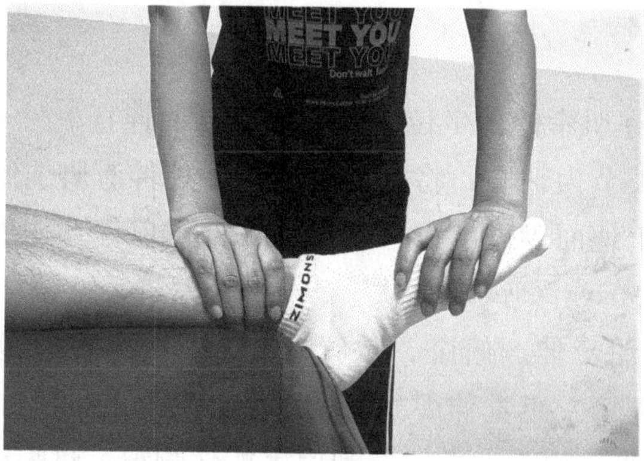

图8-7　踝跖屈肌群被动牵伸

（3）踝关节内翻。

牵伸肌群：足外翻肌群。

牵伸目的：增加踝内翻活动度。

患者体位：仰卧位，下肢伸直。

治疗师位置：站立或坐位于牵伸下肢的外侧。上方握住患者内外踝下方的距骨处，下方手握住其足背。

牵伸手法：上方手固定胫骨远端，下方手将足跟向内转动，牵伸腓侧肌群，使足内翻达到最大活动范围（图8-8）。

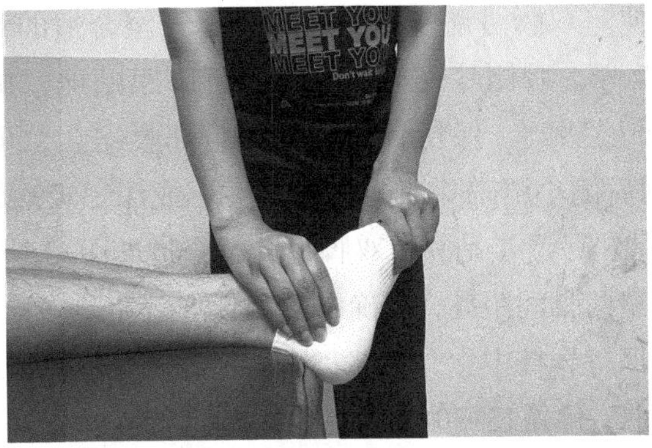

图8-8　足外翻肌群被动牵伸

（4）踝关节外翻。

牵伸肌群：足内翻肌群。

牵伸目的：增加踝外翻活动度。

患者体位：仰卧位，下肢伸直。

治疗师位置：站立或坐于牵伸下肢的外侧。上方手握住患者内外踝下方的距骨处，下方手握住其足背。

牵伸手法：上方手固定胫骨远端，下方手握住足的背面，跖屈，足外翻牵伸胫骨前肌，使足外翻踝关节达到最大的活动范围。如果牵伸胫骨后肌，上方手固定胫骨远端，下方手握住足底部，背屈、足外翻牵伸胫骨后肌，在肌腱拉力的反方向上调整运动和力量，使足外翻踝关节达到最大的活动范围。

（5）足趾屈伸。

牵伸肌群：脚趾的屈曲和伸直肌群。

牵伸目的：增加脚趾的屈伸活动范围。

患者体位：仰卧位或坐位。

治疗师位置：一般取坐位。

牵伸手法：上方手固定趾骨近端以限制关节代偿运动，下方手（活动指）握住趾骨的远端朝着需要的方向活动，使脚趾的屈曲和伸直达到最大的活动范围。要分别牵拉每一块限制脚趾活动的肌肉组织。

牵拉的强度：牵拉力量的强度应轻柔，低强度牵拉与高强度相比更舒服。低强度、长时间的牵拉，对软组织挛缩恢复可达到理想的效果。

2. 自我牵伸

踝部最常出现紧张或挛缩的肌肉为小腿三头肌，主要影响踝的背伸功能，而踝背伸肌的挛缩发生甚少。主要通过自我牵伸增加踝背伸活动范围。

（1）站姿小腿牵伸。双脚弓箭步站立，双脚打开至合适的距离，确定两脚脚趾朝同一方向，前侧膝盖微弯，后侧膝关节伸直，并且脚跟贴地，调整两脚之间的距离，以确定感受到舒适的伸展感觉。保持脊柱中立，腹部收缩。手可以扶着大腿或墙壁以保持稳定，感觉伸展到后侧小腿三头肌，停留15~30s或深呼吸3~5次。

（2）站姿跟腱牵伸。弓箭步站立，双脚打开至合适的距离，确定两脚脚趾朝同一方向。后脚跟贴地，并调整两脚间距离，以确定感受到舒适伸展感觉为宜。后侧膝关节微弯（但脚跟保持贴地）。保持脊柱中立，腹部收缩。手可以扶着大腿或墙壁以保持稳定。感觉伸展到后侧小腿三头肌，停留15~30s或深呼吸3~5次。

（3）站立靠墙小腿牵伸。患者可站在一楔形木块上，该楔形木块应根据挛缩程度来选择不同的坡度。足跟悬空站在楼梯台阶上，下肢伸直，借助自身重量进行牵伸。患者取站立位面对墙壁，双手支撑墙面，身体尽量向前使腹部接近墙面，每次5~10s，反复10~20次。根据肌肉紧张程度，双足不断地向后移动。治疗时必须感受到小腿三头肌紧张牵拉感。

（4）胫前肌牵伸。弓箭步站立，双脚打开至合适距离，前侧膝关节微弯，后侧脚趾点地，将脚趾、足踝、膝及髋关节保持在同一条线上。保持脊柱中立，腹部收缩。手可以扶着大腿或墙壁以保持稳定。感觉伸展到小腿胫前肌，停留15~30s或深呼吸3~5次。

三、脊柱肌肉牵伸技术

脊柱肌肉牵伸技术重点阐述颈部肌肉和腰部肌肉牵伸技术的训练方法。

（一）颈部肌肉牵伸技术

1. 徒手被动牵伸

（1）颈部前屈。

牵伸肌群：颈部后伸肌群。

屈伸目的：增加颈椎屈曲的关节活动度。

患者体位：坐位。

治疗师位置：站立位。上方手放于患者颈枕部，下方手放于其上端胸椎部位。

牵伸手法：下方手固定脊柱；上方手放置于头部，轻柔地向下压颈部深肌群，使颈部屈曲达到最大的活动范围。

（2）颈部后伸。

牵伸肌群：屈颈肌群。

屈伸目的：增加颈椎后伸活动度。

患者体位：坐位。

治疗师位置：站立位。上方手放于患者前额部，下方手放于其上端胸椎部位。

牵伸手法：下方手固定脊柱；上方手的前额部轻柔地向后退，牵拉屈颈肌群，使颈部后伸达到最大的活动范围（图8-9）。

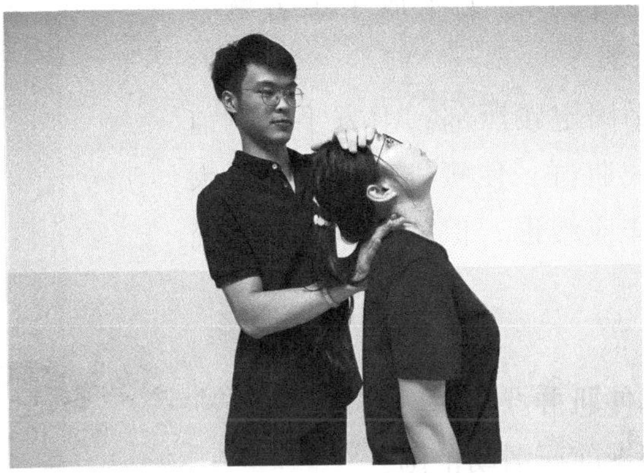

图8-9　颈部后伸肌群被动牵伸

（3）颈部侧屈。

牵伸肌群：对侧颈侧屈肌群。

屈伸目的：增加颈侧屈活动度。

患者体位：坐位。

治疗师位置：站立位。上方手放于患者牵拉侧的颞部，下方手放于同侧的肩部。

牵伸手法：下方手固定牵拉侧肩部，防止肩关节代偿运动；上方手轻缓地推动患者头部朝向对侧，以牵拉对侧颈侧屈肌，使颈部侧屈运动达到最大的活动范围。

2. 主动牵伸

（1）颈部前屈牵伸。站立位或坐位，缓慢地将头向前低下，眼睛向下看，感觉伸展到颈背肌肉与上斜方肌，停留15~30s或深呼吸3~5次。

（2）颈部侧屈伸展。站立位或坐位，缓慢地将头倾向一侧，感觉伸展到颈侧边肌肉与上斜方肌，停留15~30s或深呼吸3~5次。

（3）颈部后屈牵伸。站立位或坐位，缓慢地将头向后倾，眼睛向上看，感觉伸展到颈部前侧肌肉，停留15~30s或深呼吸3~5次。

（二）腰部肌肉牵伸技术

1. 徒手被动牵伸

（1）腰部后伸。

牵伸肌群：腰部屈肌群。

屈伸目的：增加腰椎后伸活动范围。

患者体位：站立位，头部慢慢地靠在治疗师的肩膀上。

治疗师位置：站立位。上方手放于患者胸骨前，下方手放于其腰骶部。

牵伸手法：下方手固定腰骶部；上方手在胸前轻轻向后退，牵拉腰屈肌群，使腰椎后伸达到最大的活动范围。注意动作应缓慢，保持人体动态平衡（图8–10）。

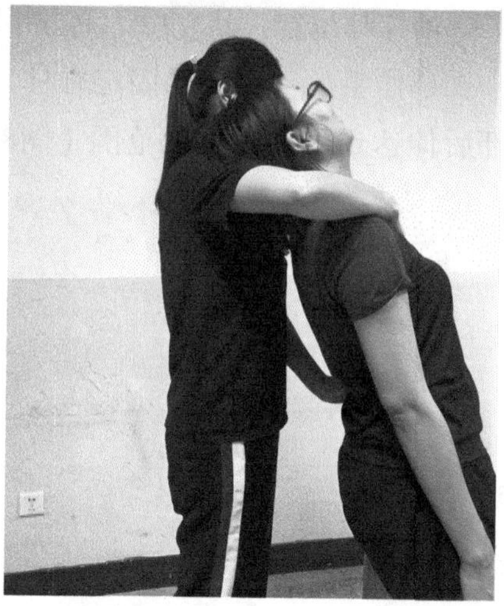

图8–10　腰部屈肌群被动牵伸

（2）腰部前屈。

牵伸肌群：腰背部伸肌群。

屈伸目的：增加腰椎前屈活动范围。

患者体位：站立位。

治疗师位置：站立位。上方手放于患者胸椎背部，下方手放于其腰骶部。

牵伸手法：下方手固定腰骶部；上方手在胸背部，轻轻向下压，牵拉腰椎伸肌群，使腰椎前屈达到最大的活动范围。骨质疏松的老年患者应特别注意低强度、动作缓慢地进行牵伸，避免动作太大导致椎体压缩性骨折的发生。

（3）腰部侧屈。

牵伸肌群：腰部侧屈肌群。

屈伸目的：增加腰椎侧屈活动范围。

患者体位：站立位。

治疗师位置：站立位。上方手放于患者牵拉侧肩膀，下方手放于其非牵拉侧髂部。

牵伸手法：下方手固定腰骶部；上方手在肩部轻轻向对侧推，牵拉对侧屈腰肌群，使腰椎侧屈达到最大的活动范围。

2. 自我牵伸

（1）腰部后伸肌群牵伸。站立位，双上肢放松于躯干的两侧，做腰椎前屈运动至最大的活动范围，牵伸腰部后伸肌群。

（2）腰部前屈肌群牵伸。站立位，双手叉腰，做后伸腰运动至最大的活动范围，牵伸腰部前屈肌群。

（3）腰部侧屈肌群牵伸。站立位，双手叉腰，一只手上举，向对侧做腰部侧屈运动至最大的活动范围，牵伸腰部侧屈肌群。

第九章　Bobath 概念

Bobath（博巴斯）概念是由英国的物理治疗师伯塔·博巴斯（Berta Bobath）和她丈夫神经生理学家卡雷尔·博巴斯（Karel Bobath）在20世纪40年代共同创立的，最初源于博巴斯夫妇的临床经验及当时的“运动发育控制理论”模型，主要是通过抑制不正常的姿势、病理反射或异常运动，尽可能诱发正常运动，达到提高患者日常生活活动能力的目的。它是治疗小儿脑瘫和成人脑卒中后偏瘫的最普遍及最有效的康复治疗技术之一，在美国、日本等国家广为流传及应用。

第一节　Bobath概念概述

博巴斯夫妇辞世后，作为Bobath概念学术发展的重要组织“国际Bobath指导者培训协会”（International Bobath Instructors Training Association, IBITA），它承担了其后该疗法大量的研究工作。1990年之后，该组织将原来的“正常姿势反射系统”修正为“中枢性姿势控制系统”，取消了“反射”这一用语，并用“系统理论即新的运动控制”模型作为现代Bobath概念的理论基础，在治疗观念上更强调姿势控制及给予各种向心性感觉输入，促使患者完成更有效、更具功能性的运动学习。这也成为现代Bobath概念发展的核心。

一、Bobath概念简介

现代Bobath概念建立在现代运动控制、运动学习和神经可塑性及生物力学的理论基础之上，是对由于中枢神经系统损伤所引起的具有姿势紧张、运动功能障碍的患者进行个体化评价和解决问题的理念。治疗目标是通过促进姿势控制和改善选择性运动，发挥患者最大功能。

二、Bobath概念的理论基础

Bobath概念经历了近80年的发展，随着神经生理学、运动学及神经康复学等学科的更新而不断丰富、发展。其治疗技术及指导下的理论框架在20世纪90年代博巴斯夫妇逝世前后主要经历了两次变革，从传统的Bobath技术（博巴斯夫妇时期）以“神经发育理论”指导下的治疗技术发展为现在的以系统运动控制模型、可塑性的概念、人体功能性运动的理解与应用等作为指导该技术的理论基础。Bobath概念的理论基础分述如下。

（一）传统Bobath概念的理论基础（1990年之前）

它主要包括正常姿势性肌张力、正常姿势模式和运动感觉的学习等。

1. 正常姿势性肌张力

在各种姿势中，起支撑身体作用的肌群须保持一定的紧张性（通常用肌张力来表示），以维持姿势的稳定。姿势性肌张力受脊髓终末神经突触的兴奋冲动与抑制冲动的比率、本体感受器传导的感觉性冲动的反馈、身体支撑面的相对位置对本体感受器的刺激而诱发肌肉反应等相关。因此，博巴斯提出“影响张力性姿势”的概念，即在某些特定的姿势下，肌张力是可以得到抑制的，如当下肢小腿三头肌肌张力增强时，不主张跟腱的被动牵拉，而是利用足跟着地的站立姿势加以抑制，并利用滞空反应、调正反应及保护性伸展反应等诱发肌肉反应，促进正常姿势的恢复。

2. 正常姿势模式

人类进行各种有目的的活动，是在中枢神经系统的综合协调下，通过全身的姿势与运动的协调来完成的。身体在空间的位置关系，是头部、躯干及四肢保持正常姿势的反射活动，在中枢的作用下，不断调节肌紧张或相应活动，维持和调节身体在空间的姿势。因此，博巴斯认为，姿势的自主控制功能是反射活动，中枢神经损伤后，失去了上位神经中枢的控制，出现了异常的姿势与运动模式，首先应利用抑制技术来抑制和修正异常的姿势与运动模式，再利用调正反应、平衡反应及保护性伸展反应等促进技术来诱发正常的姿势反应和运动模式，最终达到恢复目的。

3. 运动感觉的学习

学习是人类固有的特性，运动的感觉是可以通过后天不断地学习而获得的。正常的运动感觉的反馈是产生正常运动的前提，正确的运动感觉对改善和提高运动能力至关重要。博巴斯强调一定给予患者正确感觉的刺激，尤其是脑瘫儿童，通过控制与引导儿童正确动作的输出来引导正确感觉的输入，使患儿能不断地获得正常感觉运动的经验，不断地重复练习，直至逐步获得翻身、爬行、独坐、站立等人类最基本的运动能力。

（二）现代Bobath概念的理论基础（1990年以后）

在1990年以后，系统论中的运动控制模式进一步丰富了Bobath的理论基础。同时，神经肌肉的可塑性等新的研究理论的产生也进一步阐明了Bobath的内在机制。

1. 系统理论即新的运动控制模型

在复杂环境下，人类的运动来自对选择性运动的精确控制和联合，包含的内容有：①多种感觉输入驱动非分级自我组织系统；②运动、认知、知觉过程相互影响；③环境与机体相互作用，共同决定信号的输入。运动控制应考虑运动、感觉、认知、知觉、生物力学五方面的因素。运动的产生是多系统间相互作用的综合效应。现代Bobath概念是针对中枢神经系统损伤引起的功能、运动和姿势控制障碍的患者进行逐步评价与治疗，治疗中通过治疗师与患者之间的沟通互动，给予各种向心性信息输入。治疗时不仅关注神经系统的问题，对非神经系统如心肺系统的运动耐受能力、骨骼肌肉系统的关节活动度、肌肉黏弹性、软组织的延展性及精神心理等因素也都加以关注，促使患者完成更有效、更具功能的运动。

2. 神经、肌肉可塑性

神经可塑性是神经系统的一种适应能力，也是神经系统自我调节结构、组织和功能的能力，是功能恢复的关键因素。神经可塑性包括：大脑皮质功能重组、轴突长芽、突触再生、突触传递效率增强和脑内神经营养因子水平提高。短期可改变突触效率，中期可调节突触膜、脑可塑性相关蛋白含量，长期则会改变细胞的基因表达。肌肉可塑性的改变很容易发生，包括肌肉长度、肌小节数量和长度变化、横桥结构增加、肌纤维类型和肌细胞外成分的改变。现代Bobath概念认为：肌张力异常有神经性与非神经性两种因素，治疗时利用多种感觉输入、重复运动和体位模式，能加强突触链，增强其功能连接，并对肌肉进行牵伸，以促进正常运动功能的恢复。

3. 中枢性姿势控制与运动控制

姿势控制和运动控制是相互联系的，姿势控制不能从运动控制中独立。姿势控制由脊髓腹内侧系支配，强调躯干的抗重力性和近端肢体的稳定性，包括姿势稳定和姿势定向两个方面。姿势稳定即控制重心与支撑面间的关系，姿势定向即维持良好的身体各节段间及身体与环境间的关系。运动控制由脊髓背外侧系控制，强调远端肢体的活动性。运动控制由网状脊髓束、皮质脊髓束、前庭脊髓束、小脑和神经末梢共同通过脊髓回路来控制，如前庭脊髓束促使步态摆动后期伸肌活跃，站立期抗重力肌活跃；网状脊髓束促使伸肌兴奋、屈肌抑制，做姿势的准备。因此，Bobath概念首先是激活躯干，增强核心肌的稳定，调整姿势。其治疗理念认为，患者的姿势控制，尤其是核心控制能力，是其步行、上肢和手功能及日常生活活动的基础。

第二节 Bobath概念的评价

现代Bobath概念的评价包括国际功能、残疾和健康分类（ICF），物理治疗评价与临床推理，结果测量三部分。

一、国际功能、残疾和健康分类

国际功能、残疾和健康分类有利于了解和测量健康结局，可用于临床、健康服务，以及个体或人群的调查。它的应用有望使医疗人员之间能在相同的语境下进行沟通。该分类中的功能指身体所有的功能和结构、活动以及参与度；残疾指损害、活动受限以及参与局限（图9-1）。

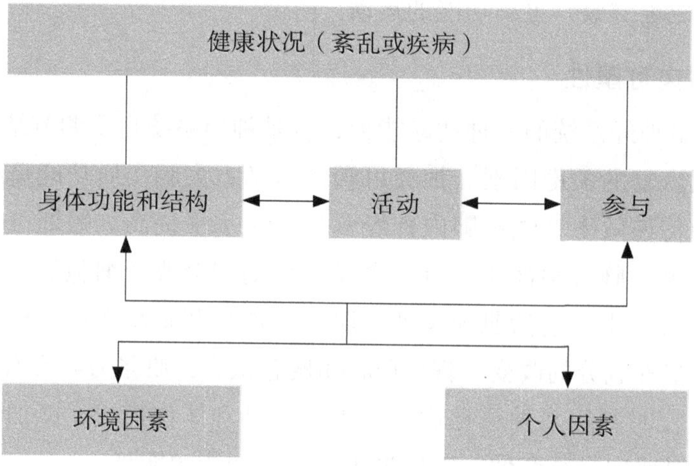

图9-1　国际功能、残疾和健康分类中的不同因素的相互作用

二、物理治疗评价与临床推理

物理治疗评价与临床推理是一种结合主观与客观，将评价分析得更详细、更适用于临床治疗思路。

（一）物理治疗评价

物理治疗评价包括病史采集、交流、功能性活动分析、身体功能与结构分析、感觉知觉及习得性废用的原因分析、疼痛的原因分析。

（二）临床推理

临床推理是一个针对患者问题的诊断和管理做出决策的过程，其核心贯穿评价、干预、评估的整个过程。定义为：在临床实践中能使治疗师为个体患者获得最佳决断行动而做出的思考和决策。病史、观察及手法操作形成临床推理的基础，这也是治疗师专业普遍的能力，并从此处获取信息。临床推理是结合患者的解决问题能力和相关任务与环境中的运动行为来进行评定（图9-2）。

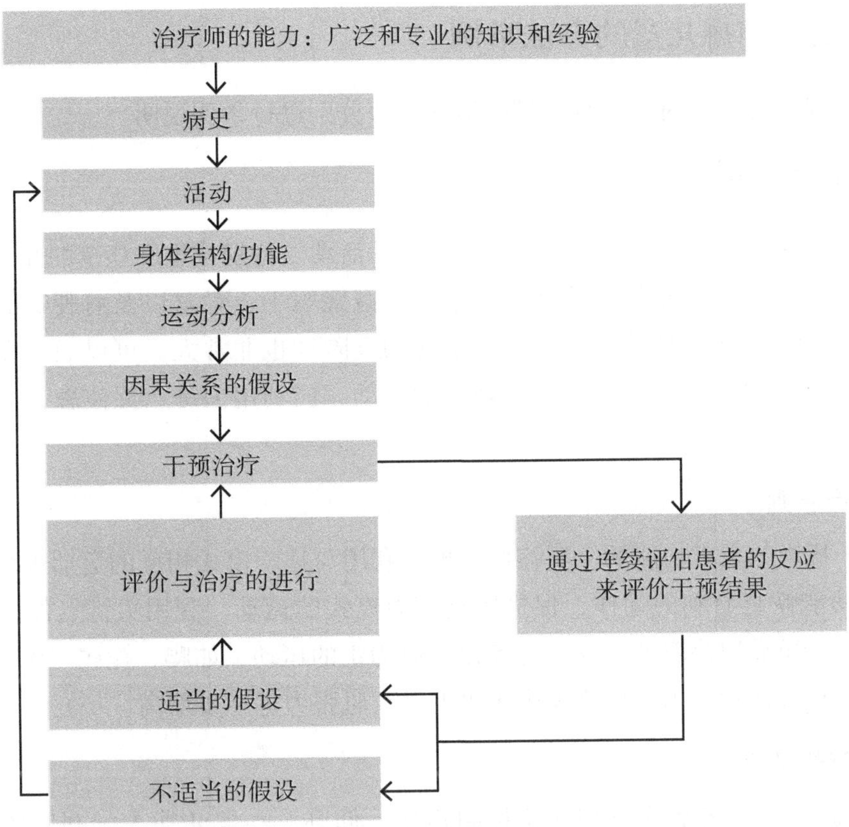

图9-2　物理治疗评价与临床推理

三、结果测量

结果测量包括活动测量、步行测量、患者自报测量、客观目标设定等，可以灵活使用各种评价量表。

第三节　基于Bobath概念的治疗方法

Bobath概念来自经验，不是具体的技术，而是针对中枢神经系统损伤的患者的治疗概念。治疗没有既定指南和顺序，而是分析和解决每一位患者在功能水平上的主要问题点，因此没有具体的治疗方法。下面按照病种列举一些治疗理念，但Bobath绝不只有这些，最重要的是学会分析和思考，根据临床推理的思维去发掘患者的潜力。

一、治疗脑瘫儿童的方法举例

根据脑瘫的分型，对每一种分型的治疗方法分别进行举例说明。

（一）痉挛型

此型儿童肌张力过高，严重限制患儿的主动活动。特别是重度痉挛的儿童，其身体近端的肌张力往往大于远端的肌张力。治疗以减轻躯干、骨盆以及肩胛带的张力为主要目标。痉挛的儿童，即使年龄很小，挛缩的危险性也非常大。可以通过姿势控制和抗重力的活动促进主动活动。一旦出现主动活动，应利用关键点促使患儿进行主动活动的训练。

1. 治疗原则

分析干扰影响正常功能的主要痉挛表现，利用与痉挛模式相反的运动进行活动。反复进行对功能恢复有利的动作，促进影响张力模式的运动。利用关键点促进动作的每一个环节。严重屈肌痉挛的患儿，避免以屈肌为主的运动，如爬、跪或“W”式坐姿。提高平衡及自我保护能力，以避免由于恐惧导致肌张力进一步增高。

2. 治疗性活动

（1）通过促进姿势或改变体位控制痉挛。仰卧（在婴儿期），利用体位，通过重力作用促进身体伸展；为控制一侧躯干痉挛的患儿，治疗师先牵伸患侧躯干肌，再使患儿侧卧在治疗师的腿上，将躯干痉挛侧的身体朝下，通过重力的作用减轻躯干痉挛。该体位也可促进患儿伸展肢体、翻身、抬头及躯干伸展。采取侧卧姿势抱患儿（图9-3），治疗师用手将患儿的双下肢分开，促使其外展、外旋并伸展。这种姿势可促进患儿弯曲侧的躯干伸展。

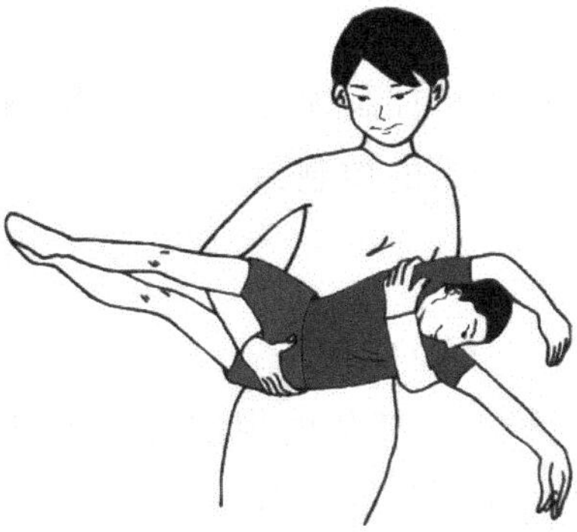

图9-3　屈曲模式患儿的正确抱姿

（2）在功能性活动中控制痉挛。在吃饭或坐位下游戏时，让患儿坐在地板上，髋和膝关节保持轻微屈曲。治疗师用双膝将患儿夹在两腿之间，用手按住患儿的胸骨（图9-4）。通过对中心关键点（胸骨）的控制，可以减轻患儿颈部的紧张。

在功能性活动中控制痉挛

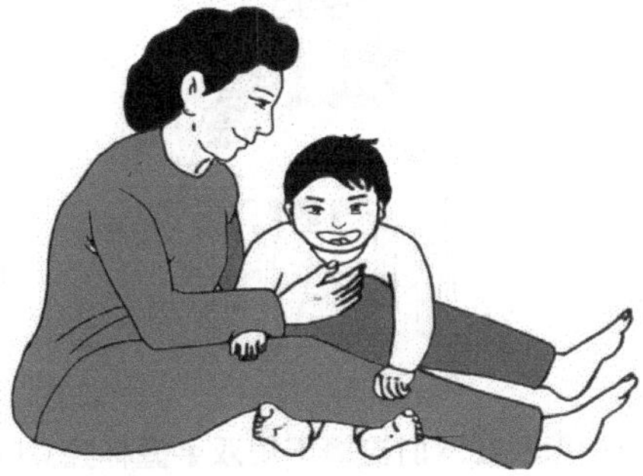

图9-4　喂饭或游戏时的坐姿

（3）体验运动的正常感觉。有中度痉挛的患儿所面临的主要问题是随着年龄的增大，要面临生活自理的挑战。患儿常用异常的动作模式。由于行走较困难，弯曲两腿爬行是他们喜欢的运动方式。但是，这种运动方式会妨碍患儿学会走路，并且很容易促成下肢的屈肌挛缩。因此，应该适时地提供下肢负重的机会。这是走路的预备活动，不论是屈肌痉挛模式还是伸肌痉挛模式，均需要在治疗中和日常生活中采用反射性抑制模式或影响张力性姿势对抗。当患儿做游戏时，应帮助伸展患侧手臂或让患臂负重。这不仅能够更好地促进功能，还可以防止因健侧过度用力而诱发的联合反应。

（二）手足徐动型

手足徐动型患儿肌张力波动不定，动作幅度过大且不准确，头和躯干的控制能力差。如果想改善其头部和躯干的控制力，并且促进其手的功能，就必须先促进患儿的姿势与降低肌张力，帮助患儿从地板上站起来，然后再调整姿势，让其身体负重。

1. 治疗原则

为提供稳定的姿势，应进行姿势控制训练，强化身体负重的练习，做小范围有控制的活动；鼓励中线活动，训练头和手的控制力。

2. 治疗性活动

（1）通过使四肢或躯干（在直立情况下）负重，给肢体或躯干加压，可以增强张力，并促使患儿更好地控制姿势。对姿势的控制有利于患儿控制不随意动作。有手足徐动的患儿需要逐渐地强化其承受刺激的能力。

在学习控制姿势的同时，患儿还必须学习如何活动。如果患儿被支撑着坐起来，并且能通过手臂负重，就可以挺起头。这时可以促使其用两手抓住杯子，并把杯子送到嘴边（图9-5）；或者被别人扶着站起来，两腿均匀负重。大部分手足徐动型患儿只能用一条腿负重，而另一条腿则弯曲或伸直，表现出既不能负重，也不能迈步。

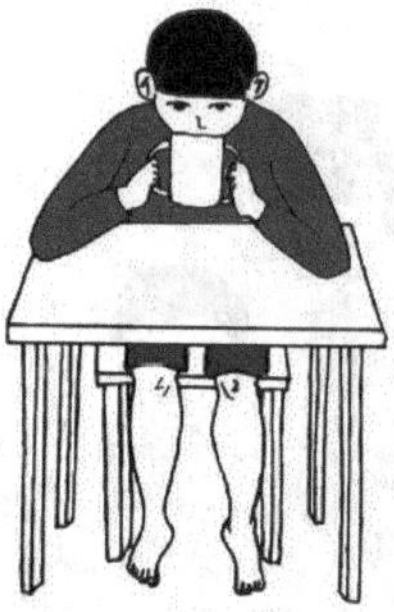

图9-5　患儿在双肘支撑下用双手握杯独立喝水

一旦双脚以均匀负重，就可训练迈步。迈步时，必须保证身体与地面垂直，头中立位。很多手足徐动型患儿用非对称性紧张性颈反射的模式行走。他们把头转向右侧，伸展身体，这样，重心就放在右腿上了；当重心转换至左腿时，就会把头扭到左边（图9-6）。一旦患儿学会用反射动作走路，就很难学会正常的走路姿势。若习惯用非对称性紧张性模式（头不能位于中立位，也不可能向前看），则影响患儿步行能力。

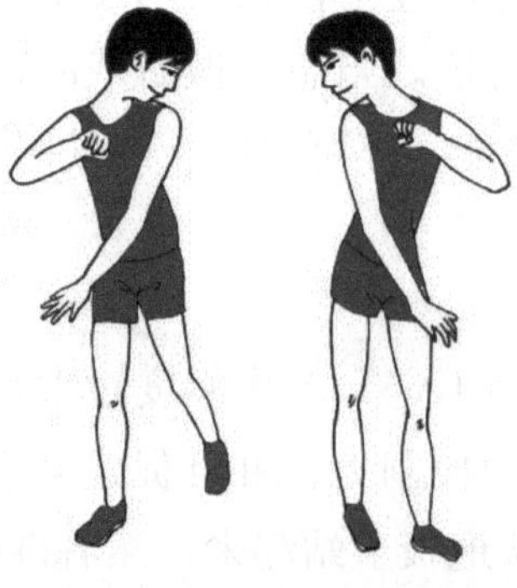

图9-6　转头迈步增加患儿身体不对称

（2）给予合适的支撑。手足徐动型患儿若上肢被支撑，就比较容易站立，并且迈步。治疗手足徐动型患儿时，要保持身体与地面垂直，并且要保持两条腿均匀负重。只有这样，练习走路才会有效果。要注意避免让患儿靠在治疗师身上，患儿的两腿向前迈着像跳舞一样的步子。这样的练习不会有任何效果。从下面的插图中可以看到怎样教患儿用正确的姿势走路（图9-7至图9-10）。

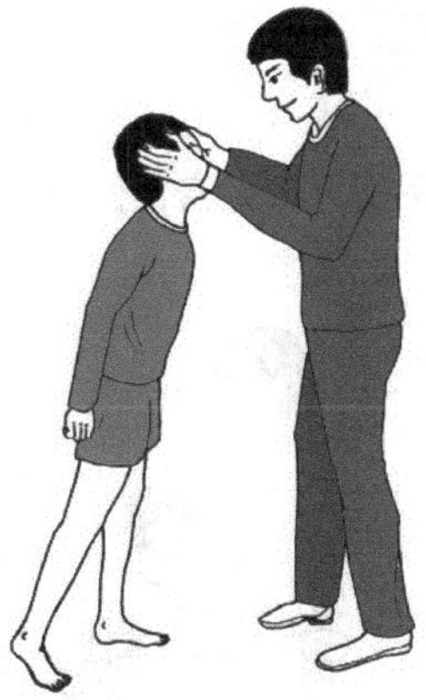

图9-7　扶患儿的头，把头摆正，治疗师可以让他的身体对称，并且使身体重心向前并超过脚的位置

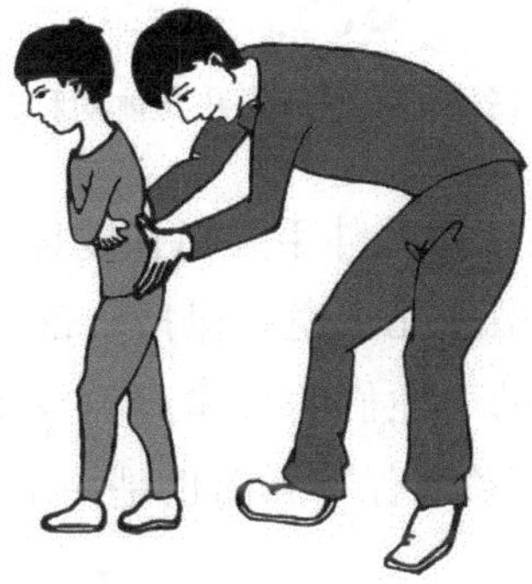

图9-8　治疗师在抑制患儿手臂的非自主性动作，同时给患腿部一定的压力，让患儿身体重心向前

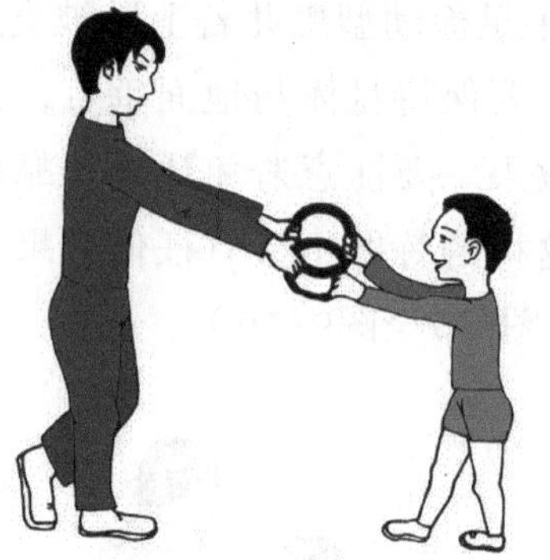

图9-9　治疗师用手抓着拉环让患儿的身体保持对称，根据情况给予患儿帮助

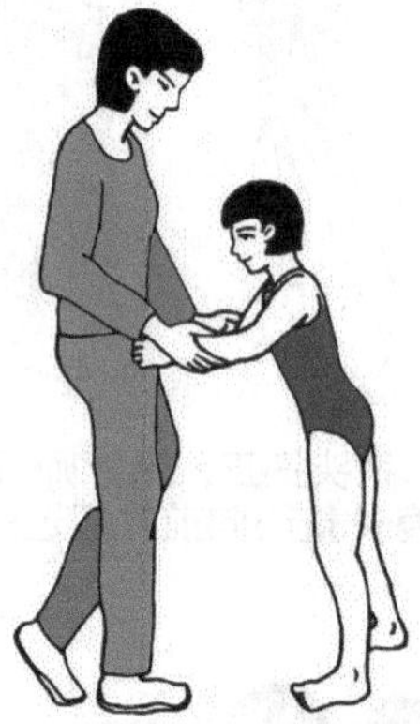

图9-10　治疗师帮助患儿的两臂前伸，保持患儿身体对称，还可让患儿保持身体重心向前

（3）鼓励中线位活动。促使患儿伸手并抓住物体是治疗手足徐动型患儿的另一个基本要素。对于许多手足徐动型患儿来说，保持头部在身体的中线位上会比较困难。若让患儿用双手握住物体，有助于他们的身体对称及预防突然向后摔倒。帮助站立是最好的姿势；坐在凳子上，让髋关节保持屈曲也是一个促进中线活动的姿势。

（三）共济失调型

此型患儿由于动作失调或不能稳定，肌张力低下，动作缺乏准确性，以致经常摔倒，严重影响了患儿进行穿衣、吃饭、行走等功能活动。

1. 治疗原则

通过负重及关节加压以控制姿势性张力，促进共同收缩的姿势。鼓励患儿自己保持姿势，脱离帮助及保护。通过活动时负重以及准确的动作促使患儿从一种姿势变换成另一种姿势，尽量促使患儿以身体为轴心旋转，促进平衡和自我保护反应能力。

2. 治疗性活动

为了防止患儿经常摔倒，让患儿体验在重力环境下恢复平衡的运动感觉。让他摆出一种容易摔倒的姿势，用这种姿势促使他逐渐适应这种不平衡的感觉。方法：取站立位，让患儿交替把两上肢伸向不同的方向。既不让他摔倒，也不要给予过多帮助，以促进平衡反应。

（1）促进上肢负重。抬起患儿的双腿，让双臂（支撑在地面上）负重，促使他用手走路（手推车式行走），以促进肢体的抗重力伸展和以身体为轴心来转动身体。

（2）在功能活动中练习平衡反应。穿衣、脱衣也是治疗的一个重要组成部分。找到那些能促进做各种动作的最佳姿势，学会生活自理。

（四）软瘫型

持续性肌张力低下的患儿（伴发运动学习障碍者），治疗的主要目标是尽可能鼓励患儿活动，找到能抑制不良姿势的最佳体位。

1. 治疗原则

促进持续性共同收缩；促进患儿抗重力的能力；用多种体位让四肢负重；利用发声和笑声促进肌张力增高；保持姿势，给患儿反应的时间；让患儿有运动感觉的体验机会。

2. 治疗性活动

在给低龄的患儿做治疗时，在刺激关键点的同时不要诱发出痉挛。通过给患儿的关节施加压力并给他适当的刺激，促使患儿的张力增强，目标是训练患儿头和躯干的控制力。让患儿的身体与地面垂直，让他上下跳跃，再站起，用两只手从患儿的肩颈处开始，轻轻往下拍打，以促进维持姿势。

（五）混合型

混合型是指患儿同时伴有几种类型的情况。对于混合型脑瘫儿童，治疗原则是对所发现的问题进行针对性的治疗。

二、治疗脑卒中患者的方法举例

主要围绕患者的常见功能进行举例说明。

（一）床上活动

床上活动主要包括翻身、坐起以及床上的一些跟日常生活紧密相关的活动。具体方法参见第四章桥式运动，第六章翻身和身体移动训练。

（二）从坐位到站位

根据由站到坐的动作分析列举患者最常见的需要解决的问题。

1. 躯干前倾

治疗师把脚踏在患者正前方的凳子上，把患者伸展的上肢放在治疗师腿上，使其肘和上臂与肩保持一条直线。治疗师用一只手推患者脊柱，使其伸展；另一只手反推患者的胸，如需要的话，这只手也可以支持患者的肩。通过外展自己的大腿，治疗师可以使患者躯干进一步前倾，同时使脊柱仍保持伸展。

2. 帮助患者由坐位站起来

治疗师坐在患者前面，两膝夹住其患膝，以便控制患者向前运动。患者不要试图站起来，而只是向前、向治疗师倾斜。治疗师将患者的患手放在自己相应的腋下，为了保护患者的肩，轻轻地握着他的上肢。治疗师用另一只手通过支撑背部后凸部位，通常大约在T8~T10（第8~第10胸椎）之间，来帮助其伸展胸椎。患者伸展其脊柱后，治疗师让患者从支撑面抬起臀部，不要向后顶治疗师的手。治疗师用膝向前移患者的膝，与此同时，还要防止患者的足跟离地。治疗师放在患者后胸上的手有助于向前运动。患者站起来后，治疗师松开患者上肢，帮助其伸展髋关节。治疗师的一只手帮助髋伸肌，另一只手在前面帮助患者下腹肌上提骨盆。（图9-11，图9-12）。

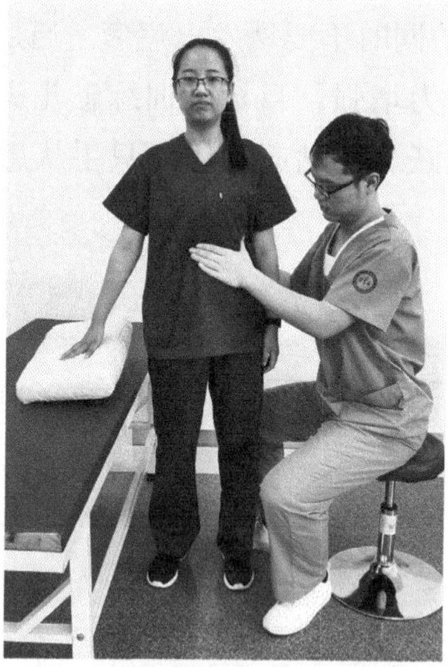

图9-11　治疗师刺激肋部诱发肌肉收缩

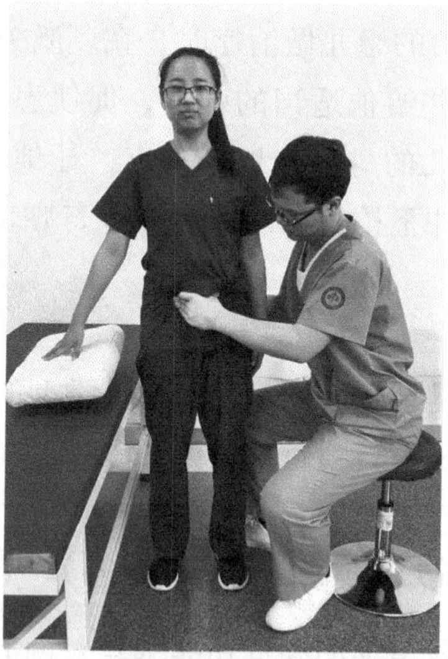

图9-12　治疗师刺激腹部诱发肌肉收缩

（三）功能性步行

在步行训练过程中容易出现问题的步行周期并举例说明。

1. 足部治疗

为了改善支撑期的支撑面积，治疗师需要牵张患足的骨间肌和足底筋膜，诱导出小趾外展肌的活动，以改善足底肌肉的弹性，增加足趾关节的附属运动，以利于来自足部机械感受器的信息向上反馈传导，促进控制姿势所需的踝关节调整策略充分发挥作用。

2. 协助髋伸展

在患者不伴有膝过伸、患腿能负重之前，治疗师需用手扶住患者骨盆，并以此来协助髋关节伸肌的活动，预防髋向后的移动。

3. 促进倒行

在进行倒行活动时，治疗师一只手应在患侧给予保护及帮助，以促进患者以正确的方式促使患侧足趾背屈，另一只手放在患者臀部，当下肢移动时阻止其骨盆活动。可先以健侧下肢撑在桌旁或治疗床旁，以便需要时用健手支撑。指导患者不要抵抗下肢的活动，让他感觉一下活动应是如何完成的。当患者主动活动时，髋关节的伸展可能引发足和踝的伸展。先以屈膝的形式向后迈一小步，可以避免出现完全伸展模式。当治疗师感觉到向后移动患腿不存在阻力、骨盆无移动时，让患者向后迈一小步，治疗师根据自己的手感逐渐地减少帮助。

4. 促进侧行

为了行走的安全，不失去平衡，患者必须能够一只脚从另一只脚的前方跨过去，向侧方快速迈步。侧行需要的肌肉活动，也会帮助改善步态模式。

（1）向健侧行走。治疗师站在患者的侧面，一只手放在患侧髋部，另一只手放在健侧肩部。患者向健侧迈一步，患腿跨过去并位于健腿的前面，试着把足放正并与健足平行。然后再用健腿迈一步，并连续向一个方向行走。

（2）向患侧行走。治疗师站在患者患侧，一只手放在患者的髂嵴上，使患侧躯干拉长，另一只手放在对侧骨盆上，使体重侧移至患腿，健腿横过患腿向前侧方迈步，双足要相互平行，并持续走一条直线。治疗师帮助阻止膝过伸的发生。

5. 促进向前行走

（1）稳定胸部使躯干向前。当行走时，应保持胸椎伸展或防止躯干侧屈。治疗师走在患者的侧方，并使患者的胸部稳定于伸展位。治疗师一只手放在患者剑突的位置，另一只手位于同等高度的胸部背面，并且拇指向上。双手稳定地扶住胸部于正确位置，沿着行走平面使胸部同时前移，患者相应地移动下肢。在患者移动时，治疗师也可帮助支撑躯干的部分重量。行走速度适当时治疗师也可用手引导躯干旋转。

（2）防止躯干侧屈和上肢的联合反应。患者应尽量保持双肩水平，因患侧肩部下垂常伴发上肢的联合反应，使上肢呈痉挛性屈曲模式。

（3）支撑患侧上肢。治疗师走在患侧，一只手帮助偏瘫的上肢前伸至肩屈90°,另一只手托于肱骨髁处，在和患者有节奏地向前行走时，引导其重心向前。

（4）抱球走。双臂抱球将帮助患者重心向前，加大步幅并防止上肢的联合反应。患者双手在球侧放平，齐肩水平，向前行走。治疗师有节奏地向前轻拉患者（图9-13）。当步行有节奏时，治疗师可通过向两侧轻轻移动球来引导躯干旋转。

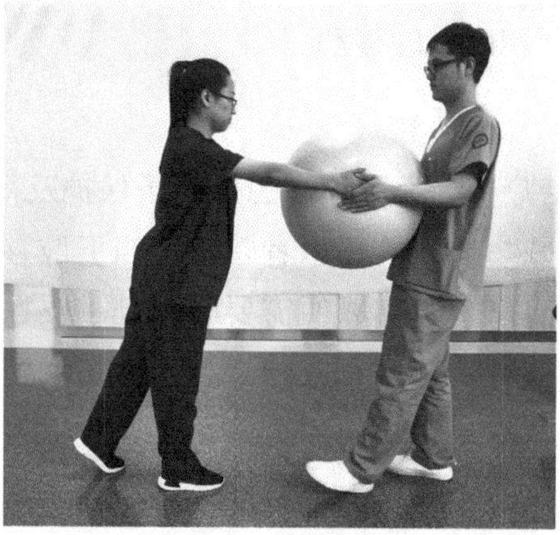

图9-13　抱球走，治疗师向前牵拉患者

（5）控制胸部关键点。在行走周期中，摆动患腿向前有困难者会用许多不同的代偿运动向前迈步。有些患者靠健侧髋的伸展、躯干向后晃动来摆动患腿向前，或者靠患侧提髋；有些靠健足的跖屈来给患腿向前摆动提供更大的空间，即使穿戴踝背屈支具或足托者也是如此。

治疗师手指伸展、掌指关节屈曲，用手背侧抵住患者的胸骨。腕关节于中间位，肘关节伸展，然后要求患者前倾抵抗治疗师的手，并保持躯干伸展，其运动杠杆的支点位于踝关节。因为患者体重向前，并且腹肌活动，通常患腿无须费力向前摆动，且不再向后仰、提髋和健足跖屈。

6. 兴奋性和抑制性拍打

加压拍打作为兴奋性刺激增加肌群的活动；抑制性拍打抑制异常运动模式。二者都可以促进行走。准确的时间控制是拍打的关键。

（1）髋关节伸肌的兴奋性拍打。髋关节伸肌的活动，可通过站立相开始时对髋伸肌群轻而准地拍打来实现，即在足跟着地那一刻让患足接触地面。

治疗师位于患者的前侧方，向前握住患手，手握住肘关节下面支撑患者的上肢并引导患者体重向前，患者的上肢与躯干成直角。

随着患者行走，在足接触地面时，治疗师另一只手手掌微屈，在患侧臀部施以向下向前的拍打（图9-14）。手与患者臀部接触要实，直至患腿开始向前运动。在摆动相治疗师把手迅速移开，准备下一个站立相开始时对髋伸肌的刺激。

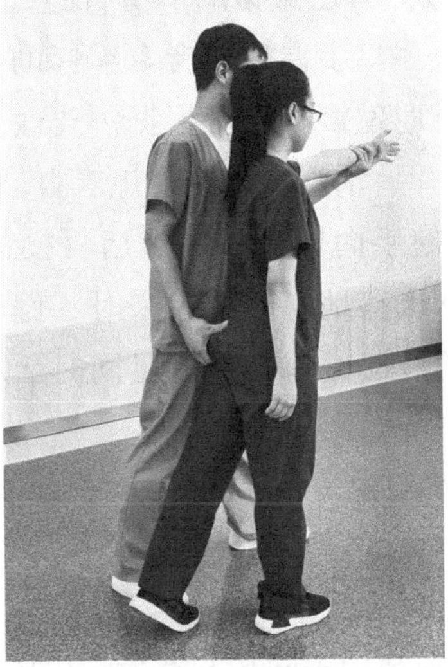

图9-14　患者行走时，治疗师在患侧臀部拍打

（2）下部腹肌的兴奋性拍打。促进和启动摆动相，可以握住患者的上肢于前伸位。如前所述，治疗师用另一只手的手背在患膝将屈的那一刻，快速拍打下腹部，手保持与患者接触直至患腿开始负重。站立相时把手移开，准备下一个摆动相。

准备迈步时，患者提髋并使髋后突。治疗师手掌微屈，向下、向前拍打患者臀部。

（3）抑制性拍打。如果在摆动相开始时，患者试图提髋或髋后突，治疗师可通过抑制性拍打抑制异常模式。行走时，握住患者上肢于前伸位来帮助引导体重前移。

治疗师用另一只手掌向下向前拍打患者的臀部，正好在提髋或髋后突前给予抑制，也就是在摆动相将要开始的那一刻。手一直放在患者臀部直至患腿开始负重，然后把手拿开准备下一步。

7. 促进减小步宽

为代偿躯干控制不良和保持平衡，很多患者的步宽大于正常范围。步宽的增大需要骨盆的进一步侧移，把体重移向负重的下肢，这样躯干肌会出现不当的使用，耗能也会增加，可以让患者沿直线行走来逐渐减小步宽。当患者能准确地把足踏在线上时，治疗师可用一只手从后面放在胸椎上以稳定胸部，另一只手放在前面剑突处，也可以通过矫正肩的摆动协助脚的摆动。

8. 重建步行节律

患者往往意识不到自己的步行缺乏节律或是已经改变了节律。练习行走有助于改善节律，这些活动还可以帮助体重前移，使行走更具自发性，而无需用心琢磨足的交替向前迈步。

（1）踩锣点行走。患者按照自己敲锣的节奏行走，迈一步敲锣一次。治疗师在前面一只手帮助患手抓住锣，另一只手握住患者拿锣锤的健手，引导他在准确的时间，即当足踏地的那一刻，有节奏地敲锣。也可根据需要改变节奏，可快可慢，患者按时迈步。一旦患者恢复了步行节律，治疗师可允许患者自己敲锣。

（2）健手拍球。患者用健手向地上拍球然后再接住。让他掌握球弹跳的时间，正好摆动相终末患足着地时球也落地；球弹起来时，健肢向前迈步，足着地时再接住球。此活动不仅强调节律，还可使健手与对侧足同时活动而不是保持在一固定位置，如外展和伸展位。

（3）双手拍大球。患者双手抱着一个大球，按固定节律向前走，边走边拍球。

（四）24小时管理

患者、家属、医师、治疗师和护士间相互合作，以团队的形式为患者准备运动学习的环境，治疗师设定有意义的目标，鼓励患者主动参加，反复练习，促进功能性皮质的重组及对环境的适应，并通过感觉信息的适当输入，获得功能性的日常生活活动，谋求有效的姿势及运动控制的改善。过程中要注意身体适当的对线，姿势稳定性的准备，非神经源性因素的减轻，压疮、变形与挛缩的预防及与生命相关的功能（如呼吸）的维持和改善等。

第十章 Brunnstrom技术

布伦斯特伦（Brunnstrom）技术由世界著名的瑞典物理治疗师西哥妮·布伦斯特伦确立，是用于偏瘫患者运动功能障碍的评价方法和治疗技术。1961年，Brunnstrom训练法作为神经生理学疗法在哥伦比亚大学物理疗法科应用并推广。布伦斯特伦所提出的对中枢性瘫痪本质的认识，为康复医学的发展奠定了坚实的理论基础。她提出的偏瘫康复治疗技术在国际上产生了很大的影响，为后来康复治疗技术的发展提供了宝贵的经验。

第一节 Brunnstrom技术概述

布伦斯特伦对脑卒中偏瘫患者的运动功能进行了长时间的临床观察和分析，结合大量文献资料，提出了脑损伤后恢复六个阶段，并利用这个规律创立了一套治疗脑损伤后运动功能障碍的方法。

一、Brunnstrom技术的基本治疗原理

布伦斯特伦认为，原始反射的出现和肢体的整体运动模式都是正常运动发育过程中早期的必然阶段。Brunnstrom技术的基本点是在脑损伤后恢复过程中的任何时期均使用可利用的运动模式来诱发运动的反应，以便让患者能观察到瘫痪肢体仍然可以运动，促进患者康复和主动参与治疗。它强调在整个恢复过程中逐渐向正常、复杂的运动模式发展，从而达到中枢神经系统的重新组合。

（一）正确认识原始反射

原始反射和肢体的整体运动模式是正常运动发育过程中必然出现的。中枢神经系统结构的成熟是从脊髓向脑干等上位中枢进展的过程，与皮层下结构相比，大脑皮质的髓鞘化稍迟。在正常的运动发育过程中，脊髓和脑干水平的原始反射会因高位中枢的成熟而被抑制。因此，布伦斯特伦认为原始反射的出现和肢体的整体运动模式都是正常运动发育过程中早期的必然阶段。脑卒中发生后，原始反射和肢体整体运动模式由

于脑损伤导致脱抑制而被释放出来，成为偏瘫患者恢复正常的随意运动以前必须经过的阶段。

（二）合理利用异常模式

中枢神经系统损伤之后的恢复，早期阶段应该利用病理性运动模式促进运动功能的恢复，之后再从共同运动模式向分离运动发展。

布伦斯特伦提出：中枢神经系统损伤之后的恢复过程是运动模式的变化，即通过联合反应、共同运动之后才会出现分离运动。那些异常的运动模式是恢复的必然阶段，没有必要也很难被抑制，而应该在恢复的早期阶段，利用这些运动模式来让患者活动自己的肢体，之后达到从共同运动模式向分离运动发展，最终实现患者进行独立运动的目的。

二、中枢神经系统损伤后的恢复阶段

布伦斯特伦对大量偏瘫患者进行观察，注意到偏瘫的恢复几乎是一个固定的连续过程，并由此提出了著名的恢复六阶段理论。

（一）Ⅰ阶段

弛缓阶段，患侧肌肉呈弛缓状态，肌张力消失。

（二）Ⅱ阶段

痉挛阶段，患肢开始出现运动，这种运动伴随着痉挛、联合反应和共同运动的特点，患者试图活动时出现不伴有关节活动的微弱肌肉收缩。

（三）Ⅲ阶段

共同运动阶段，痉挛程度加重，患者可以完成随意运动，但始终伴随着共同运动的特点。

（四）Ⅳ阶段

部分分离运动阶段，痉挛程度开始减轻，运动模式开始脱离共同运动模式的控制，出现了部分分离运动的组合。

（五）Ⅴ阶段

分离运动阶段，运动模式进一步脱离共同运动的模式，出现了难度较大的 分离运动的组合。

（六）Ⅵ阶段

协调运动阶段，痉挛消失，各关节可以完成随意运动，运动的协调性与速 度接近正常。

从第Ⅲ阶段过渡到第Ⅳ阶段，向第Ⅴ阶段发展时，是逐渐从肢体整体运动模式中脱离出来，引导不伴有共同运动的运动阶段。如手背到身体后面，肩胛带上提，肩关节伸展并稍外展，肘关节屈曲，将手伸向对侧腰后部，手背触后背的同时进行手的上、下运动。从第Ⅵ阶段开始，分离运动充分，痉挛消失，肩、肘、前臂、手的单关节运动正常或接近正常，但可能手在精细动作方面有所欠缺，患手大多可以进行活动或作为辅助手使用。

三、原始反射

中枢神经系统损伤后，由于上运动神经元的损伤使低位运动中枢脱离高位运动中枢的调节，使已经被抑制、在脑发育未成熟时才存在的原始反射重新出现，成为病理性反射，如能适当地利用这些反射的特点，则可以促进损伤后的康复。

（一）紧张性颈反射

紧张性颈反射包括对称性和非对称性两种。对称性紧张性颈反射是当颈屈曲/伸展时，双上肢产生与颈同样的运动，双下肢产生与颈相反的运动；非对称性紧张性颈反射是当颈旋转时，面侧的肢体趋向于伸展，而枕侧的肢体趋向于屈曲，又名“拉弓反射”。

对脑卒中患者来说，当从卧位向坐位转换伴屈颈低头时，由于对称性紧张性颈反射的影响，常因抬头导致下肢伸肌肌张力增高影响该动作的完成。当头转向健侧时，由于非对称性紧张性颈反射的影响，偏瘫侧的上肢屈肌张力增高，如果此时患者想伸展患侧上肢，就必须将头转向患侧。

（二）同侧屈伸反射

该反射是同侧肢体的单侧性反应。刺激上肢近端伸肌可引起同侧下肢伸展的倾向；相反，刺激上肢近端的屈肌可引起同侧下肢屈曲的倾向。

（三）交叉屈伸反射

当一侧肢体的伸肌受到刺激时，会引起该肢体和对侧肢体的伸展倾向；当一侧肢体的屈肌受到刺激时，会引起该肢体和对侧肢体的屈曲倾向。

（四）阳性支撑反射

当足底受到刺激时，引起踝关节跖屈及髋关节、膝关节伸展。

（五）紧张性腰反射

指骨盆固定时让患者躯干上部旋转，躯干转向侧上肢屈肌和下肢伸肌肌张力增高，而对侧上肢伸肌和下肢屈肌肌张力增高。

四、脑卒中后的运动模式

联合反应和共同运动是脑损伤常见的肢体异常活动表现。

（一）联合反应（associated reaction）

联合反应是脑卒中后的一种非随意性的运动和反射性的肌张力增高。当健侧肢体进行抗阻运动或主动用力时，诱发患侧相应肌群不自主的肌张力增高或出现运动反应。联合反应是伴随患侧肌群肌张力的出现而出现的。患侧的联合反应导致的运动模式与健侧的运动相似，但不同于健侧，而是原始的运动模式的表现。在仰卧位下，当健侧下肢抗阻内收时，患侧下肢出现相同的动作，下肢的这种联合反应又称为雷米斯特（Raimiste）现象。

（二）共同运动（synergy movement）

共同运动是偏瘫患者期望完成某项患肢活动时引发的一种不可控制的特定的运动模式。从由意志诱发这一点来看，它是随意的；从运动模式不能随意改变这一点来看，它又是不随意的。共同运动是脊髓水平的原始粗大运动，是脊髓中支配屈肌的神经元和支配伸肌的神经元之间交互抑制（reciprocal inhibition）关系失衡的表现。患侧的上下肢都可以表现为屈曲共同运动模式和伸展共同运动模式。上、下肢共同运动特征见表10-1。

表10-1　上、下肢共同运动特征

肢体部位		运动模式	
		屈曲共同运动	伸展共同运动
上肢	肩胛带	上抬、后撤	前突
	肩关节	屈曲、外展、外旋	伸展、内收、内旋
	肘关节	屈曲	伸展
	前臂	旋后	旋前
	腕关节	掌屈、尺偏	背伸
	手指	屈曲	伸展

续表

肢体部位		运动模式	
		屈曲共同运动	伸展共同运动
下肢	髋关节	屈曲、外展、外旋	伸展、内收、内旋
	膝关节	屈曲	伸展
	踝关节	背屈、外翻	跖屈、内翻
	足趾	伸展	屈曲

第二节　Brunnstrom技术的评价

偏瘫的运动功能评定是确定康复治疗目标、制订康复治疗计划、评定康复疗效不可缺少的理论依据。

一、偏瘫的恢复阶段

通过对偏瘫患者的长期、细致观察，结合大量文献，布伦斯特伦揭示了脑损伤后运动功能恢复过程及其规律，并成为对这类患者功能评定的理论基础。该理论认为脑损伤后恢复过程一般分为六个阶段：首先是急性期，患肢处于持续弛缓状态，无任何运动（1期）；随着恢复的开始，患肢出现联合反应、共同运动（或其若干要素）、最小的随意运动反应，痉挛出现（2期）；此后共同运动随意出现，显示有关节运动，痉挛进一步加重，达到高峰（3期）；之后共同运动模式逐渐减弱，分离运动出现，多种运动组合变得容易，痉挛减少（4期）；进一步脱离共同运动模式，可较好地完成独立运动及难度更大的组合运动，痉挛继续减少（5期）；最后，痉挛消失，可完成每个关节的运动，协调性接近正常（6期）。

二、Brunnstrom偏瘫运动功能评定

布伦斯特伦以脑损伤偏瘫患者上述疾病的发生、发展规律为基础，把患侧上肢、手、下肢功能各分为1~6期，各期的判断标准如表10–2。

表10-2　Brunnstrom偏瘫运动功能分期

部位	分期与表现	
上肢	1期：无随意运动	
	2期：开始出现轻微的屈曲共同运动（肩伸展过度，肘屈曲，肩外展、外旋，前臂旋后）	
	3期：能充分进行上两项运动，能进行伸展共同运动（肩内收、内旋时伸展，前臂旋前）	
	4期：	（1）肘屈曲位，前臂能部分旋前、旋后
		（2）肘伸展位，肩能前屈90°
		（3）将手向腰后旋转
	5期：	（1）肘伸展位，肩能外展90°　（前臂旋前位）
		（2）肘伸展位，肩能前屈180°
		（3）肘伸展位，前臂能旋前、旋后
	6期：正常动作或稍欠灵巧，快速动作不灵活	
手指	1期：无随意运动	
	2期：稍出现指的联合屈曲	
	3期：指能充分联合屈曲，但不能联合伸展	
	4期：	（1）全部手指稍能伸，总的伸展达不到全关节活动范围
		（2）拇指能侧方捏握
	5期：	（1）总的伸展可达全范围，能抓圆柱状物体、球形物、完成第三指对指
		（2）指伸展位外展
		（3）手掌抓握
	6期：指屈曲位外展，能投球、系纽扣，稍欠灵巧，大体上正常	
下肢	1期：无随意运动	
	2期：下肢的轻微随意运动	
	3期：坐位、立位时有髋、膝、足的屈曲	
	4期：	（1）坐位，膝屈曲90° 时，可将脚向后滑行
		（2）坐位，足跟接地，足能背屈
	5期：	（1）立位，髋伸展位能屈膝
		（2）立位，膝伸展位，脚稍向前踏出，足能背屈
	6期：	（1）立位，髋能外展并能超过骨盆上提范围
		（2）立位，小腿能内旋、外旋，伴有足内翻及外翻

第三节　Brunnstrom技术的治疗方法

Brunnstrom技术最基本的治疗方法是早期充分利用一切方法引出肢体的运动反应，并利用各种运动模式（不论这种运动是正常的还是异常的），再从异常模式中引导、分离出正常的运动成分。最终脱离异常的运动模式，逐渐向正常、功能性模式过渡。

一、Brunnstrom技术的治疗顺序

Brunnstrom技术的治疗原则要求任何治疗性的活动都必须以患者的恢复阶段为依据，因此要求治疗人员通过敏锐的判断力来决定合适的治疗措施以保证治疗效果。

（一）第I阶段

主要的治疗目的是通过对健侧肢体施加阻力，引出患侧肢体的联合反应或共同运动。常用方法有：利用健侧上肢的屈曲抗阻收缩，诱发患侧上肢的屈肌收缩；利用健侧下肢的屈伸，诱发患侧下肢的伸肌收缩。

（二）第Ⅱ至Ⅳ阶段

主要的治疗目的是利用联合反应、共同运动和部分原始反射，使运动成为功能性运动。常用方法有：患侧屈肌痉挛时，使头转向患侧，利用非对称性紧张性颈反射的作用使患侧伸肘；利用本体感受性刺激和局部皮肤刺激，促进较弱的肌肉收缩。

（三）第Ⅴ至Ⅵ阶段

主要的治疗目的是抑制共同运动模式的影响，加强随意运动。常用方法有：患者屈肘90°，使肘部保持在体侧，训练前臂的旋前/旋后动作；患者肩关节前屈30°~90°，肘关节保持伸展位时训练肘关节旋前/旋后动作；患者肩关节外展时，训练肘关节伸展；手指抓握、放松、随意伸展等功能的训练。

二、Brunnstrom技术的操作方法

早期床上卧位及床上训练和坐位训练，对后期康复有重要作用。

（一）卧位和床上训练

早期床上卧位的正确姿势对预防挛缩畸形的发生起着重要作用。

1. 床上卧位

以利用紧张性腰反射的作用，根据肢体肌张力的情况决定是否采取患侧卧位。如上肢屈肌痉挛的患者，患侧卧位有利于其保持伸展降低肌张力。由于对称性紧张性颈反射的影响，患者取仰卧时，上肢屈肌及下肢伸肌处于优势状态，若患者已经出现该痉挛模式则尽量不采取仰卧位。

2. 床上训练

床上翻身时，嘱患者头先转向运动的那一侧，以此利用紧张性腰反射、非对称性紧张性颈反射的作用协助该动作的完成。患者需从健侧卧位起床时，头转向患侧，利用非对称性紧张性颈反射的作用使患肢伸展，以便动作的完成。在髋关节、膝关节屈曲时，利用下肢屈肌共同运动使踝关节背屈肌群收缩。

（二）坐位训练

尽早进行坐位训练有利于提高躯干控制能力，促进更多的功能恢复。

1. 坐位平衡

坐位平衡训练方法具体参见第四章平衡训练。

2. 坐位平衡反应的诱发训练

坐位时，治疗师用手向前、后、左、右推动患者，破坏其平衡状态后使患者重新调整重心维持平衡。

3. 躯干前倾及躯干屈曲训练

躯干前倾是指躯干相对于大腿的屈曲运动，以髋关节为运动轴。其方法是让患者坐在靠背椅上，用健手托住患手，必要时由治疗师托住患侧肘关节，来诱导躯干和上肢的运动（图10-1）。患者躯干平衡能力差时，会出现患侧下肢外展（髋关节外展、外旋），这不利于患腿的负重。治疗师可用自己的膝部给予帮助，使患者下肢保持稳定。

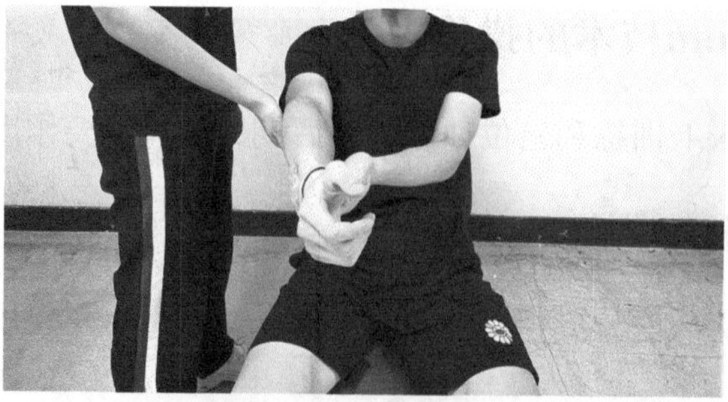

图10-1　躯干前倾训练

4. 躯干旋转训练

治疗师位于患者的身后，双手分别放在患者两侧的肩峰上。开始训练时，嘱患者目视前方，治疗师协助患者躯干的旋转并逐渐增加躯干旋转的角度。逐渐过渡到不仅完成躯干与骨盆的旋转，而且完成头、颈与躯干的旋转。最后，在完成躯干向一侧旋转的同时，头向另一侧做最大限度的旋转；一侧上肢外展，另一侧上肢内收。这一活动产生的是躯干—颈—上肢模式，活动中肩部屈肌、伸肌的共同运动交替出现，紧张性颈反射及紧张性腰反射得到强化，共同运动的要素增强。对不能诱发随意运动的患者，也能利用伸肌共同运动诱发躯干旋转。

5. 头、颈运动

头、颈运动即肩胛带运动诱发训练。患侧上肢放在面前的治疗台上，治疗师一只手放在患侧的肩上，另一只手放患侧的耳后。让患者用耳朵接触肩峰，治疗师用手给予抵抗。当阻力足够大时，可诱发肩上举及耸肩的活动（图10–2）。

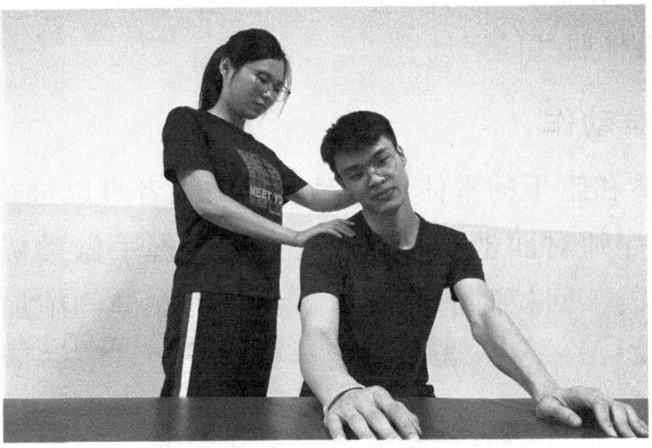

图10–2　头、颈共同运动

6. 肩关节的活动

当有肩痛时，被动活动肩关节会给患者造成很大的痛苦。如果在坐位下，进行躯干前倾的同时进行此动作则可以减少痛苦。当坐位躯干前倾时，治疗师托住患侧上肢，当躯干的前倾角度加大时，肩关节的活动范围也增大，以这种间接的方式获得肩的无痛运动。

7. 髋关节的活动

当坐位躯干前倾时，髋关节屈肌发生反应性的收缩。当躯干后仰时，髋关节屈肌及腹肌收缩以使姿势还原。这些躯干相对于下肢的活动，既是平衡训练，又是髋关节屈肌的活动。实际上，在坐位下重心后移时，躯干平衡是利用髋关节屈肌的活动来实现的。

（三）引导联合反应和共同运动

充分利用联合反应和共同运动达到治疗目的。

1. 屈肘

嘱患者健侧上肢屈肘，在屈肘过程中治疗师施加阻力。由于健肢的过度用力，患侧上肢也可出现屈肘动作。若让患者面向健侧，由于非对称性紧张性颈反射的影响，此时可进一步强化屈肘的动作。通过牵拉患侧的近端引起上肢的屈曲反应，也可轻叩斜方肌、肱二头肌引起上肢屈肌的共同运动。另一个可引起上肢屈肌共同运动的方法是从刺激肩脚上提开始，嘱患者头向患侧屈使头接近肩，在此过程中治疗师给予头和肩分开的阻力，以此加强斜方肌和肩胛提肌的收缩。

2. 伸肘

治疗师抵抗健侧上肢伸展，通过联合反应引导患侧上肢伸展。如让患者的头转向患侧，则由于非对称性紧张性颈反射的影响进一步加强伸展运动；也可轻叩患侧胸大肌、肱三头肌引起上肢伸肌共同运动。

3. 双侧抗阻划船样动作

利用来自健侧肢体和躯干的本体冲动对脑卒中患者难以进行的推、拉或往复运动进行促进。患者与治疗师对面坐，相互交叉前臂再握手做类似划船时推拉双桨的动作，向前推时前臂旋前，回拉时前臂旋后。治疗师在健侧施加阻力以引导患侧用力（图10-3）。

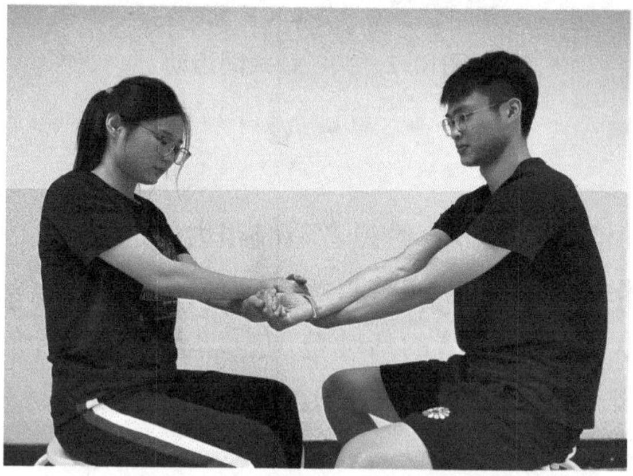

图10-3 双侧抗阻划船样动作

4. 下肢屈/伸联带运动

患者仰卧，健侧下肢伸展，嘱患者健侧下肢做抗阻屈伸动作，以此引导患侧下肢的屈曲。

5. 下肢外展/内收的联带运动

将患侧肢体置于外展位，然后嘱健侧下肢内收，在此过程中治疗师施加阻力，以此引导患侧下肢的内收；若欲引导患侧下肢的外展共同运动，将双下肢均置于中间位，然后嘱患者健侧下肢抗阻外展，以此引导患侧下肢的外展。

（四）引导分离运动

当共同运动充分时，如患侧的手能够完成抓同侧耳朵的动作等，则需要将共同运动的成分进行分离，来引导分离运动。

1. 肘关节屈/伸的分离运动

上肢的屈肌共同运动为肘关节屈曲时伴有肩关节的外展。引导分离运动时则是将肘关节的活动脱离肩关节的影响。患者取坐位，将肘置于面前的桌子上，然后进行肘关节的屈伸活动；或者，治疗师托住患侧肘关节，使上肢水平前伸，然后要求患者用手触摸对侧肩部，再将其回到上肢伸展位。

2. 手指的屈曲/伸展

当手指能够完全屈曲时，需要练习拇指与手指的相对运动，嘱患者握拳，拇指在四指外，然后拇指向小指方向滑动；也可将四指伸开，用拇指分别沿四指的指尖划向指根；或将四指伸展，然后保持指间关节的伸展，练习独立屈曲和伸展掌指关节。

3. 下肢的屈曲/伸展

患者在双杠内取站位，练习小幅度的膝关节屈曲和伸展；也可以嘱患者在患腿摆动时练习踝关节的背屈和跖屈。

（五）日常生活练习

生活中利用共同运动的举例：上肢伸展内收时旋转门把手；用患手梳头；将外衣搭在前臂上；患手握皮包带；患手拿牙刷、抓火柴盒等；书写时用患手固定纸；患手穿过衣袖；利用患侧上肢和躯干夹住物体等。

第十一章　Rood技术

Rood 技术由美国物理治疗师和作业治疗师玛格丽特·鲁德（Margaret Rood）在20世纪50年代提出，又称多种感觉刺激疗法。应用正确的感觉刺激，按正常的人体发育过程来刺激相应的感觉感受器，就有可能加速诱发运动反应或引起运动兴奋，并通过反复的感觉刺激而诱导出正确的运动模式。

第一节　Rood技术概述

Rood技术源于19世纪发育学和神经生理学理论的发展，其主要观点是：感觉输入决定运动输出；运动反应按一定的发育顺序出现，身、心、智是相互作用的。其技术重点强调有控制的感觉刺激，按人体个体的发育顺序，利用运动以诱发出有目的的反应，又称为多感觉刺激疗法。

一、Rood技术基本概念

Rood技术的基本理论基于人体先天存在的各种反射，它们通过不断的应用和发展，因反复的感觉刺激不断地被修正，直至大脑皮质达到控制为止。Rood技术的介绍多数都来自美国的爱丽丝（Anna Jean Ayres）等人，他们主要运用感觉统合（sensory integration）来阐释Rood技术的部分理论。尽管神经科学的发展对很多原有的理论提出了质疑，但是感觉刺激对运动的重要性一直得到重视。

二、Rood技术基本理论

Rood技术有以下理论支持。

（一）适当的感觉刺激可以引起正常运动的产生和肌张力的正常化

鲁德认为肌纤维的性质不同，每块肌肉具有不同的功能。它们因不同的感觉刺激而产生不同的运动模式，即按照特定的感觉输入获得特定的运动输出的顺序进行。大部分动作的完成需要多块肌肉以协同收缩的形式参与，包括主动肌、拮抗肌和协同肌。但是有些肌肉是在轻负荷（灵活性）的活动中发挥作用，而有些是在重负荷（稳定性）的运动中发挥作用。

1. 感觉刺激的两种反射形式

（1）与γ纤维传出有关的皮肤—肌梭反射。

刺激覆盖在肌腹、肌腱附着点上的皮肤，冲动传入脊髓，通过γ纤维传出到肌梭，根据刺激的性质和方式的不同对被刺激的肌肉产生促进或抑制作用。

（2）与γ纤维传出无关的皮肤—肌梭反射。

刺激皮肤上的毛发，通过毛发感觉传入神经冲动，经脊髓—丘脑束传入大脑皮质运动区，引起锥体束始端的细胞兴奋，再通过皮质—脊髓束传至脊髓，由α纤维传出到肌肉，同样也产生促进或抑制作用。

2. 利用这个理论在进行治疗时需要注意的问题

（1）感觉刺激要适当。

鲁德认为，正确的感觉输入是产生正确运动反应的先决条件，有控制的感觉输入可以反射性地诱发肌肉反应，而诱发的肌肉反应可以用来强化脊髓以上中枢神经对这些反应的控制能力。因此感觉刺激的应用要适当，必须根据患者个体的发育水平，逐渐地由低级感觉性运动控制向高级感觉性运动控制发展，这样才有可能使肌张力正常化，并诱发所需要的运动反应。

（2）完成的动作要有目的。

鲁德认为，在治疗的过程中，患者所要完成的动作要有目的性，通过有目的的感觉运动反应来诱导出皮质下中枢的动作模式，可使主动肌、拮抗肌、协同肌相互之间的作用更加协调。

治疗案例

（二）利用运动控制发育的阶段促进运动控制能力

鲁德认为，个体发育规律中，从局部考虑，运动控制能力的发育一般为先屈曲、后伸展，先内收、后外展，先尺偏、后桡偏，最后是旋转。在远近端稳定性及运动性的问题上，应为肢体近端固定—远端活动—远端固定—近端活动—近端固定—远端活动技巧的学习。鲁德将个体运动控制的发育水平划分为四个阶段。

1. 关节的重复运动阶段

任何动作的形成和掌握都需要经过主动肌收缩与拮抗肌抑制的反复练习，这种重复性运动在运动学习的初期往往是一种无目的性的运动。例如，新生儿自由舞动上、下肢是这一阶段的典型活动。

2. 关节周围肌群的协同收缩阶段

协同收缩提供的是稳定性，是一种张力性（静态性） 主缩肌与拮抗肌协同收缩的模式，这种模式使个体有能力保持一种体位或较长时间地稳定一个物体。此时表现为肢体近端关节固定，允许远端部分活动。

3. 远端固定，近端关节活动阶段

这是一种闭链运动，较容易完成和掌握。例如，婴儿在四肢处于手膝位支撑阶段，还未学会爬行之前，先手脚触地，躯干做前后摆动。

4. 技巧性活动阶段

技巧性活动是最高水平的运动控制，是活动性和稳定性的结合。它往往要求近端固定，活动远端。如画家创作时需要肩及身体很高的稳定性，以及手和腕关节准确的灵活性。

（三）利用个体运动发育顺序促进运动控制能力

鲁德认为，按个体运动发育的规律来说，从整体上考虑其顺序是仰卧屈曲—仰卧至侧卧—俯卧伸展—颈肌的协同收缩—俯卧肘支撑—四点/手膝位—站立—行走。下面介绍鲁德根据人体发育学规律总结出来的八种运动模式。

1. 仰卧屈曲模式

这是一种保护性的姿势，指仰卧位时，躯干处于屈曲状态，四肢位于双侧对称的位置或在胸前交叉。鲁德将该模式用于治疗屈曲模式缺乏和伸肌张力高的患者（图11–1）。

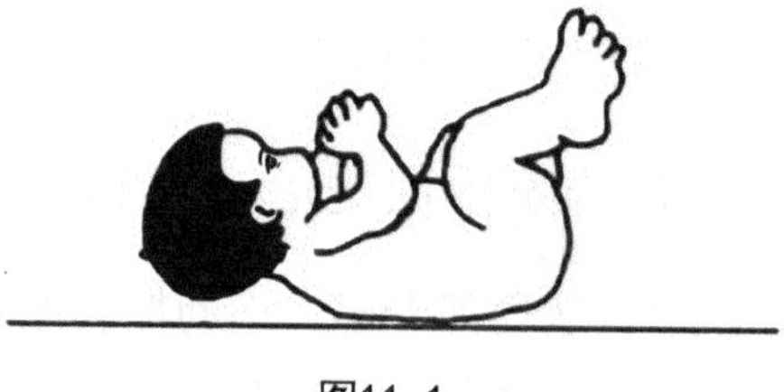

图11–1

2. 仰卧至侧卧模式

同侧上、下肢屈曲—转体。该活动激活躯干侧屈肌，可以用于仰卧时张力性反射占主导的患者（图11–2）。

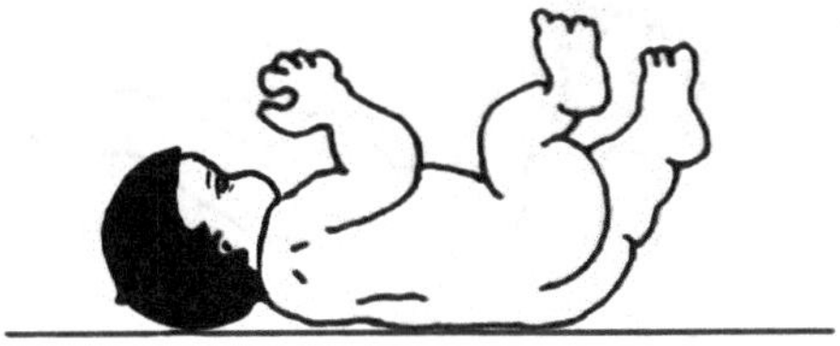

图11-2

3. 俯卧伸展模式

俯卧位时，颈、肩、下肢及躯干较易伸展，身体的中心位于第10胸椎水平，这种姿势最稳定。由于这种姿势可以进一步增加肌张力，因此，伸肌张力高的患者应该尽量避免使用（图11-3）。

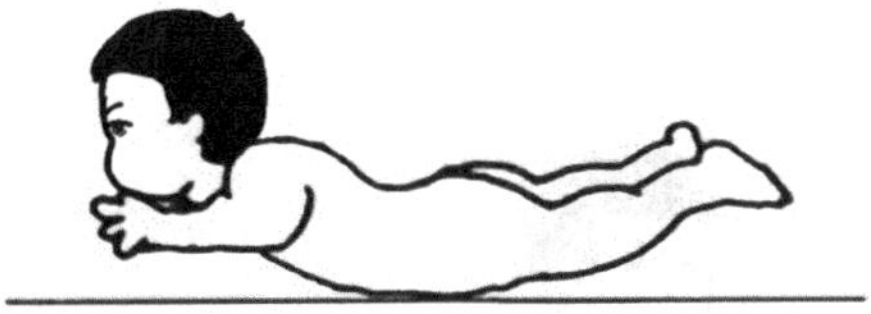

图11-3

4. 颈肌的协同收缩模式

表现为俯卧位时能抗重力抬头并维持稳定。重力的作用刺激了颈部的本体感受器和斜方肌的上部，使颈肌有能力抗重力收缩来保持头的后仰。这是促进头部控制的一个比较理想的模式（图11-4）。

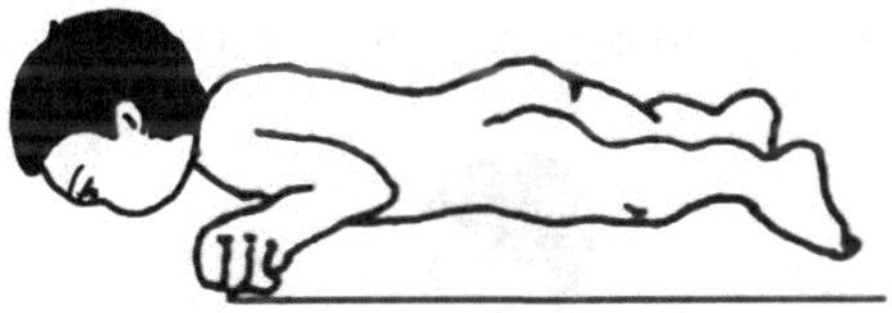

图11-4

5. 俯卧肘支撑模式

俯卧时，上肢放在胸前，使得肩前屈，肘屈曲，抬头，上肢负重。这是一种促进脊柱伸展的模式，脑瘫患儿在训练对脊柱的控制能力时常采用此模式。但由于此模式较易加强上肢屈肌痉挛，因此，对有上肢屈肌痉挛的患者应慎用（图11-5）。

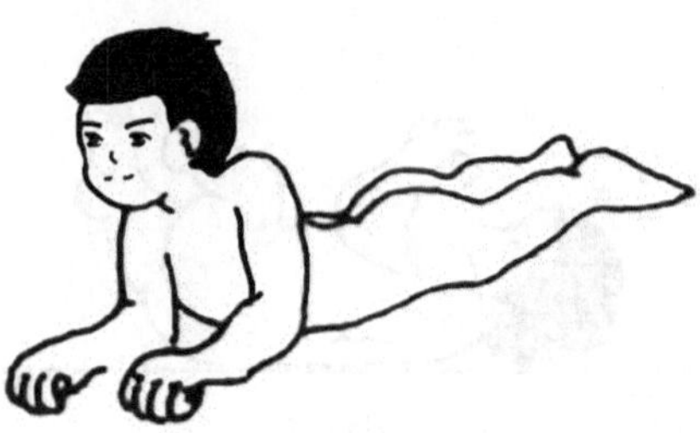

图11-5

6. 四点/手膝位模式

表现为手和膝关节可以同时放置在地上支撑躯体。当颈和上肢保持稳定时，可利用这一体位以刺激下肢与躯干的协同收缩。治疗时，应该先在静态下训练，即先训练患者在手膝位支撑的静止状态下保持躯体稳定，然后再训练在移动的状态下保持躯体的稳定（图11-6）。

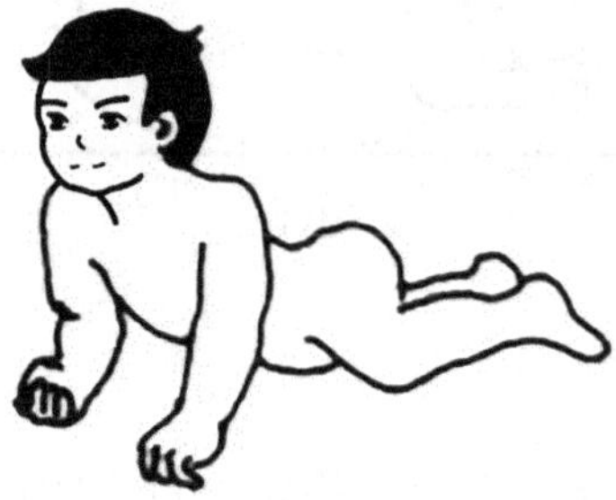

图11-6

7. 站立

首先是下肢站立不动，然后，单腿站立，再完成重心转移（图11-7）。

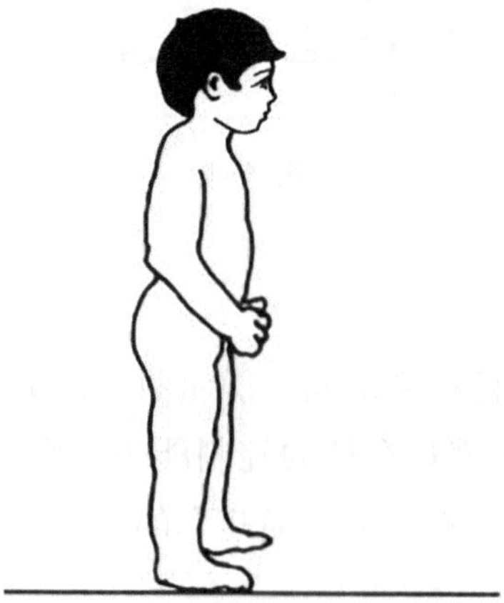

图11-7

8. 行走

行走是活动性、稳定性和技巧性能力的综合体现。需要有能力支撑体重、保持平衡及一侧持重一侧移动的能力。它是一个极其复杂的过程，需要全身各个部分的协调（图11-8）。

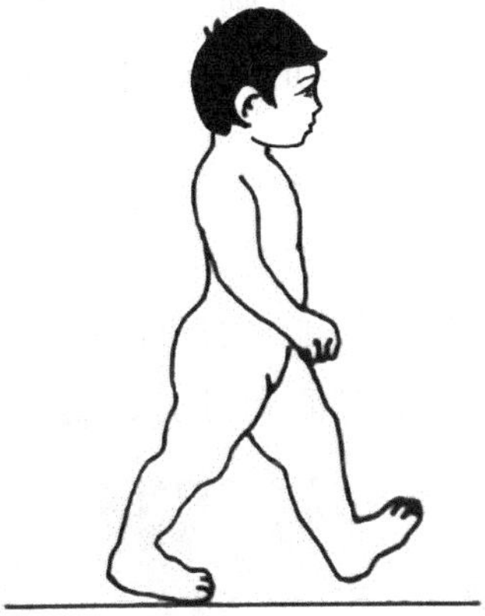

图11-8

第二节　Rood技术的治疗方法

Rood技术可分为促进技术和抑制技术，主要遵循以下原则进行治疗：①由颈部开始到尾部结束。②由近端开始向远端进行。③由反射运动开始过渡到随意运动。④先利用感受器，后利用本体感受器。⑤先进行两侧运动，后完成一侧运动。⑥颈部和躯干先进行难度较高的运动，后进行难度较低的运动；四肢是先进行难度较低的运动，后完成难度较高的运动。⑦两侧运动之后进行旋转运动。

一、促进技术

促进技术是指利用皮肤、本体感觉等刺激来诱发肌肉反应，主要技术包括以下六种。

（一）触觉刺激

触觉刺激包括快速刷擦和轻触摸。

1. 快速刷擦

刺激C纤维，活化末梢（γ纤维的末梢），诱发主动肌收缩，抑制拮抗肌收缩，15~30s显效，30~40min时疗效达到高峰。可以用软毛刷或根据情况选择不同硬度的毛刷，多采用以下两种方法。

（1）一次刷擦。在相应肌群的脊髓节段皮区刺激，如30s后无反应，可以重复3~5次。这种方法适用于意识水平较低而需要运动的患者。

（2）连续刷擦。在治疗部位的皮肤上做3~5s来回刷动。诱发小肌肉时每次要小于3s，休息2~3s后再进行下一次，每块肌肉刺激1min，诱发大肌肉时没必要间隔3s。

刷擦一般由远端向近端进行，而挤压刺激是由近端向远端进行，注意两者不能混用。使用电动刷时要注意频率，超过360r/s时对神经系统有抑制作用。改良的电动橡皮擦比较好用。

2. 轻触摸

轻触摸是指用轻手法触摸手指或足趾间的背侧皮肤、手掌或足底部，以引出受刺激肢体的回缩反应，对这些部位的反复刺激则可引起交叉反射性伸肌反应（图11-9）。

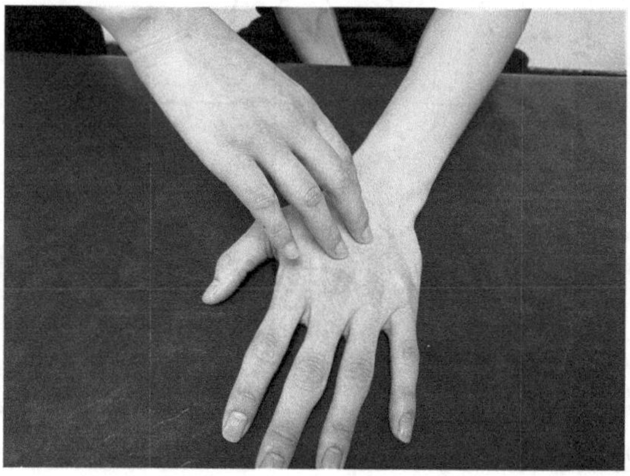

图11-9　轻触法

（二）温度刺激

常用冰来刺激，因为冰（温度-12℃~-17° C）具有与快速刷擦和触摸相同的作用。具体方法有两种。

1. 一次刺激法

用冰一次快速地擦过皮肤。

2. 连续刺激法

将冰按5次/3~5s放在局部，然后用毛巾轻轻蘸干，以防止冰化成水。一般30~40min后疗效达到高峰。这种方法可以引起与快速刷擦相同的效应。由于冰可以引起交感神经的保护性反应（血管收缩），因此应避免在背部脊神经后支分布区刺激。用冰快速刺激手掌与足底或手指与足趾的背侧皮肤时，可以引起与轻触摸相同的效应——反射性回缩。当出现回缩反应时应适当加阻力，以强化刺激效果。

（三）轻　叩

轻叩皮肤可刺激低阈值的α纤维，从而引起皮肤表层运动肌的交替收缩，低阈值的纤维易于兴奋，通过易化梭外肌运动系统引出快速、短暂的应答。轻叩手背指间或足背趾间皮肤及轻叩掌心、足底均可引起相应肢体的回缩反应。重复刺激这些部位还可以引起交叉性伸肌反应。轻叩肌腱或肌腹可以产生与快速牵拉相同的效应（图11-10）。

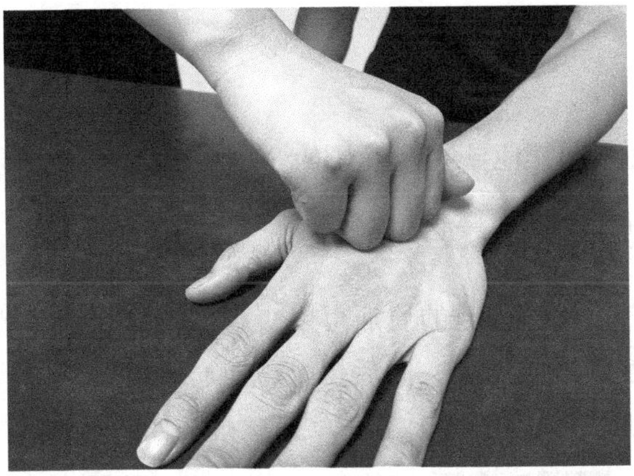

图11-10　轻扣法

（四）牵　伸

快速、轻微地牵伸肌肉，可以立即引起肌肉收缩反应，利用这种反应达到治疗目的。牵拉内收肌群或屈肌群，可以促进该肌群收缩而抑制其拮抗肌群。牵拉手或足的固有肌肉可引起邻近固定肌的协同收缩，用力握拳或用力使足底收紧可对手和足的小肌群产生牵拉，可使近端肌群易化，若此时这一动作在负重体位下进行，近端关节肌群成为固定肌，可以促进这些肌群的收缩，从而进一步得到易化。

（五）挤　压

按压肌腹可引起与牵拉肌梭相同的牵张反射；用力挤压关节可使关节间隙变窄，可刺激高阈值感受器，引起关节周围的肌肉收缩。当患者处于仰卧位屈髋、屈膝的桥式体位，屈肘俯卧位；手膝四点位或站立位抬起健侧肢体而使患侧肢体负重等支撑体位时，均可产生类似的反应。对骨突处加压具有促进、抑制的双向作用，如在跟骨内侧加压，可促进小腿三头肌收缩，产生足跖屈动作；相反，在跟骨外侧加压，可促进足背屈肌收缩，抑制小腿三头肌收缩，产生足背屈动作。

（六）特殊感觉刺激

鲁德常选用一些特殊的感觉（视、听觉等）刺激来促进或抑制肌肉的活动。视觉和听觉刺激可用来促进或抑制中枢神经系统：光线明亮、色彩鲜艳的环境可以产生促进作用，而光线暗淡、色彩单调的环境则有抑制作用；节奏性强的音乐具有易化作用，轻音乐或催眠曲则具有抑制作用；治疗者说话的音调和语气也可影响患者的动作、行为。

二、抑制技术

抑制技术适用于痉挛和其他导致肌张力增高的情况，主要技术包括以下五种。

（一）挤压关节以缓解痉挛

此法可使偏瘫患者因痉挛引起的肩痛得以缓解。在治疗偏瘫者患肩疼痛时，治疗师可以托起患者肘部，使其上肢外展，然后把上臂向肩胛盂方向轻轻地推，使肱骨头进入盂肱关节窝，保持片刻，可以使肌肉放松，缓解疼痛（图11-11）。

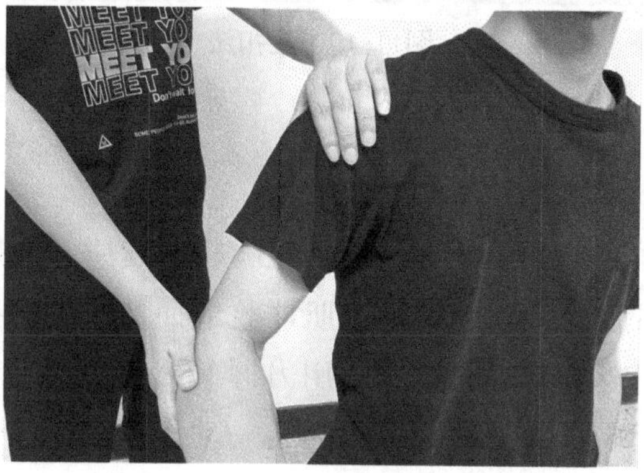

图11-11 挤压关节

（二）在肌腱附着点加压

在痉挛的肌肉肌腱附着点持续加压，可使这些肌肉放松。

（三）用较轻的压力从头部开始沿脊柱直到骶尾部按压

反复对后背脊神经支配区域进行刺激，可反射性抑制全身肌紧张，达到全身放松的目的。

（四）持续的牵张

此法可以是持续一段时间的牵拉，也可以将处于被拉长的肌肉通过夹板或石膏托固定进行持续牵拉，必要时更换新的夹板或石膏托使肌腱保持拉长状态。

（五）其他方法

缓慢地将患者从仰卧位或俯卧位翻到侧卧位缓解痉挛。通过中温刺激、不感温局部浴、湿热敷等使痉挛肌肉松弛。远端固定、近端运动，适用于手足徐动症等情况。如让患者取手膝位，手部和膝部位置不动，躯干做前、后、左、右和对角线式的活动。如果痉挛范围较局限，可缓慢地抚摩或擦拭皮肤表面，也同样能达到放松的目的。

第十二章　本体感觉神经肌肉促进技术（PNF）

本体感觉神经肌肉促进技术（proprioceptive neuromuscular facilitation，PNF）由美国神经生理学家和内科医师赫尔曼·卡巴特（Herman Kabat）博士于20世纪40年代创立，并首先在脊髓灰质炎患者的康复治疗中使用。半个多世纪以来，PNF得到不断的发展和完善，已经成为多种神经肌肉系统疾病的有效康复治疗手段，目前广泛应用于康复医学发达的国家，成为康复治疗师的基本治疗手段之一。

第一节　PNF概述

PNF由赫尔曼·卡巴特（Herman Kabat）创立，物理治疗师玛格丽特·诺特（Margaret Knott）和多萝西·沃斯（Dorothy Voss）参与了此项技术的发展工作，并把PNF技术的应用范围从小儿脊髓灰质炎与骨科疾患的康复治疗，逐步扩展到中枢神经系统障碍的康复治疗。1956年，苏珊·阿德勒（Susan Adler）等人合作发表了第一部关于PNF理论与技术的专著——《PNF的模式与技术》，促进了PNF技术的推广与普及。

一、PNF基本概念

本体感觉神经肌肉促进技术（PNF）,是通过对本体感受器刺激，达到促进相关神经肌肉反应，以增强相应肌肉的收缩能力的目的，同时通过调整感觉神经的异常兴奋性，以改变肌肉的张力，使之以正常的运动方式进行活动的一种康复训练方法。

PNF是一种治疗观念，是一种全新的哲学思想，即所有人类包括残疾人，都具有尚未被利用的潜能（Kabat，1950）。由此，PNF有一些基本原则：①PNF的每一种治疗都是针对整个人，而不是针对某一个特殊问题或身体的某一部位；②治疗方法是积极的，加强并使用患者躯体、心理水平上能做到的活动；③治疗的主要目标是帮助患者达到他们功能的最高水平。

二、PNF理论基础

PNF是以发育和神经生理学原理为理论基础，强调整体运动而不是单一肌肉的活动。其特征是躯干和肢体的螺旋和对角线助动、主动和抗阻运动，类似于日常生活中的功能活动，并主张通过语言和视觉刺激以及一些特殊的治疗技术来引导运动模式，促进神经肌肉反应。主要包括以下四个方面。

（一）正常的运动发育

按照从头到脚、由近及远的顺序发展。在治疗中，首先应注意的是头颈的运动发展，然后是躯干，最后是四肢。理论上，肢体功能恢复是按照近端到远端的顺序。因此，只有改善了头、颈、躯干的运动之后，才有可能改善四肢的功能；只有肩胛带稳定之后，才有可能发展上肢的精细动作技巧。对于下肢的康复治疗也是如此。

（二）早期运动

由反射活动控制，成熟的运动通过姿势反射等机制予以增强。换言之，在婴儿期存在的反射活动发展到成人期并不会完全消失，而是整合在各种神经系统的功能中。例如，在治疗中，通过利用非对称性紧张性颈反射来增强患者一侧上肢肘关节的伸展等。

（三）屈肌/伸肌互补

早期的动作是在屈肌和伸肌优势相互转换、相互影响中向前发展。例如，婴儿在试图保持坐位时，即屈肌为主；当他学习向前爬行时，手和脚的伸肌占优势，向后爬时，则屈肌占优势。在治疗中，治疗师可以利用这种运动发育的周期性倾向，选择性地进行治疗。例如，在治疗患者时，如果其屈肌张力过高，就选择伸肌优势的动作加以治疗；如果伸肌张力过高，就选择屈肌优势动作。

（四）运动控制

人体运动控制能力的发育须经过四个阶段，即活动性、稳定性、控制性和运动技能。

1. 活动性

活动性是指人体早期的运动是无目的的反射性活动，之后逐步发展到有目的的功能性活动。运动活动性的先决条件是所涉及的关节必须具有一定的主动和被动活动范围。在实际操作中，患者经常由于关节挛缩、肌张力异常、肌肉短缩等原因而导致其运动缺乏可动性。因此，在实际的康复治疗中，提高身体各关节的活动性就成为治疗要达到的首选目标。

2. 稳定性

稳定性分为张力性保持和肌肉的协同收缩能力。张力性保持是指姿势肌张力保持在短缩范围的收缩以对抗重力或治疗师所施加的阻力。肌肉的协同收缩能力主要是指主动肌与拮抗肌协同收缩以完成正常运动，维持身体姿势与关节的稳定。如果两者协同作用的平衡被打破，那么运动的质量就会下降。因此，PNF的一项主要目标就是发展主动肌与拮抗肌肌力的平衡能力。

3. 控制性

控制性是指身体在稳定性的基础上从静态的稳定逐步发展到动态稳定的过程，通常是指身体重心的转移和动作的转换。例如，起坐动作的训练，当患者身体重心前移时，在保持自我身体平衡的前提下，独立地完成从坐位到立位的转换。

4. 运动技能

运动技能是运动控制能力发展的最高阶段，是指以一正常的运动模式与顺序，来完成具有某一特定目的及功能的活动。例如大量的日常生活活动。实际操作中，在遵循运动控制能力发展的四个阶段的同时，治疗师要根据患者的具体情况，合理地把 PNF 与功能性活动结合起来，加快患者生活自理、回归家庭和社会的进程。

（五）总体运动模式

正常运动的发育具有一定的规则和顺序，遵循总体模式和姿势顺序，依靠肌群间的相互平衡与协调收缩完成。总体运动模式发展为对称—不对称—反转—单侧—对侧—斜线反转。虽然正常运动具有规律的程序，但各部分之间可以相互交叉重叠，并非按部就班，其间可有跳跃。例如，在康复治疗中，治疗师并非要等患者的坐位平衡很好以后，才能够进行站立训练。

（六）功能性活动

人体的功能性活动具有目的性。它由若干肌群以总体模式出现，并附加相反的活动才可以完成，即活动的动作具有自发性、节律性、逆转性。PNF强调与功能活动相关的动作和模式的训练。例如，训练患者从椅子上站起的同时，也要训练由站立到坐下；同样，在日常训练中，如更衣动作，患者必须同时练习穿衣和脱衣。如果患者不能进行动作方向的逆转，他的功能性活动肯定会受到限制。因此，在治疗中必须进行方向的节律性逆转，在强化主动肌与拮抗肌重新建立其平衡收缩能力的同时，也提高了患者独立生活的能力与质量。

（七）学习对运动的影响

运动行为的改善取决于运动的再学习。在治疗中，治疗师应充分利用肌腱、关节等本体感受器以及视听感觉的反馈、环境的影响等因素的刺激来加快患者对运动的学习与掌握过程。随着训练的不断重复，感觉提示逐渐减少，最终发展到患者能独立、自如地完成各种功能性活动。

三、基本的神经生理学原理

以下是查尔斯·谢林顿（Charles Sherrington）的著作中有关神经生理学原理的最基本术语，熟悉这些术语有助于对PNF的理解和掌握。

（一）交互神经支配（或交互神经抑制）

当主动肌收缩时，拮抗肌的活动会受到抑制。在人体的协调活动中，交互神经支配是必要的组成部分。PNF中的放松技术利用了此原理。

（二）连续性诱导

拮抗肌受刺激产生肌肉的收缩后，可引起主动肌的兴奋并使之产生收缩。PNF中涉及的逆转技术就是利用了这种特性。

（三）扩　散

当刺激的强度和数量增加时，人体产生反应的强度和传播速度也随之增加。这种反应可以是兴奋性或者是抑制性的。

（四）后续效应

停止刺激后，其反应仍会持续。随着刺激强度及时间的增加，延续的作用也随着增加。在持续静态肌肉收缩后，其肌力增加的现象是后续效应的结果。

（五）时间总和

在特定的时间内，连续阈下刺激的总和造成神经肌肉的兴奋。

（六）空间总和

同时在身体的不同部位给予阈下刺激，这些刺激可以相互加强引起神经肌肉的兴奋。

第二节　PNF评价

无论治疗过程中使用何种技术，都应进行全面的康复评定。根据评定，对患者的功能和障碍情况进行详细的评定和记录，如关节活动度、肌张力、肌力和耐力、感觉、平衡、协调性、运动控制、发育顺序、转移、日常生活活动、认知功能等。

一、PNF评价的原则

掌握以下原则是非常重要的。

（一）评定的顺序应从近端到远端

近端通常具有的功能都与人体重要活动有关，应该先予以评定。常用的方法是先观察生命体征及其相关的功能，同时寻找残缺、无力和不对称的地方，如呼吸、舌肌运动、软腭反射、吞咽、发音、听力、视力和眼的控制以及对触觉的反应等。因为颈部运动模式是上肢运动模式的基础，所以接下来就应评定颈部，然后再考虑躯干上部、上肢、躯干下部、下肢等部位。

（二）按照从头到尾的方向评定

观察头、颈和脊柱，着重了解以下内容：①运动范围是否受限；②稳定性如何；③是屈肌占优势还是伸肌占优势；④活动受限的原因，如肌无力、不协调、痉挛等；⑤是否能做某个姿势，并能维持；⑥主要问题是在近端还是在远端；⑦何种技术或体位能提高患者的反应。

（三）观察肢体的运动

在评定时治疗师应和患者一起做动作，通过检查肢体的被动、主动和抗阻运动了解以下内容：①运动的质量，如肌张力和运动的控制等；②拮抗肌是否平衡；③头、颈和脊柱是否有支撑能力。

（四）观察功能性活动

在合适的体位下，如站立位、坐位、手膝位等，让患者做单一的或者组合的运动模式，注意：①有无运动丧失；②在进行某一功能性活动时与正常人的区别；③与正常人相比所处的发育阶段；④患者治疗的目的和期望，以及他想做并能做的动作。

二、PNF评价的方法

以PNF理论为指导，首先明确目前患者所具有的功能，最后识别具体的功能障碍。

（一）具备的功能

应通过以下几个方面进行判断：无痛；有较强的肌力；能够移动并有一定的稳定性；有协调并可控制的运动。

例如，右侧偏瘫的患者，按上述要求评定其所具有的功能：①左侧肢体是否有力而无痛，可通过训练左侧肢体，利用扩散和增强操作治疗右侧肢体。②能利用左侧上、下肢从仰卧位翻身到俯卧位、从俯卧位翻到仰卧位、独立地在床上改变体位，这样，可以利用翻身来增强躯干和右侧肢体功能。③能在1min内从仰卧位坐起和躺下，这样，通过对这一活动的抗阻就可以增强躯干和右侧肢体。④具有良好的坐位平衡，这样，可以在坐位对患者进行训练。⑤能独立地从椅子上起来，这样，可能通过对抗这个活动来增强右侧肢体的肌力。⑥具有良好的站立位平衡，这样，可以在站立位对患者进行训练。⑦在手杖和右下肢踝足矫形器的帮助下能够行走，这样，可能利用行走过程中的抗阻来增强躯干和下肢的肌力。⑧能利用右下肢跨步和负重，这说明他的右下肢有一定的力量和控制能力，也就可以在行走时利用抗阻手段进行训练。⑨右髋和右膝有正常的皮肤感觉和位置觉，这样训练时就可以无须通过视觉来控制右髋或者右膝的运动。

（二）功能障碍

1. 综合功能丧失

静态不能维持某个位置；不能运动或控制运动。

例如，某患者综合问题有：①右上肢无随意运动；②当右上肢前屈超过120°时，右肩出现疼痛；③行走时在支撑期右髋关节不能后伸；④行走时右踝关节痉挛程度增强；⑤发音不清；⑥进食后有食物滞留在牙齿和右颊之间；⑦坐位和站立位时，右侧躯干缩短，左侧肢体负重。

2. 具体功能丧失

①疼痛；②活动度下降，肌肉紧张、缩短或关节受限；③无力；④感觉丧失；⑤视觉、听觉缺陷；⑥运动控制不足；⑦缺乏耐力。

例如，某患者具体问题有：①因疼痛导致肩关节活动度下降，肩关节末端感觉是空的；②除疼痛时有感觉外，通常对右上肢无意识；③右下肢肌力广泛减退；④由于髋屈肌紧张和骨盆的灵活性下降，仰卧位右髋关节不能主动伸直；⑤由于肌肉控制能力下降，患者右下肢不能在屈膝时伸髋和在伸膝时屈髋；⑥由于肌肉紧张，右踝关节被动背屈小于 5°，并且无随意运动；⑦面部右下侧有明显的肌无力。⑧右侧肩胛骨被动运动受限，主动运动也较差。

三、PNF的治疗目标

在进行详细的评定之后，就需要确定总的和具体的（长期和短期）治疗目标。

（一）总的治疗目标

常常以功能活动来描述总的治疗目标，例如：①使活动困难的患者能够在床上独立地从仰卧位转移到坐位；②使膝关节功能障碍的患者能够在6min内在无痛的情况下跑完1.6km的路程；③使脑卒中患者利用拐杖和踝矫形器在20min内行走8m的路程。总的治疗目标不是固定不变的，应根据实际情况变化进行相应的调整。

（二）具体的治疗目标

具体的治疗目标是为每一个治疗活动和治疗阶段设立的，通过一个又一个具体的治疗目标的完成，最后实现总的治疗目标。例如，就上述总的治疗目标设定具体的治疗目标：①为使患者能从仰卧位转移到坐位，先训练他在15min内做10个从仰卧位到侧卧位及返回的动作；②为使右侧膝关节能够负重，先训练在仰卧位左下肢伸直的情况下屈曲右髋右膝，做右下肢的“单桥”（使臀部离开床面）运动，每次维持30s；③为进行重心转移，先要在稳定的位置进行训练，如在坐位训练患者独立地将重心从右侧坐骨结节转移到左侧坐骨结节。

四、PNF的治疗计划

制订治疗计划前，治疗师首先要列出患者的需求。

例如：①减轻疼痛；②增大关节活动度；③增强肌力、协调性和运动控制能力；④改善平衡能力；⑤增强耐力。然后制订出满足具体需要和功能要求的治疗计划。

治疗师还需要考虑以下因素：①选择直接治疗或间接治疗的方法；②选择适宜的活动，此时要注意其动作和稳定性及肌肉收缩的类型；③选择适宜的技术和治疗程序；④选择适宜的运动模式及其组合；⑤选择最有利于患者和治疗师的位置。在选择位置时要考虑重力的影响、双关节肌肉的影响、反射促进作用和视觉刺激的利用。

PNF利用肌肉不同类型的收缩来影响身体，改善功能。如果患者的情况不适宜进行肌肉收缩或利用该技术不能达到预期的效果，治疗师则应该使用其他的方法。应用PNF技术和模式在治疗过程中若能与热疗、冷疗、被动运动和软组织松动技术等方法进行有机的结合，则会取得更好的疗效。

第三节　PNF的运动模式

正常的功能性运动是由肢体的整体运动模式和躯干的协同肌作用所组成的,大脑的运动中枢只能产生和组织这些运动模式，而不能有意识地将某一块肌肉从运动模式中分开，但这并不意味着除了能从整体运动模式中引发出分离运动外，我们就无法使肌肉分别地进行收缩运动。协同肌的有机组合构成了 PNF训练的运动模式。这些模式是在神经生理学原理的基础上从日常生活活动中提炼出来的，因此它与日常生活中的活动具有相似的运动构成，通过这种形式进行训练能够有效地提高患者的功能。

一、PNF的运动模式的命名和分类

PNF的运动模式是在三个层面同时发生的组合运动模式，即在矢状面实施肢体的屈曲和伸展，在冠状面实施肢体的外展和内收或脊柱侧屈，四肢或躯干的旋转。由于有交叉的运动成分，其活动跨越人体的中线，从而促进了身体两侧之间的相互影响与认知。“螺旋对角交叉”式的运动模式与日常生活活动中最主要的动作模式最为符合，在大脑皮质中也是最为熟悉、最易巩固的运动模式，所以，对于患者的康复也是最有效的。

（一）运动模式的命名

PNF的运动模式根据肢体的关节可分为屈曲模式和伸展模式，为了区别解剖学上在矢状面所发生的肢体屈曲和伸展，分别在各自的前面加上了英文大写的“D”（diagonal），用于表示对角的意思，并把屈曲和伸展也分别用英文大写的“F”和“E”（flexion为屈曲，extension 为伸展）表示。而每个关节又有两个相互交叉的运动方向，因此就有了D1F、D1E和D2F、D2E的运动模式（图12-1）。

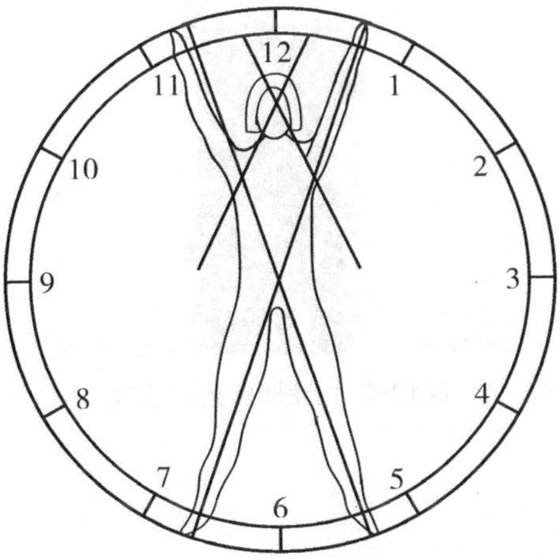

图12-1　模式：“螺旋线”和对角线

（二）运动模式的分类

PNF运动模式分为单侧和双侧，单侧是指一侧肢体的上肢或下肢；双侧指双侧肢体的上肢或下肢。双侧又分为对称性和非对称性、对称性交叉和非对称性交叉。

二、上肢运动模式

上肢有以下运动模式。

（一）屈曲—内收—外旋

具体内容见表12-1、图12-2。

表12-1　上肢D1F运动模式

关节	运动	主要参与的肌肉
肩胛骨	上提、外展、外旋	斜方肌、前锯肌（上部）
肩	屈曲、内收、外旋	胸大肌（上部）、二角肌（前部）、肱二头肌、喙肱肌
前臂	旋后	肱桡肌、旋后肌
腕	屈曲、桡侧偏	桡侧腕屈肌、掌长肌
手指	屈曲	指屈肌、蚓状肌、骨间肌
拇指	屈曲、内收	拇屈肌（长肌和短肌）、拇内收肌

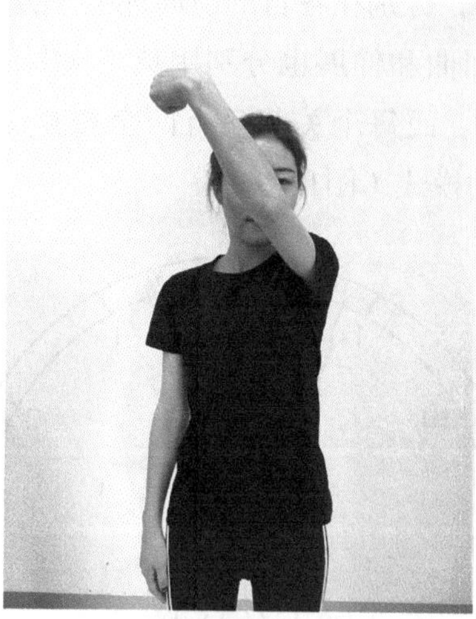

图12-2　上肢D1F运动模式

（二）伸展—外展—内旋

具体内容见表12-2、图12-3。

表12-2　上肢D1E运动模式

关节	运动	主要参与的肌肉
肩胛骨	下降、内收、内旋	菱形肌
肩	伸展、外展、内旋	背阔肌、二角肌、肱二头肌、大圆肌、肩胛下肌
前臂	旋前	肱桡肌、旋前肌
腕	伸展、尺侧偏	尺侧腕屈肌
手指	伸展	指长伸肌、蚓状肌、骨间肌
拇指	外展、伸展	拇外展肌

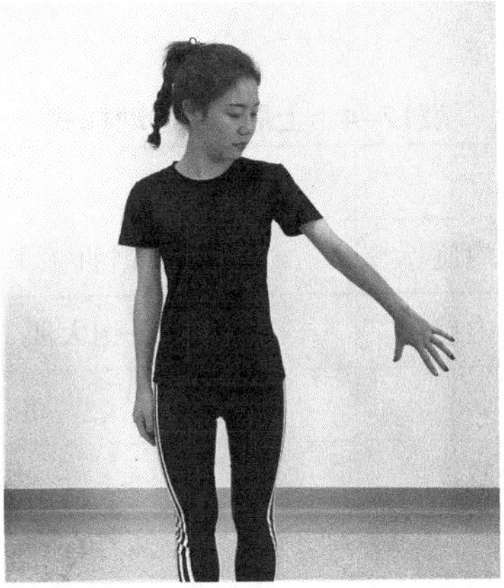

图12-3　上肢D1E运动模式

（三）屈曲—外展—外旋

具体内容见表12-3、图12-4。

表12-3　上肢D2F运动模式

关节	运动	主要参与的肌肉
肩胛骨	上提、内收、外旋	斜方肌、肩胛提肌、前锯肌
肩	屈曲、外展、外旋	三角肌（前部）、肱二头肌（长头）、喙肱肌、冈上肌、冈下肌、小圆肌
前臂	旋后	肱二头肌、肱桡肌、旋后肌
腕	伸展、桡侧偏	桡侧腕伸肌
手指	伸展	指长伸肌、骨间肌
拇指	伸展、外展	拇伸肌（长肌和短肌）、拇长展肌

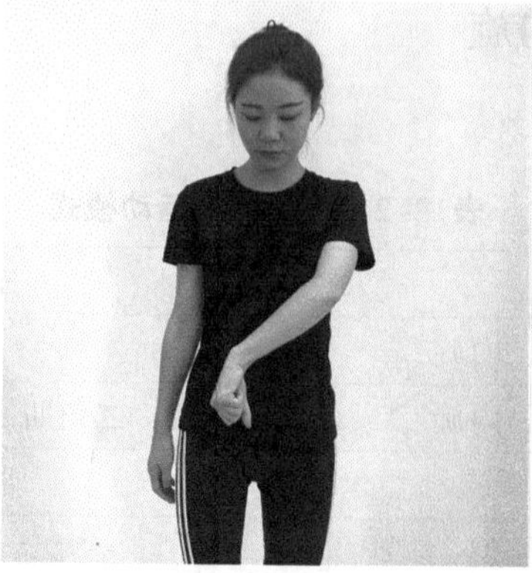

图12-4　上肢D2F运动模式

（四）伸展—内收—内旋

具体内容见表12-4、图12-5。

表12-4　上肢D2E运动模式

关节	运动	主要参与的肌肉
肩胛骨	下降、外展、内旋	前锯肌（下部）、胸小肌、菱形肌
肩	伸展、内收、内旋	胸大肌、大圆肌、肩胛下肌
前臂	旋前	肱桡肌、旋前肌
腕	屈曲、尺侧偏	尺侧腕屈肌、掌长肌
手指	屈曲	指屈肌、蚓状肌、骨间肌
拇指	屈曲、内收	拇屈肌（长肌和短肌）、拇内收肌、拇对掌肌

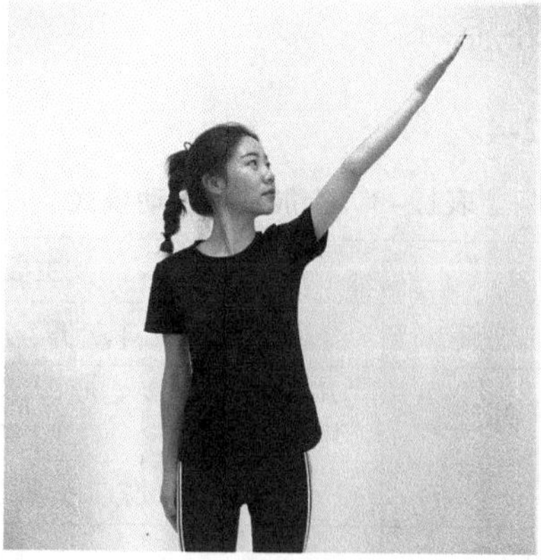

图12-5　上肢D2E运动模式

三、下肢运动模式

下肢有以下运动模式。

（一）屈曲—内收—外旋

具体内容见表12-5、图12-6。

表12-5　下肢D1F的运动模式

关节	运动	主要参与的肌肉
髋关节	屈曲、内收、外旋	腰大肌、髂肌、内收肌、缝匠肌、耻骨肌、股直肌
踝关节	背屈、内翻	胫骨前肌
足趾	伸展	踇伸肌、趾伸肌

（二）伸展—外展—内旋

具体内容见表12-6、图12-7。

表12-6　下肢D1E的运动模式

关节	运动	主要参与的肌肉
髋关节	伸展、外展、内旋	臀中肌、臀大肌（上部）、腘绳肌
踝关节	跖屈、外翻	腓肠肌、比目鱼肌、腓骨肌（长肌和短肌）
足趾	屈曲	踇屈肌、趾屈肌

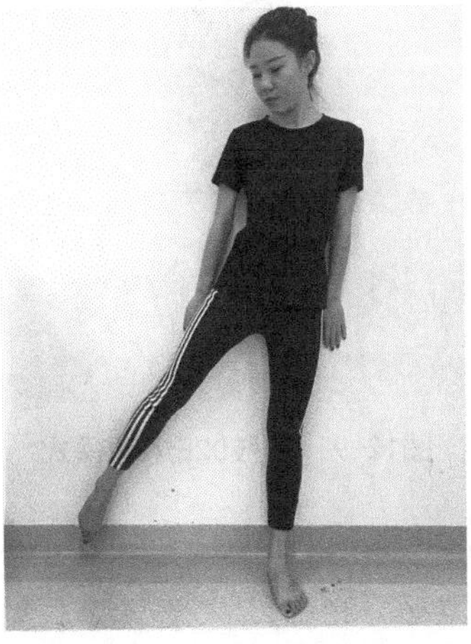

图12-6　下肢D1F运动模式

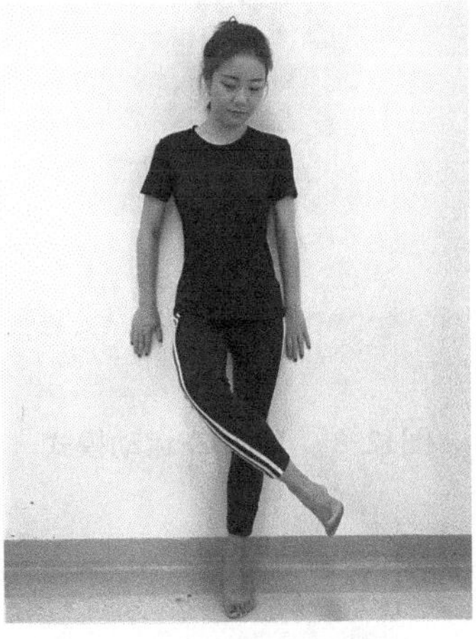

图12-7　下肢D1E运动模式

（三）屈曲—外展—内旋

具体内容见表12-7、图12-8。

表12-7　下肢D2F的运动模式

关节	运动	主要参与的肌肉
髋关节	屈曲、外展、内旋	阔筋膜张肌、股直肌、臀中肌、臀大肌
踝关节	背屈、外翻	腓骨肌
足趾	伸展	跗伸肌、趾伸肌

（四）伸展—内收—外旋

具体内容见表12-8、图12-9。

表12-8　下肢D1E的运动模式

关节	运动	主要参与的肌肉
髋关节	伸展、内收、外旋	内收大肌、臀大肌、腘绳肌、外旋肌
踝关节	跖屈、内翻	腓肠肌、比目鱼肌、胫骨后肌
足趾	屈曲	跗屈肌、趾屈肌

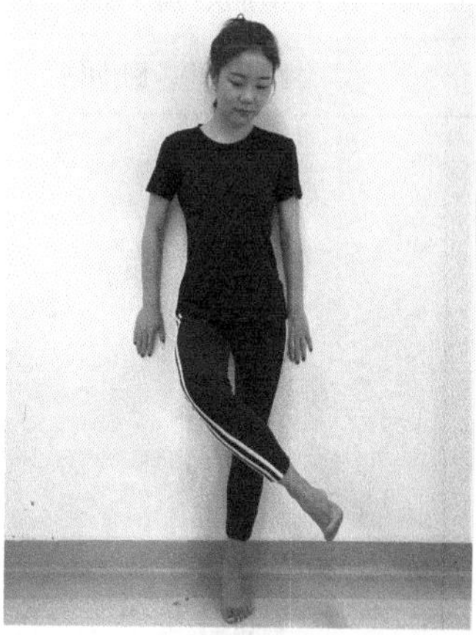

图12-8　下肢D2F运动模式

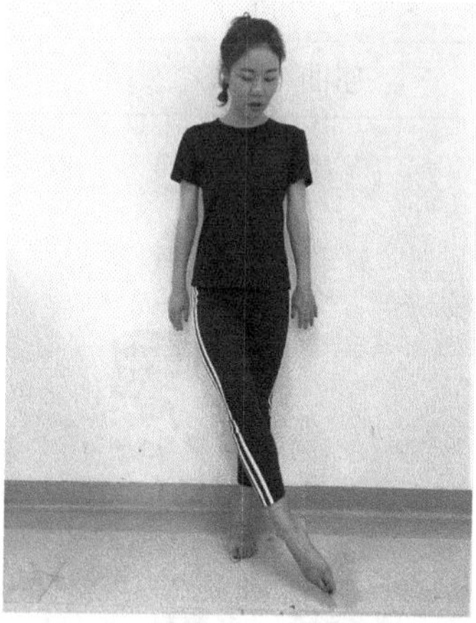

图12-9　下肢D2E运动模式

第四节　PNF的治疗方法

治疗师使用PNF对患者进行治疗，应根据他们的肌肉、关节及其他相关情况，选择使用不同的方法和程序，并且要随着病情的变化随时加以调整。无论如何，其治疗应是深入细致的，有利于调动患者的潜力，不应该引起疼痛或者明显的疲劳。

一、基本治疗手法与程序

以下是一些基本的治疗手法和程序。

（一）手法接触（manual contact）

PNF主要是通过刺激本体感受器来达到促进神经肌肉产生反应的目的，治疗师手的抓握刺激患者皮肤感受器和其他压力感受器。这种接触给患者有关运动正确方向的信息，加在肌肉上的压力可帮助该肌肉增加收缩的能力，手与躯干的接触通过促进躯干的稳定间接地帮助四肢运动，其中治疗师手摆放于与运动方向相反的方向。为控制运动及抵抗旋转，治疗师使用蚓状肌抓握手法（图12-10）。该抓握的压力来自掌指关节的屈曲，蚓状肌抓握能使治疗师很好地控制运动而不会因挤压或给予身体骨骼的压力太大而引起患者疼痛（图12-11）。

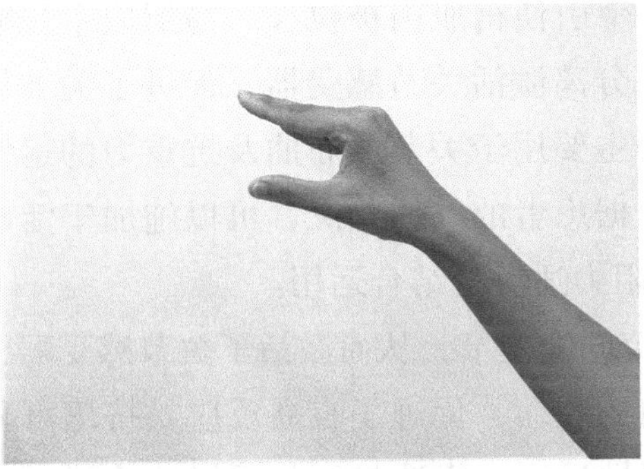

图12-10　蚓状肌抓握手法

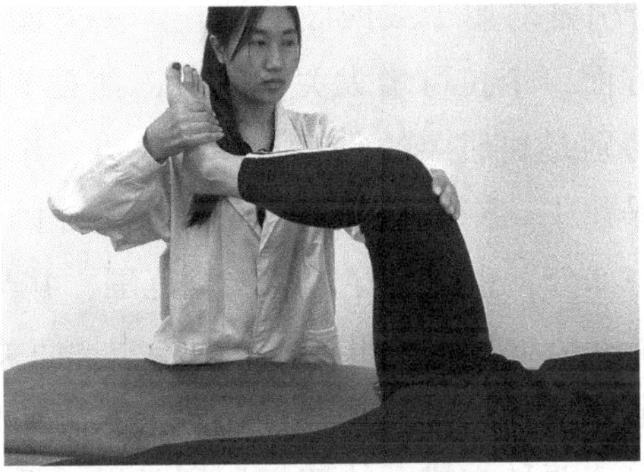

图12-11　蚓状肌抓握

（二）阻力（resistance）

大部分PNF是从阻力的疗效中发展起来的。由阻力而产生的主动肌肉张力是最有效的本体感觉刺激，刺激的大小直接受阻力大小的影响，这种刺激可反射性地影响同一关节或相邻关节协同肌的反应，而且能从近端传播到远端，也能从远端传播到近端。阻力的施加应引起所治疗的肌群以不同方式（等张或等长）进行收缩。在临床操作中，治疗师给予患者阻力的大小与方式，要依据患者的具体状况和治疗目标而设定，不能让患者感到疼痛和不必要的疲劳。

（三）扩散和强化（irradiation and reinforcement）

扩散是指肌肉组织受到刺激后所产生的反应扩散至其他肌肉组织的现象。此种反应可以诱发或抑制肌肉的收缩，可在协同肌和动作模式中出现。强化是通过对较强肌肉活动阻力的施加导致较弱肌肉的收缩，使其所产生反应的强度增加或影响范围扩大。例如：通过对双侧髋关节屈曲施加阻力，引起腹部肌肉产生收缩等。

（四）牵伸（stretching）

肌肉被牵伸到一定程度后或收缩致肌张力增加时，就会产生牵张反射。牵张反射分为两部分，第一部分是短潜伏时的脊髓反射，它几乎不产生力，没有什么功能意义；第二部分为功能性牵拉反应，有一个较长的潜伏期，可产生较有力、功能性的活动。牵张反射可用于激发自主运动，增强较弱肌肉收缩的力量和反应速度，同时，也有利于姿势的控制。在实际操作中，治疗师要充分地调动患者的主动性，给予适时的指令或言语刺激，并对牵拉后肌肉产生的收缩给予一定的阻力，这样才可进一步提高疗效。

（五）牵引和挤压（traction and extrudation）

牵引是对躯干或四肢的拉长。一方面，牵引使得肌肉被拉长，易形成牵张刺激；另一方面，牵拉可增大关节间隙，使关节面分离激活关节感受器，促进了关节周围肌肉（特别是屈肌）的收缩。一般来讲，牵引主要用于关节的屈曲及抗重力的运动。在实际操作中，牵引力应逐渐增加，治疗师依据患者的具体状况，可以施加于活动范围的某一部分，也可贯穿运动的全范围，并与阻力适时地结合运用。

挤压是对躯干或四肢关节的压缩，使关节间隙变窄，从而激活了关节感受器，增加了关节稳定和负重能力，提高了抗重力肌肉的收缩，促进了直立反应。挤压可分为快速和慢速两种方式。快速挤压用于引出反射性反应；慢速挤压是缓慢地给予患者一个挤压的感觉，直至其无法忍受。例如，患者在立位或坐位姿势下，治疗师给予持续性挤压，使患者躯干产生反射性伸展。

（六）时序（timing）

时序是指运动发生的先后次序。一方面，正常运动的发育遵循着一定的顺序（即由头到脚，由近端到远端），运动控制能力的发育也遵循着一定的顺序（即可动性、稳定性、控制性和技巧性）；另一方面，日常的功能性活动也具有一个平滑的过程及身体各部协调运动的顺序。

时序除了包含上述内容以外，还预示着治疗师在实际操作中，依据患者的具体状况，诱发或抑制肢体各部进行活动。一般是先由肢体较强部位的活动开始，之后把其产生的效应逐步扩散到弱的部位，使之产生相应的活动。或者治疗师在对患者进行某一单项活动过程中，何时诱发肌肉产生等长收缩或等张收缩的时间和顺序等。

（七）体位和身体力学（body position and body mechanics）

治疗师应面向患者肢体的运动方向站立，双脚分开呈“丁”字步（或弓箭步）站立，与运动方向保持一致。治疗师的前脚指向运动的方向，可进行下肢灵活的屈伸动作；后脚的主要功能是当治疗师重心后移时，起到稳定身体的作用。双脚的位置或“丁”字步的指向要随着运动方向的改变而转换。

在具体操作时，治疗师应始终保持身体与对角线运动方向平行一致，尽可能地接近患者，给予患者足够的活动空间，但不能出现由于自身肢体位置不当而阻碍患者运动完成的现象。另外，治疗师还应合理地利用自身的体重给患者实施一个较长时间并给予一定阻力的治疗，尽可能地放松手臂与手，用以及时感受患者身体对运动完成的反应，同时还要让自己的背部尽可能地直立，不致产生过度疲劳或扭伤。

（八）言语刺激（指令）（verbal stimulation commands）

言语指令是要患者知道动作该如何做以及何时做，使用言语指令是针对患者而非其身体的任何一部分。指令一般分为三部分。

1. 预备指令

预备指令是指患者运动前的指令，其目的是要患者明确运动的方式、方向及训练的目的，准备好活动，预备指令必须是清楚明确的。

2. 活动中的指令

活动中的指令和运动结合以训练出希望的运动，反复给予运动指令以鼓励患者做更大的努力或改变运动方向。

3. 纠正指令

告诉患者如何纠正和改变活动。

（九）视觉（vision）

来自视觉系统的反馈能促进更用力的肌肉收缩，可以协助患者控制或改正其姿势或动作。在实际操作中，治疗师令患者的眼睛始终注视肢体运动的轨迹。患者眼球的活动可以使其头部产生相应的运动，同时对身体其他部位动作的完成又起到积极的推动作用。另外，视觉接触也是治疗师与患者间的一种沟通方式，使得治疗的动作更为容易、有效地完成。

（十）模式（pattern）

促进的模式是PNF基本程序之一。具体内容见本章第三节。

二、特殊治疗手法技术

除了上述基本手法，还有一些特殊治疗手法技术，如主动肌定向技术、拮抗肌反转技术、放松技术等。

（一）主动肌定向技术（directed agonist）

此技术包括反复牵拉或反复收缩和节律性启动。

1. 反复牵拉（repeated stretch）或反复收缩（repeated contractions）

（1）方法。此技术是根据在中枢神经传导通路上进行反复刺激可使神经冲动传导变容易的理论得来的。它是一种强化主动肌肌力的技术，通过在起始范围或全活动范围中的某一部分或全部对肌肉反复进行牵拉刺激，从而在肌肉被拉长（起始位）或收缩紧张状态下（全范围中）引出牵张或牵拉反射，达到提高主动肌收缩能力与扩大增加主动关节活动范围的目的。

（2）适用范围。肌无力（肌力仅为1、2级）、由于肌无力或强直而不能起始运动、疲劳、运动知觉降低的患者。但对于同时有关节不稳定、疼痛、肌肉或肌腱损伤、骨折或严重骨质疏松的患者，此技术禁用。

2. 节律性启动（rhythmic initiation）

（1）方法。让患者肢体尽可能地保持松弛，在现有的关节活动范围内先被动、缓慢、有节律地活动肢体数次，并告知患者感受运动的感觉；接着让患者参与运动，反复地完成数次辅助主动运动；最后让患者在主动或稍微抵抗治疗师给予阻力的情况下完成相同的动作。

（2）适用范围。意识低下、位置觉迟钝、运动不协调或缺乏节律性、全身性紧张，如帕金森病患者等。

（二）拮抗肌反转技术（reversal of antagonists）

1. 动态反转（dynamic reversal）

（1）方法。治疗师在患者运动的一个方向施加阻力，至理想活动范围的末端时，远端的手迅速转换方向，诱导患者向着相反的方向运动，且不伴有患者动作的停顿或放松。在进行此种技术操作时，治疗师手的变换要快速、准确，不能造成患者肢体在空中的某处产生停留。动态反转技术分为快速（快逆转）和慢速（慢逆转），临床上常用慢速反转技术，操作时一般以较强的模式作为收缩的开始，以较弱的模式作为收缩的结束。

（2）适用范围。主动关节活动范围缩小、主动肌肌力减弱、肌肉收缩协调性差、易感疲劳的患者等。

2. 节律性稳定（rhythmic stabilization）

（1）方法。让患者保持某一姿势不动，治疗师交替给主动肌与拮抗肌阻力，使患者产生相应的对抗性反应（肌肉的等长收缩）。在进行此种技术操作时，治疗师方向的变换要尽可能快速、准确，不能造成患者对阻力方向感觉混淆，从而使肌肉产生等张收缩，相应的肢体产生活动。

（2）适用范围。关节不稳定、平衡能力较差、关节活动受限时的肌力训练，疼痛患者等。

（三）放松技术（relaxation）

1. 收缩—放松（contract-relax）

（1）方法。治疗师先被动地或令患者主动地把受限的肢体放置在被动关节活动范围的末端，然后对制约关节活动的拮抗肌或旋转肌进行较强的等长收缩。在肌肉收缩维持5~8s后，让患者充分放松肢体，再被动或令患者主动地把受限的肢体放置在新的关节活动范围的末端，重复上述动作，直到不能获得更大的关节活动范围。在进行此种技术反复操作时，治疗师一定要争取把每次关节活动范围末端的点逐步向前推移，同时，尽可能把主动肌的被动活动逐步变为主动或抗阻的等张收缩。

（2）适用范围。关节活动范围受限的患者。

2. 保持—放松（hold-relax）

（1）方法。与上述技术不同的是，治疗师先令患者主动地把受限的肢体放置在主动或无痛关节活动范围的末端，然后对制约关节活动的拮抗肌或旋转肌进行较强的等长收缩。在肌肉收缩维持5~8s后，让患者充分放松肢体，再令患者主动地把受限的肢体放置在新的主动或无痛关节活动范围的末端，重复上述动作，直到不能获得更大的关节活动范围。在进行此种技术操作时，治疗师一定不能加剧患者疼痛的程度，应通过提高相应肌肉收缩的力度来逐步扩大关节活动的无痛范围。

（2）适用范围。多用于因疼痛引起的关节活动范围受限的患者。

第十三章　关节松动手法

关节松动手法（joint mobilization）主要针对关节活动中所谓的非自主活动关节即关节的附属运动来设计的常见的主动或被动关节运动，是治疗关节功能障碍，如僵硬、可逆的关节活动范围受限、关节疼痛的一种康复治疗技术。因澳大利亚的麦特兰德（Maitland）对该技术贡献较大，故也称为“麦特兰德手法”或“澳式手法”。

第一节　关节松动手法概述

关节松动手法对关节功能障碍和疼痛的改善效果好，因而，在临床治疗中应用广泛。而掌握好关节松动手法的前提在于关节解剖结构的掌握和附属运动的把握。

一、关节运动的基本概念

关节一般会沿一定的运动轴进行活动。为了方便描述，我们可根据运动轴心数量，对关节进行分类。

（一）关节的分型

根据运动轴心数量或自由度大小，关节可以分为单轴关节、双轴关节和三轴关节。

关节的分型

（二）关节运动的种类

当一个骨骼的力臂以一运动轴为中心移动时，关节内两个相对应骨骼面也会产生运动。

1. 关节的生理运动

关节的生理运动是指关节在生理范围内进行的运动，既可主动完成，也可被动完成。

摆动是指骨骼力臂的动作，包括屈曲/伸展、内收/外展及旋转运动，均属于关节的生理运动。动作的范围大小可以用量角器测量，称为关节活动度。关节活动度必须达到正常范围的60%及以上才能进行摆动运动。手法操作时由操作者被动完成，操作中用活动手法称呼。操作时，一般固定关节的近端，活动远端。

2. 关节的附属运动

关节的附属运动是指关节在解剖结构允许范围内、生理范围外进行的活动。它不能主动完成，需要他人或对侧肢体帮助才能完成，是维持关节正常活动不可缺少的一种活动。

人体的关节均存在附属运动，附属运动是产生正常生理运动所必需的。当关节因僵硬、疼痛而限制其活动时，生理运动和附属运动均受限。关节的生理运动恢复后，仍有僵硬或疼痛，可能附属运动仍未恢复正常。因此在改善生理运动之前，应先改善附属运动，而附属运动的改善又可促进生理运动的改善。

（1）转动（roll）。也称滚动，指两骨骼面不吻合，运动中两骨骼面接触点始终变化，转动中产生骨骼的成角运动（图13-1）。发生转动时，转动的方向与骨骼运动的方向相同，与关节面的形状无关（图13-2）。纯粹的转动在功能正常的关节是不会单独发生的，一定会伴随滑移及旋转。

（2）滑移（slide）。也称滑动，指构成关节的一个骨骼表面的一个点始终接触另一骨骼的不同点形成的成角运动。特点是对于单纯的滑移，两个骨骼面必须非常吻合，可为扁平或弯曲。单纯的滑移不会发生在关节内，因为事实上两个关节面并非完全吻合。滑移的方向取决于移动面是凸面还是凹面。

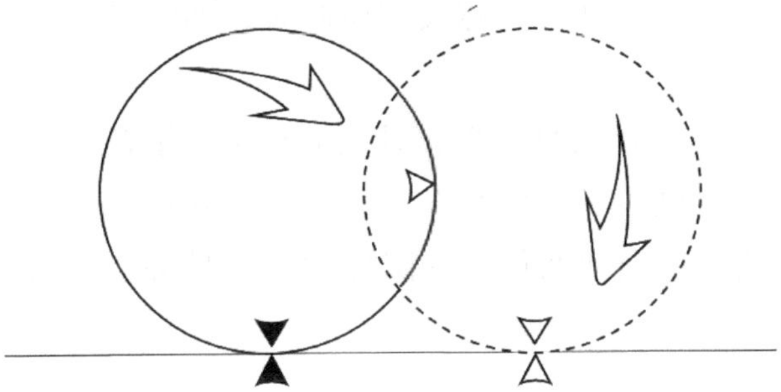

图13-1　滚动示意图

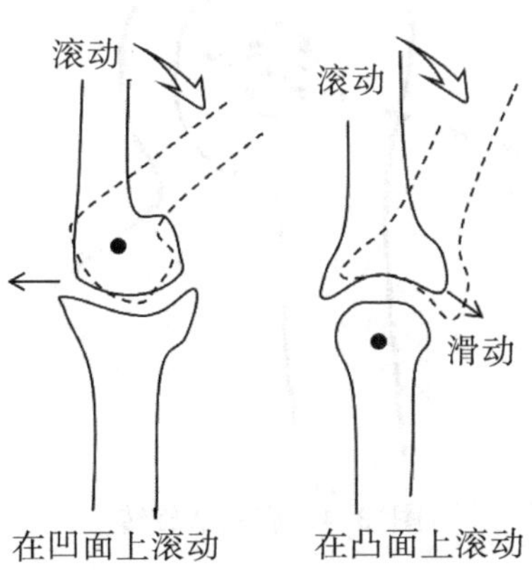

图13-2　滚动方向变化

凹凸定律（convex-concave rule）（图13-3）：构成关节的两骨中，若移动骨关节面是凹面，则滑动方向与成角骨运动方向一致；若移动骨关节面是凸面，则滑动方向与成角骨运动方向相反。凹凸定律是关节松动技术中的基础定律，是决定其施力方向的依据。

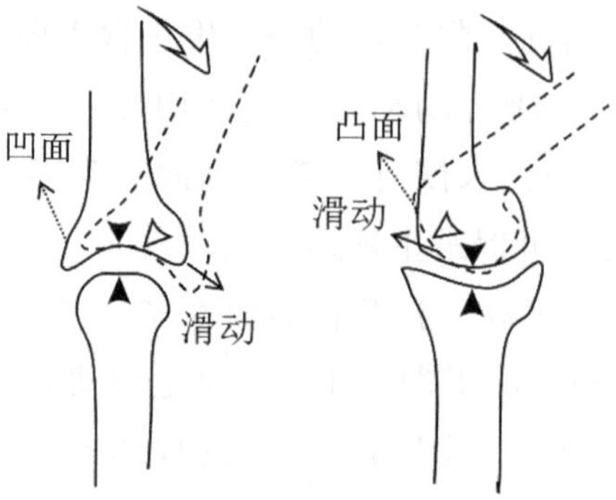

图13-3　凹凸定律

（3）关节内转动及滑移的组合运动。关节面愈吻合，关节在运动时滑移动作愈多；节面愈不吻合，关节在运动时产生的转动愈多。肌肉主动收缩移动骨骼时，某些肌肉将导致或控制关节面产生滑移的动作。例如，肩关节外展时，旋转肌的收缩，使得肱骨头部产生向尾端滑移的动作；膝关节屈曲时，腘绳肌的收缩会导致胫骨产生向后滑移的动作。

（4）旋转（spin）。指运动骨在静止骨表面绕旋转轴转动。骨骼在旋转时，其运动的骨骼面上的同一点将画出一个圆弧。在关节内，旋转很少单独发生，多半与转动及滑移一起发生。如肩关节屈曲及伸展（图13-4）、髋关节屈曲及伸展和肱桡关节的旋前及旋后。

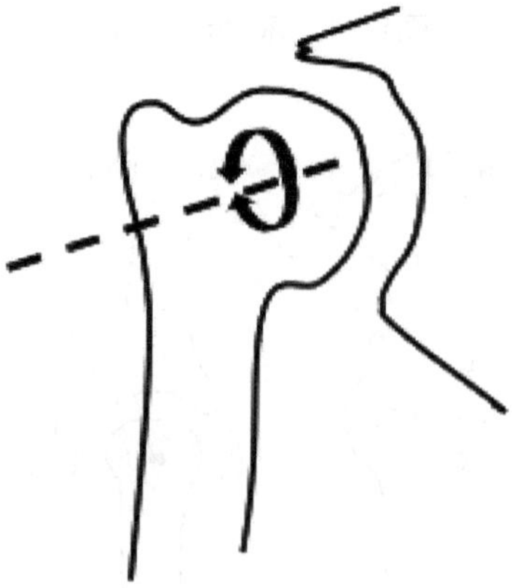

图13-4　肩关节旋转

（5）被动角度牵张及关节滑动牵张。

①被动角度牵张：以骨骼为力臂来牵张紧缩的关节囊，能使疼痛加剧或造成关节损伤。

②关节滑动牵张：以骨骼滑动来牵张紧缩的关节囊，是一种较安全的活动。优势在于所施加的力接近关节面且符合关节的生理性变化；力的方向不会压迫到软骨；动作幅度小，还能针对受限或粘连的关节囊或韧带部位产生牵张作用。

（6）挤压（extrude）。两骨骼间关节腔减小。挤压通常发生在载重的肢体及脊柱关节。肌肉收缩时会发生某种程度的挤压，可提供关节的稳定性骨骼在另一骨骼上转动时，形成角度处的一端也会产生某些压迫。正常间歇性的挤压负荷使得滑膜液可以流动，从而维持软骨的营养。不正常的高强度挤压负荷会使软骨发生退行性变。

（7）牵引（traction）。包括关节牵张（牵拉）和分离。沿骨骼的纵轴牵拉时，称为牵拉或长轴牵引。当骨骼表面成直角拉开时，称为分离。两关节的关节面必须被拉开才能在关节内产生牵引，如图13-5所示。

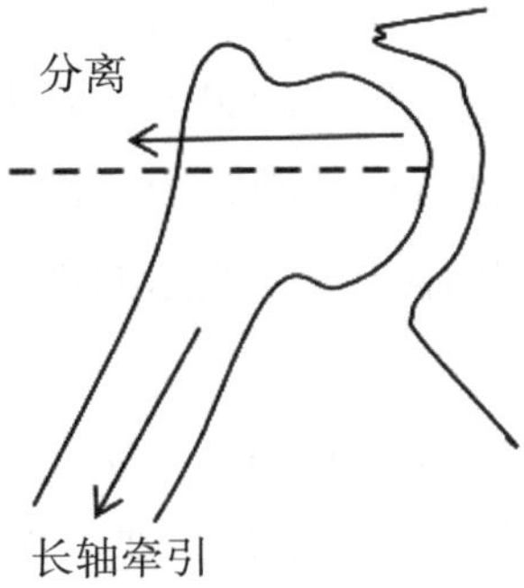

图13-5　肩关节牵引

二、关节松动手法分级

关节松动手法的等级或剂量有两种分级系统，即分级振动技术和持续转移性关节内活动技术。

（一）分级振动技术

具体内容如图13-6所示。

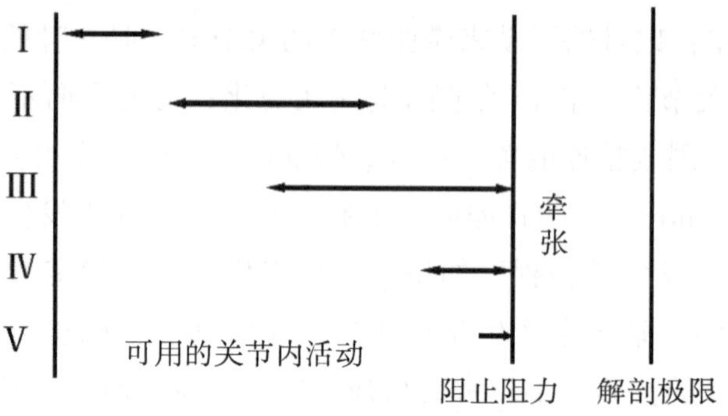

图13-6　分级振动技术

分级振动技术共分为以下5级：

Ⅰ级：在关节活动起始处，做小幅度、有节奏的振动。

Ⅱ级：在关节活动范围内，尚未达到极限时，做大幅度、有节奏的振动。

Ⅲ级：在运动范围极限处，抵抗组织的阻力，做大幅度、有节奏的振动。

Ⅳ级：在运动范围极限处，抵抗组织的阻力，做小幅度、有节奏的振动。

Ⅴ级：在运动范围极限处，以小幅度、快速的推进技术打断粘连组织。Ⅴ级属于高难度技术，其内容不属本章范围。

一般临床上常用的分级振动技术为前4级。第Ⅰ、Ⅱ级技术主要用于疼痛所致的关节活动受限；Ⅲ级用于治疗关节疼痛并伴有僵硬；Ⅳ级用于治疗关节周围组织粘连、挛缩导致的关节活动障碍。第Ⅲ、Ⅳ级技术主要是牵张技术所采用的振动技术，可以是关节生理性运动或附属运动，如关节面的牵张、滑移、挤压、转动及旋转。

（二）持续转移性关节内活动技术

具体内容如图13-7所示。

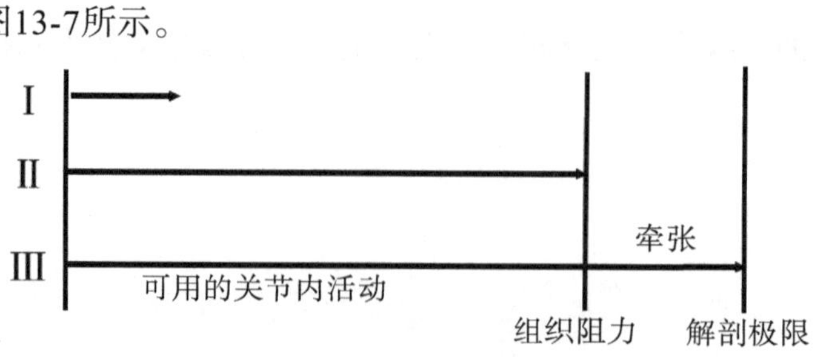

图13-7　持续转移性关节内活动技术

持续转移性关节内活动技术简称持续转移技术，共分为3级：

1级：对关节囊未受压处做小幅度关节牵张；

2级：适度的关节牵张或滑动使关节周围的组织变紧；

3级：大幅度、较大力度的关节牵张或滑动，牵张关节囊及关节周围组织。

1级技术主要用于缓解关节疼痛，可用于关节各方向的滑动。2级技术主要用于治疗开始阶段评定关节对治疗的反应情况。一旦获得关节对治疗的敏感度，就应当以此为基础酌情决定治疗剂量。另外，间歇性轻柔的第2级技术可以抑制疼痛，在不允许做关节活动的情况下，第2级的滑动可维持关节内活动。第3级剂量用于牵拉（分离）或滑动关节以增加关节内活动。

两种分级系统均可用来治疗，每种分级代表的所施手法剂量不同。手法差异比较如表13–1所示。

表13–1　关节松动手法的两种分级系统的联系与区别

分级系统	分级振动技术	持续转移性关节内活动技术
剂量	共分5级，前4级常用	共分3级
强度	Ⅰ级、Ⅱ级属于低强度，无牵张（分离）作用；Ⅲ级、Ⅳ级在关节极限处进行牵张	1、2级属于低强度，无牵张（分离）作用；3级在关节极限处进行牵张
应用	第Ⅰ、Ⅱ级技术主要用于疼痛所致的关节活动受限	第1级技术主要用于缓解关节疼痛。第2级技术可以抑制疼痛，维持关节内活动，也可用于评定治疗反应
	第Ⅲ级技术用于治疗关节疼痛并伴有僵硬	第3级剂量用于牵拉（分离）或滑动关节以增加关节内活动
	第Ⅳ级技术用于治疗关节周围组织粘连、挛缩导致的关节活动障碍	

三、关节松动手法的评价

全面细致的检查是实施手法的前提。每种技术在治疗前均需要评估，所以，治疗技术也是评估技术。评估过程中，应考虑选取的手法分级，结合实施的轻重程度、效果大小、患者的感受，选取合适的体位进行。

疼痛弧

（一）关节松动手法评定

评定贯穿始终。在治疗进程中，应做治疗前、中和后的各个阶段的系统评定。假如检查中患者存在关节活动受限或疼痛，首先明确病因及疼痛性质，然后明确治疗方向（是缓解疼痛、牵张关节，还是处理软组织粘连、挛缩等）。

1. 疼痛的区分及治疗原则

（1）在活动受限前即感到疼痛，如在急性受伤后或疾病急性期的疼痛（防卫性肌缩产生的疼痛），可采用轻柔的抑制关节疼痛技术，禁忌使用牵张技术。

（2）活动受限和疼痛同时存在，如损伤组织早期愈合阶段的活动受限和疼痛，可采用轻柔牵张技术缓解紧张的组织，逐渐改善其活动，避免组织再次受损伤而使疼痛加剧。

（3）活动极限处的疼痛，可采用关节内运动技术，以牵张僵硬的关节。

2. 关节松动手法的适用范围

关节囊限制关节活动且伴随下列症状之一者，可采用关节松动技术：①关节活动度减小；②关节被动活动受限是关节囊挛缩所致；③以过度的压力作用于关节活动受限处时，感觉坚硬。

关节活动度减小，而且压迫韧带时产生疼痛，可采用针对韧带压力的关节松动技术；半脱位或脱位所致的关节活动障碍，可采用关节松动技术或推进技术。

（二）患者的体位

一般为坐位或卧位，患者采取休息或放松体位，充分暴露和放松治疗关节。

（三）治疗师位置

治疗师靠近治疗的关节，一只手固定关节的一端，另一只手松动另一端。

（四）关节松动手法的治疗原则

区分关节的凹凸面；一般固定关节的近端骨骼，松动远端；借助身体或大关节的力施加，且作用力多靠近相对的关节面。有时需要固定带或助手辅助。借力的同时，也可减轻治疗师的疲劳。

（五）手法治疗技巧

1. 手法操作方向

平行或垂直于治疗平面。治疗平面是指垂直于关节面中点旋转轴线的平面。操作时，关节分离垂直于治疗平面，滑动和长轴牵引平行于治疗平面。

2. 手法操作的程度

达到关节活动受限处。不同的关节部位，选择不同的操作幅度。疼痛为主时手法应达痛点，但不超过痛点。僵硬为主时，手法应超过僵硬点。操作时，手法要平稳，有节奏，一般每次10s，重复3~5次。不同的松动速度产生的效应不同，小范围、快速松动可抑制疼痛，大范围、慢速松动可缓解紧缩。

（六）治疗反应

手法治疗时可引起疼痛，轻微的疼痛为正常的治疗反应，治疗停止后缓解；若治疗24小时后疼痛仍不减轻，甚至增加，说明治疗强度过大或持续时间过长，应适当调整强度和时间。

（七）再次评定

治疗后及下次治疗前都应再评定患者的关节活动度和疼痛情况。以治疗反应的情况来决定进一步的治疗措施。

（八）注意事项

在关节功能障碍的治疗中，关节松动技术只是整个治疗方案中的一部分。若存在肌肉或结缔组织的因素，则治疗中应加入关节松动技术、抑制和被动牵张技术，治疗内容包括适度的关节活动度训练、肌力训练及功能性技巧训练等。

另外，手法活动前，适当配合理疗，如传导热疗法中的蜡疗、泥疗，可缓解周围软组织的粘连或挛缩，增加组织的延展性，关节松动效果会更优。而超声波疗法深层组织的透热效果更好，可在分离牵引或长轴牵引前应用。

四、关节松动手法的治疗作用及临床应用

关节松动手法因为其独特的生理作用和治疗作用，在临床上应用较广，尤其是对骨关节疾病或术后造成的关节功能障碍效果明显。

（一）关节松动手法的治疗作用

关节松动手法的治疗作用主要包括以下三个方面。

1. 生理效应

关节松动技术可使滑膜液流动而刺激生物活动，改善关节软骨和软骨盘无血管区的营养；还可缓解关节疼痛，防止活动减少引起的关节退变。此外，关节松动手法可抑制脊髓和脑干致痛物质的释放，提高痛阈。

2. 保持组织的伸展性，改善关节活动度

关节长期制动可导致组织纤维性增生，关节内粘连，肌腱、韧带和关节囊挛缩，关节活动度下降。关节松动技术，特别是Ⅲ、Ⅳ级手法，由于直接牵拉了关节周围的软

组织，可以保持或增加其伸展性，改善关节活动度。

3. 增加本体反馈

关节活动时，传入神经将感受器接收到的冲动传到中枢，增加位置觉和运动觉。关节松动可通过提供关节的静止位置、运动速度及其变化、关节运动的方向、肌张力及其变化等信息来强化本体反馈。

（二）关节松动手法的临床应用

1. 适应证

用于任何力学因素（非神经性）引起的关节功能障碍，包括关节疼痛、肌肉紧张或痉挛、可逆性关节活动降低、进行性关节活动受限、功能性关节制动等。

关节松动手法的最佳适应证是关节附属运动丧失继发形成的关节囊、韧带紧缩或粘连。

2. 禁忌证

关节活动已经过度；外伤或疾病引起的关节肿胀、渗出；关节的炎症；未愈合的骨折；恶性疾病等。

第二节　关节松动手法的治疗方法

本节中的近端（远端）是指离患者活动关节的近距离端（远距离端）；近端手（远端手）是指治疗师应使用离患者活动关节较近端（较远端）的手；内侧手（外侧手）是指治疗师应使用离患者躯干较近（较远）的手。靠近患者头部一侧的手称为上方手，靠近患者足部一侧的手称为下方手；靠近患者腹部为前，背部为后。

一、上肢关节松动手法

上肢关节包括肩部关节、肘部关节及前臂、腕部关节和手部关节。

（一）肩部关节（shoulder and surrounding joints）

肩部关节包括盂肱关节、胸锁关节、肩锁关节和肩胛胸壁关节。盂肱关节是人体活动度最大的关节，灵活性好，稳定性稍差。

休息位：肩关节外展55°，水平内收30°，前臂置于水平面上。

治疗平面：位于关节窝并随肩胛移动。

固定：以固定带或由助手协助固定患者肩胛骨、胸部。

1. 盂肱关节（glenohumeral joint）

由凹的关节盂与凸的肱骨头组成。

（1）牵引。

作用：松解关节囊及周围软组织，控制疼痛，伴随松动手法使用。

治疗开始，采用持续转移技术第1级；控制疼痛，采用第Ⅰ或第Ⅱ级分级振动技术；一般活动采用持续转移技术第3级。

每个关节的牵引作用基本一致，故后续的略述。

①分离牵引（图13-8）。

患者体位：仰卧，上肢置于休息位，肩外展约50°，前臂中立位。

治疗师体位：位于患者患侧，内侧手臂支撑或固定患者前臂，内侧手掌心向外，拇指在前，其余四指在后置于患者的腋下顶端；另一只手握持肱骨外侧面的远端。

松动手法：治疗师内侧手将肱骨向外持续推肱骨10s（作用力垂直于关节平面），然后放松，重复3~5次。后续的手法持续时间和次数与本次一致，故略述。

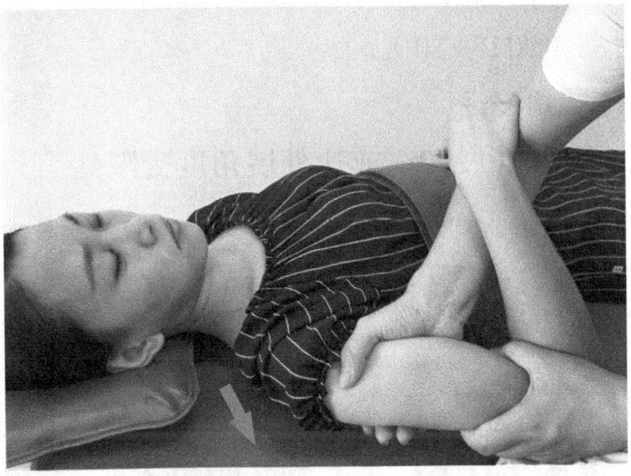

图13-8　盂肱关节分离牵引

②长轴牵引（图13-9）。

患者体位：仰卧，上肢稍外展。

治疗师体位：位置同上。内侧手放在腋窝靠近关节盂处，四指在腋前，外侧手握住肱骨远端。

松动手法：内侧手固定，外侧手向足的方向持续牵拉肱骨（作用力平行于关节平面），使肱骨在关节盂内滑动。

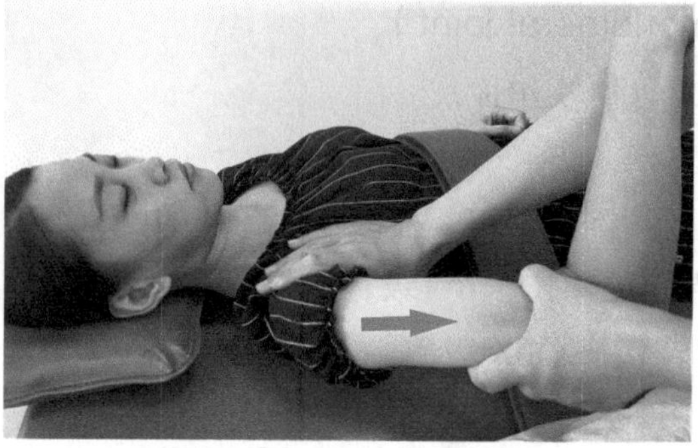

图13-9　盂肱关节长轴牵引

（2）上下滑动。

作用：松解关节囊及周围软组织；肱骨头脱位时，助其复位。

患者体位：同“②长轴牵引”。

治疗师位置：位于患者患侧，双手分别握住肱骨近端的内外侧，固定患者前臂。

松动手法：内侧手稍向外做分离牵引，同时，外侧手将肱骨向头的方向上下推动。

（3）外展向足侧滑动（图13-10）。

作用：改善肩关节外展角度。

患者体位：仰卧位，上肢外展90°或达外展角度受限处。

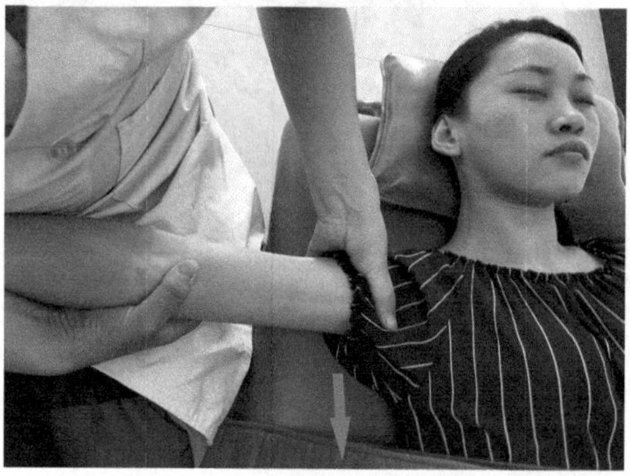

图13-10　盂肱关节外展向足侧滑动

治疗师体位：坐在患者患侧外展肩的外侧，固定患者前臂。下方手握住肘关节内侧，上方手虎口放在肱骨近端外侧，四指指向足侧。

松动手法：下方手稍向外牵引，上方手向足的方向推动肱骨。

（4）前屈向足侧滑动（图13-11）。

作用：改善肩关节前屈角度。

患者体位：患者仰卧，上肢前屈90°或达前屈角度受限处，屈肘，前臂自然下垂。

治疗师体位：位于患者患侧，上方手和下方手位置同“（3）外展向足侧滑动”。

松动手法：下方手稍向上牵引，上方手向足的方向推动肱骨。

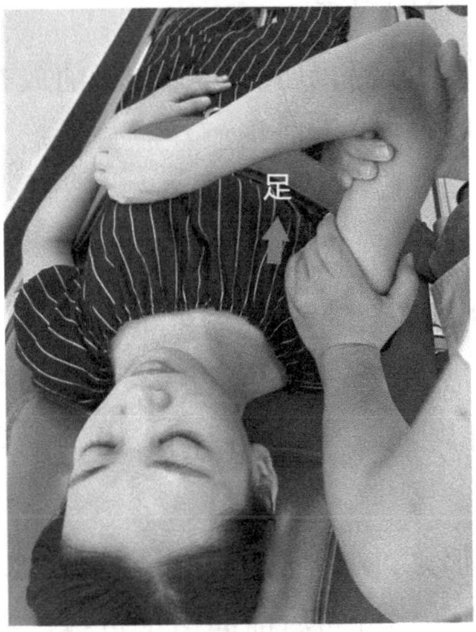

图13-11　盂肱关节前屈向足侧滑动

（5）前后向滑动（图13-12）。

作用：改善肩关节屈曲、内旋、内收角度。

患者体位：仰卧位，上肢处于休息位。

治疗师体位：位于患者患侧躯干外侧，近侧手的手掌放在肱骨头上，远侧手放在肱骨远端下方。

松动手法：稍稍将肱骨托起，近端手将肱骨头由前向后推动。

若想进一步增大关节活动角度，可使患者肩关节屈曲90°，屈肘，前臂放松，患者肩胛下置一软垫，固定肩胛。治疗师近端手环形握住肱骨近端内侧面施以第一级关节牵张；远端手置于患者肘上松动手法沿着肱骨长轴，由肘部向下挤压将肱骨向后滑动，简称前后向滑动进级。

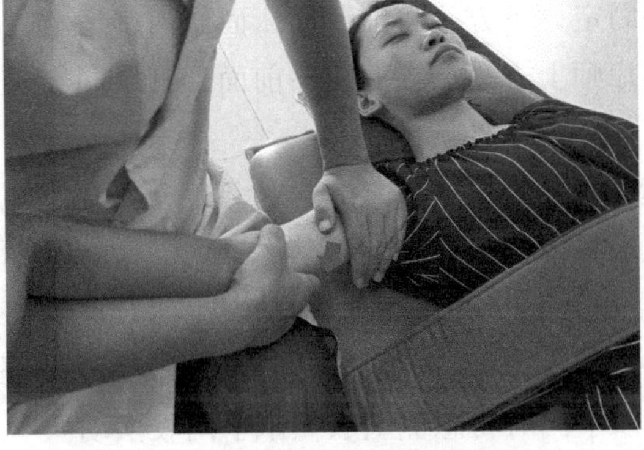

图13-12　盂肱关节前后向滑动

（6）后前向滑动。

作用：改善肩关节后平伸、外旋角度。

①方法一：适用于关节疼痛明显者。

患者体位：仰卧，上肢放在体侧，屈肘，前臂旋前放在胸前。

治疗师体位：位于患肩外侧，双手拇指放在肱骨头后方，其余四指分别放在肩部和肱骨前方。

松动手法：双手拇指同时将肱骨向前推动。

②方法二：适用于关节僵硬明显者。

患者体位：俯卧，患肩外展并放在治疗床边缘，肩前方垫一毛巾垫，前臂自然下垂。

治疗师体位：位于患者外展上肢与躯干之间，内侧手掌心向下放在肱骨近端后面，外侧手握住肱骨远端。

松动手法：治疗师躯干前倾，外侧手保持患者上臂水平，内侧手向前推动肱骨。

若想进一步增大外旋活动度，可向后前向滑动进级。将肩关节置于体息位，然后将肱骨外旋，再给予垂直于关节窝平面的第三级牵张。但不能将肩关节置于外展90°后外旋，易使肱骨头向前半脱位。

（7）外展摆动。

作用：改善肩关节外展角度。

患者体位：仰卧，肩外展至活动受限处，屈肘90°，前臂旋前。

治疗师体位：位于患肩外侧，内侧手掌心向上从肩背部穿过，固定肩胛骨；外侧手托住肘部。

活动手法：内侧手固定，外侧手将肱骨在外展受限终点范围内摆动。

（8）内旋/外旋摆动。

作用：改善肩关节内旋、外旋角度。

患者体位：仰卧或坐位，肩外展90°，屈肘90°，前臂旋前。

治疗师体位：位于患肩外侧，上方手轻握肘窝部，下方手握住前臂远端及腕部。

活动手法：上方手固定，下方手将前臂向床面做内旋运动，改善内旋角度。

做外旋摆动时，治疗师上方手放在肱骨头前面，其余同上，上方手固定患肩并稍向下加压，下方手将前臂向床面做外旋运动。

（9）水平内收摆动。

作用：改善肩关节水平内收角度。

患者体位：坐位，患肩前屈90°，屈肘，前臂旋前，手搭在对侧肩上。

治疗师体位：位于患肩后方，近端手托住患侧肘部，远端手握住搭在对侧肩部的手。

活动手法：治疗师双手同时将患侧上肢做水平内收摆动。

2. 胸锁关节（sternoclavicular joint）

（1）前后滑动。

作用：改善关节后缩或前突活动度。

患者体位：仰卧位。

治疗师体位：拇指置于锁骨近端前面，屈曲食指，并将中指沿着锁骨尾面放置以支持拇指。

松动手法：拇指向后推动锁骨，以改善后缩角度。若要改善关节前突活动度，两手固定锁骨近端后可向前拉动锁骨。

（2）上下滑动。

作用：增大关节上举或下压活动度。

患者体位：仰卧位。

治疗师体位：位于患侧，双手拇指放在锁骨内侧下方，其余四指放在锁骨内侧上方。

松动手法：将锁骨近端向头部或尾端推动。

3. 肩锁关节（acromioclavicular joint）

后向前滑动。

作用：松解周围肌肉韧带，增大关节活动范围。

患者体位：坐位，在肩峰处固定肩胛骨。

治疗师体位：站于患肩后方，远端手的手指固定肩峰；近端手拇指置于锁骨后方的肩锁关节腔内侧。

松动手法：近端手拇指将锁骨向前推动。

4. 肩胛胸壁关节（scapula-chest joint）

作用：改善肩胛上举、下降、内收、外展、旋转等动作。

（1）方法一（图13-13）。

患者体位：侧卧位，背向治疗师，上肢放松。

治疗师体位：上方手置于肩峰以控制动作方向，下方手的拇指置于肩胛骨内侧缘，其余四指置于外侧缘。

松动手法：下方手固定肩胛骨并向上推动可改善肩胛骨上举动作；下方手拇指向腹部推动肩胛骨内侧缘，其余四指向外牵拉外侧缘可改善其外旋；下方手四指向脊柱侧推动外侧缘可改善其内收。

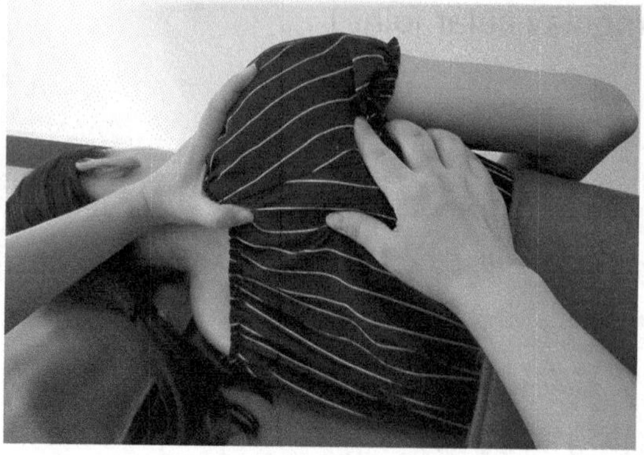

图13-13　肩胛胸壁关节松动

（2）方法二。

患者体位：健侧卧位，患肩在上，屈肘。

治疗师体位：面向患者站立，上方手放在肩部，下方手从上臂下方穿过，拇指与其余四指分开，固定肩胛骨下角。双手同时活动使肩胛骨做上举、下降、内收、外展以及旋转运动。

（二）肘部关节及前臂（elbow and forearm joints）

肘部关节及前臂包括肱尺关节、肱桡关节和桡尺关节。

1. 肱尺关节（humeroulnar joint）

肱关节由肱骨远端的滑车（凸面）与尺骨鹰嘴窝（凹面）组成。

休息位：肘关节屈曲70°，前臂旋后10°。

治疗平面：尺骨鹰嘴窝内，与尺骨长轴呈约45°。

固定：利用皮带或由助手固定肱骨。

（1）关节牵引。

①分离牵引（图13-14）。

患者体位：仰卧，上肢置于体侧，屈肘90°，前臂旋后。

治疗师体位：位于患侧，近端手手掌根放在尺骨近端掌面，远端手握住前臂远端。

松动手法：远端手固定，近端手向背侧方向推动尺骨。

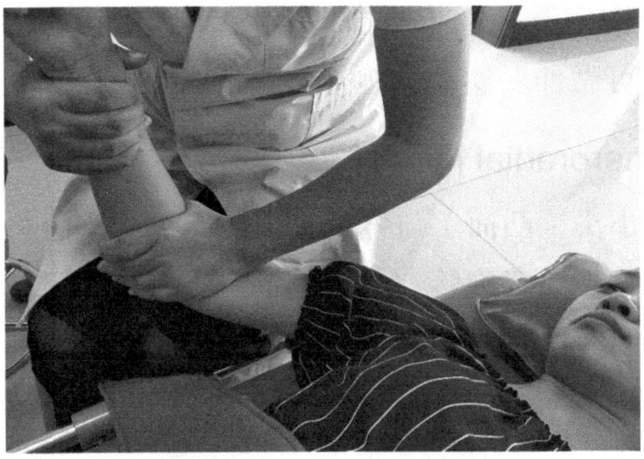

图13-14　肱尺关节分离牵引

②长轴牵引（图13-15）。

患者体位：仰卧，肩稍外展，屈肘90°，前臂旋前。

治疗师体位：位于患侧，近端手握住肱骨远端，远端手握住前臂远端尺侧。

松动手法：近端手固定，远端手沿尺骨长轴牵引。

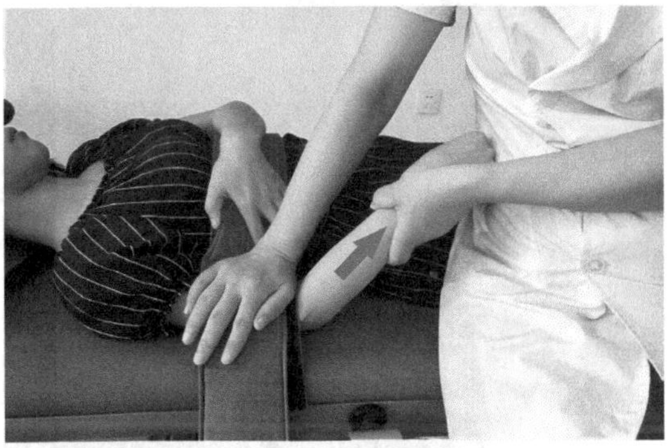

图13-15　肱尺关节长轴牵引

（2）远端滑动。

作用：松解关节囊，增大关节活动范围。

患者体位：仰卧，肩外展，伸肘，前臂旋后。

治疗师体位：位于患侧，近端手掌心向内握住肱骨远端外侧，远端手掌心向外握住前臂远端尺侧。

松动手法：近端手固定，远端手向桡侧推动尺骨。

（3）屈肘（伸肘）摆动。

作用：松解周围软组织，改善肘关节屈曲或伸直活动度。

患者体位：仰卧，肩适当外展，前臂旋前。

治疗师体位：位于患侧，近端手放在肘窝，远端手握住前臂远端。

活动手法：近端手固定，远端手将前臂做长轴牵引后再做屈曲摆动，改善屈肘角度。患者前臂旋前位，可做伸肘摆动，改善伸直角度。

2. 肱桡关节（humeroradial joint）

肱桡关节是由肱骨小头（凸面）与桡骨头（凹面）构成的关节。

休息位：肘关节伸直，前臂旋后。

治疗平面：桡骨头凹面内垂直于桡骨的长轴。

固定：固定肱骨。

（1）关节牵引。

作用：增大桡骨的活动度；桡骨近端移位的复位。

①分离牵引（图13-16）。

患者体位：仰卧，上肢适度外展，屈时90°，前臂中立位。

治疗师体位：位于患侧，近端手掌根放在桡骨近端掌面，远端手握住前臂远端。

松动手法：近端手固定，远端手向背侧方向推动桡骨。

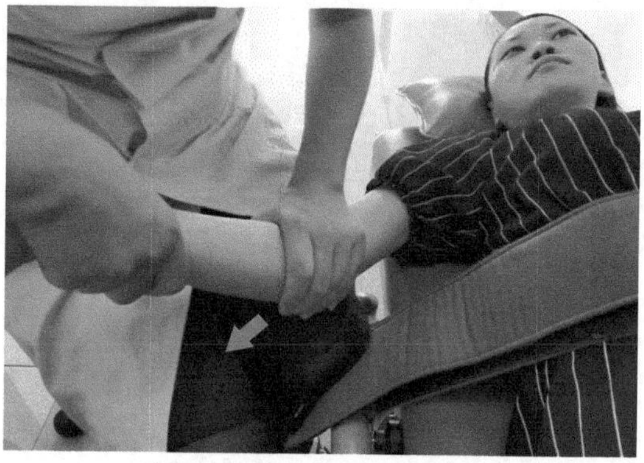

图13-16　肱桡关节分离牵引

②长轴牵引（图13-17）。

患者体位：仰卧位或坐位，手臂放于治疗床上。

治疗师体位：站在患者前臂尺侧，近端手固定肱骨，远端手的大鱼际部及其余四指握住桡骨远端。

松动手法：将桡骨向远端牵拉。注意长轴牵引将会使关节受牵引。

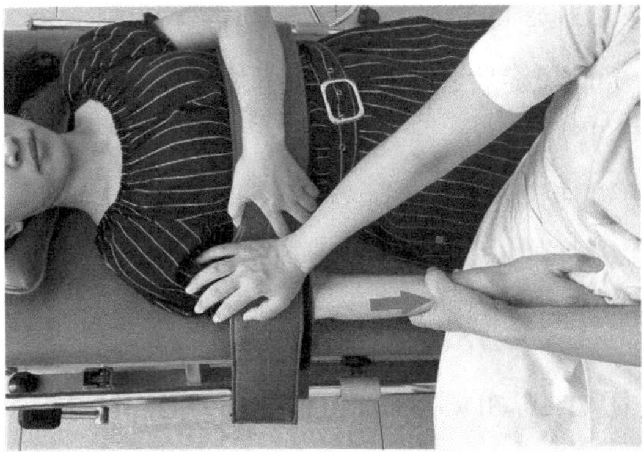

图13-17　肱桡关节长轴牵引

（2）侧方滑动（图13-18）。

作用：松解关节囊。

患者体位：仰卧位，肩外展，伸肘，前臂旋后。

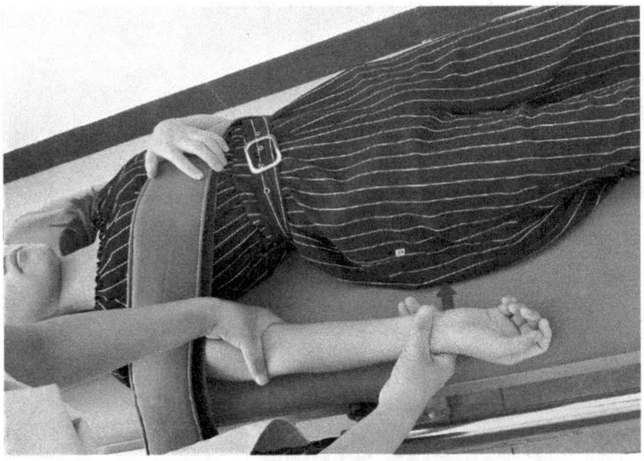

图13-18　肱桡关节侧方滑动

治疗师体位：位于患侧，面向患者足端，内侧手掌心向外握住肱骨远端内侧，外侧手掌心向内握住前臂远端桡侧。

松动手法：内侧手固定，外侧手向尺侧推动桡骨。

3. 桡尺关节（radioulnar articulation）

（1）近端桡尺关节：由桡骨头（凸面）与尺骨上凹的桡骨切迹（凹面）构成。

作用：背侧滑动改善前臂旋前；掌侧滑动改善旋后。

患者体位：坐位或仰卧位，肘关节屈曲70°，前臂旋后35°（休息位）。

治疗师体位：内侧手环绕前臂内侧固定尺骨；另一只手手掌环绕桡骨头部，手指在掌侧，手掌在背侧。

松动手法：以手掌将桡骨头向掌侧推，或是由其余四指向背侧拉。

（2）远端桡尺关节：由桡骨的尺骨切迹（凹面）与尺骨头（凸面）构成。

作用：背侧滑动改善前臂旋后；掌侧滑动可增大关节旋前活动度。

患者体位：坐位，手臂旋后10°。

治疗师体位：一只手的拇指及大鱼际置于尺骨远端的掌面，其余四指置于背面以固定尺骨远端；另一只手以同样的方式握住桡骨远端。

松动手法：将远端桡骨向背侧滑动或向掌侧滑动与尺骨平行。

（三）腕部关节（wrist and surrounding joints）

腕部关节包括桡腕关节、腕间关节。

1. 桡腕关节（radiocarpal joint）

桡腕关节由桡骨远端（凹面）与近排腕骨（凸面）构成。

休息位：以桡骨为准，第3掌骨稍向尺偏。

治疗平面：在桡骨关节面内，与桡骨长轴垂直。

固定：远端桡骨与尺骨。

（1）关节牵引（图13-19）。

患者体位：仰卧位，前臂置于治疗床面，手垂于床边缘。

治疗师体位：近端手握住尺骨茎突，将桡骨与尺骨固定于治疗床面；另一只手握住远端的腕骨。

松动手法：将腕骨向远端拉。

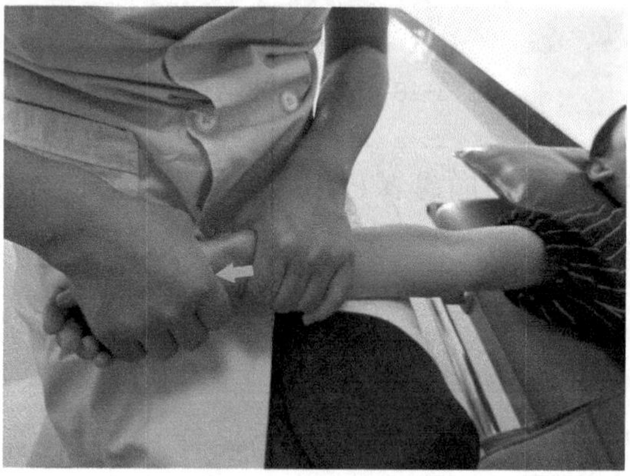

图13-19　桡腕关节牵引

（2）一般的滑动技巧。

作用：改善腕关节掌屈、背伸、尺偏、桡偏的角度。

患者体位与治疗师体位：同上。

松动手法：握住远端腕骨的手向桡侧滑动可改善尺偏；向尺侧滑动可改善桡偏。患者前臂旋前位，向掌侧滑动可改善背伸（图13-20）；患者前臂旋后位，向背侧滑动可改善掌屈。

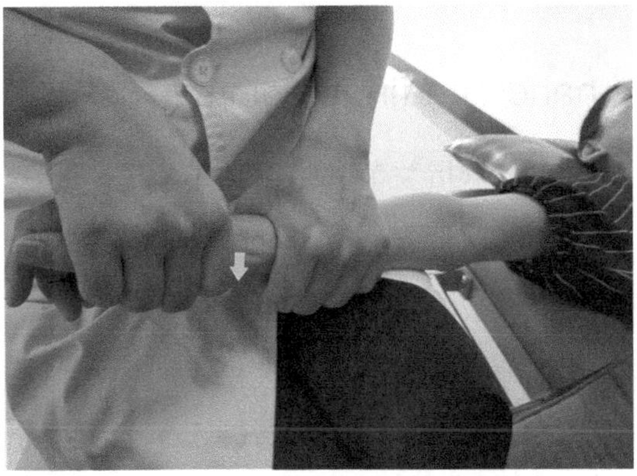

图13-20　桡腕关节向掌侧滑动

（3）旋转摆动（图13-21）。

患者体位：仰卧位，屈肘90°或伸肘，前臂和腕中立位。

治疗师体位：近端手握住前臂远端固定，远端手握住近端腕骨。

活动手法：近端手将腕骨顺时针或逆时针转动。

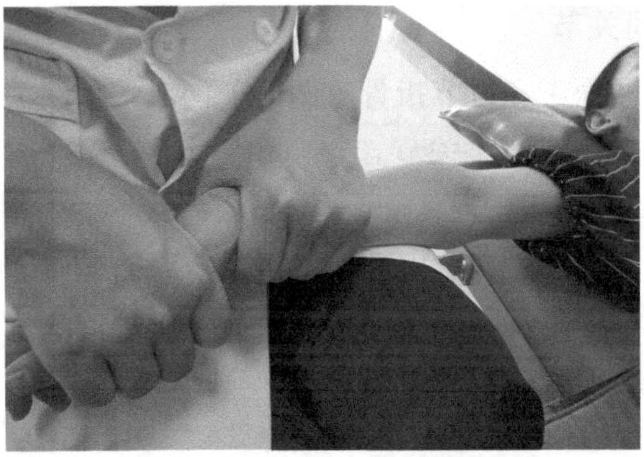

图13-21　桡腕关节旋转摆动

2. 腕间关节（intercarpal joints）

作用：松解腕骨间的软组织，改善屈伸活动度。

前后滑动。

患者体位：坐位，前臂旋后，腕中立位。

治疗师体位：面向患者，双手拇指分别放置在相邻腕骨的掌面，示指放置在相应腕骨的背面。

松动手法：一只手固定，另一只手向背侧推腕骨，做前后向滑动。反之，患者前臂旋前，治疗师双手拇指置于相邻腕骨的背面，示指置于掌面，向掌侧推腕骨，可做后前向滑动。

（四）手部关节（hand and finger joints）

手部关节包括掌骨间关节、掌指关节和指间关节。

1. 掌骨间关节

（1）长轴牵引。

患者体位：仰卧位或坐位，前臂旋前，腕放松。

治疗师体位：以一只手固定某个腕骨，食指握于掌面，拇指握于背面。另一只手握住掌骨近端，拇指握于背面，其余四指在掌侧。

松动手法：对掌骨进行长轴牵引，分离关节面。

（2）滑动。

作用：增大手弓的活动度。

体位：同上。

松动手法：拇指在腕骨的背侧，将骨骼的近端部分推向掌侧。

2. 掌指关节和指间关节

掌指关节由掌骨（凸面）和近节指骨（凹面）构成。指间关节由上一节指骨的远端和下一节指骨的近端构成，是滑车关节。

（1）分离牵引。

患者体位：坐位，前臂中立，腕中立，掌指关节屈曲90°。

治疗师体位：近端手固定掌骨远端，远端手握住指骨近端。

松动手法：远端手将指骨向远端牵引。

（2）长轴牵引。

患者体位：坐位，前臂旋前，腕中立。

治疗师体位：近端手握住掌骨远端，远端手握住相应指骨近端。

松动手法：近端手固定，远端手将指骨沿长轴牵引。

（3）滑动。

作用：改善掌指或指间关节活动度。

体位：同“（2）长轴牵引”。

松动手法：远端手行长轴牵引，同时向背侧推动近端指骨，改善掌指关节的背伸；

相反，向掌侧推动可改善其掌屈；向桡侧推动可改善其外展。

当需改善指间关节时，近端手固定上一节指骨的远端，远端手握住下一节指骨的近端。远端手向背侧滑动可改善手指伸展，掌侧活动可改善屈曲。

（4）掌指关节旋转摆动。

作用：改善关节活动度。

体位：同“（2）长轴牵引”。

活动手法：近端手固定，远端手将指骨稍做长轴牵引后再按顺时针或逆时针方向转动。

二、下肢关节松动手法

下肢关节包括髋部关节、膝部关节和踝部关节。下肢以承重为主，因运动损伤或制动而造成的关节活动障碍也多见于此。

（一）髋部关节（hip and surrounding joints）

髋部关节就是指髋关节。髋关节为杵臼关节，属于三轴关节，活动范围大；与肩关节相比，稳定性好，灵活性稍差。

髋关节（hip joint）由髋臼（凹面）与股骨头（凸面）构成。

关节休息位：屈曲30°，外展30°，稍外旋。

固定：以固定带将骨盆固定于治疗床上。

（1）牵引。

①分离牵引（图13-22）。

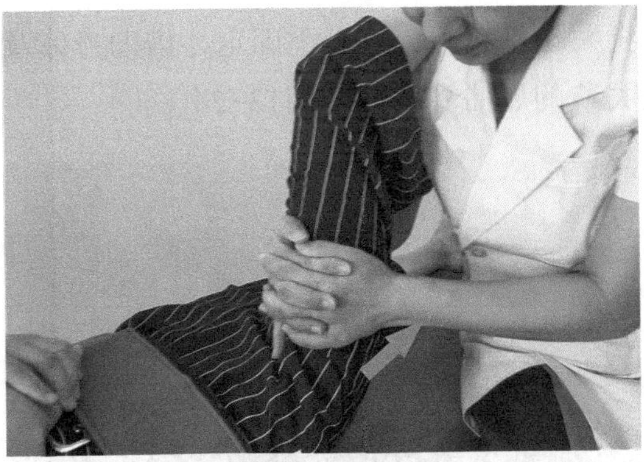

图13-22　髋关节分离牵引

患者体位：仰卧位，患侧屈髋90°，屈膝并将小腿放在治疗师肩上，对侧下肢伸直。

治疗师体位：面向患者，上身稍向前弯曲，肩扛住患者腘窝，双手五指交叉固定大腿近端。

松动手法：上身后倾，双手同时用力将股骨向足部方向牵拉。

②长轴牵引（图13-23）。

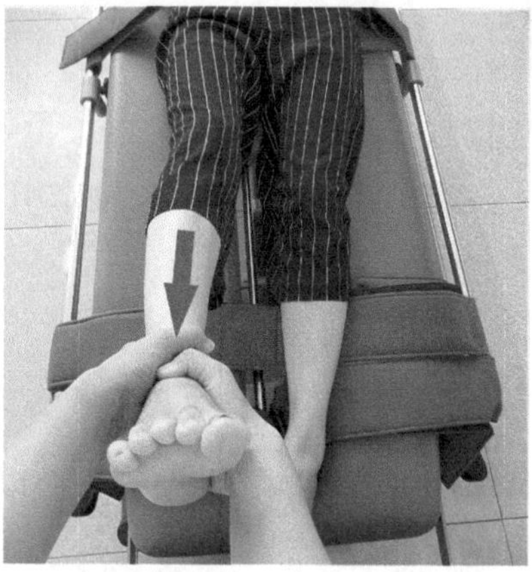

图13-23　髋关节长轴牵引

患者体位：仰卧位，下肢伸直，中立位。

治疗师体位：面向患者站立，双手握住其小腿远端。

松动手法：双手固定，身体后倾，将股骨沿长轴向足部牵拉。

（2）前后滑动。

作用：改善髋关节的屈曲、伸展、内旋和外旋活动度。

患者体位：仰卧位，患侧下肢稍外展。

治疗师体位：靠近患者患侧，面向足端，近端手掌放置在大腿近端外侧（股骨颈上方），远端手放置在腘窝内侧。

松动手法：远端手将大腿稍托起，近端手固定，借助身体及上肢力量向背侧推动股骨做向后滑动，改善髋关节的屈曲和内旋（图13-24）。

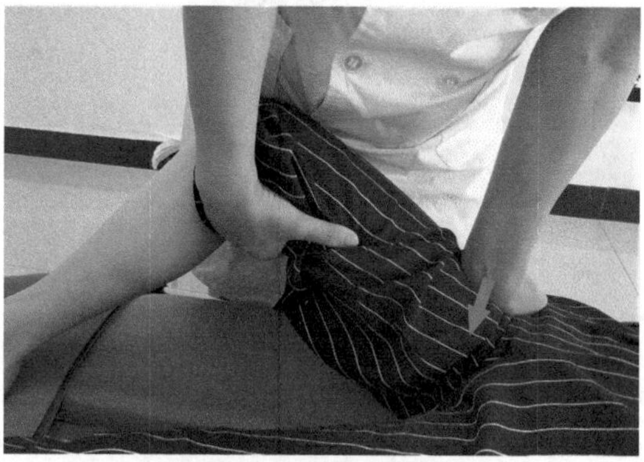

图13-24　髋关节向后滑动

做向前滑动时，患者俯卧，两侧下肢伸直，髋下垫枕，近端手放置在大腿近端后外侧面，远端手托住膝部和大腿远端。近端手固定，上身稍前倾，借助上身力量向腹侧推动股骨，改善髋关节的伸展和外旋（图13-25）。

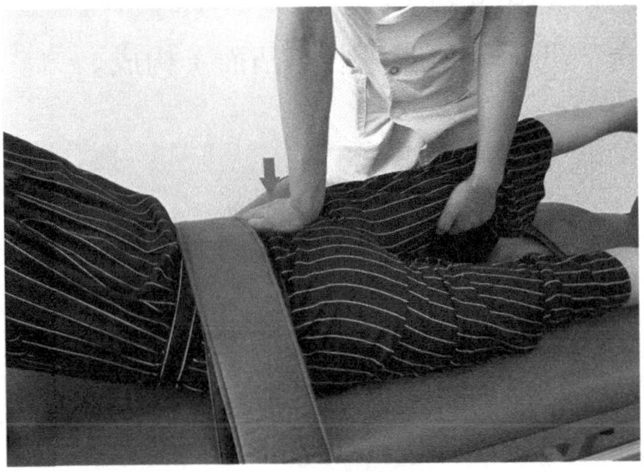

图13-25　髋关节向前滑动

（3）摆动。

作用：改善髋关节的活动度。

患者体位：仰卧位，患侧下肢屈髋，屈膝，健侧下肢伸直。

①屈曲摆动：面向患者站立，近端手放在膝关节上，远端手托往小腿。上身前倾，双手同时将大腿向腹侧摆动。

②旋转摆动：近端手放在髌骨上，远端手握住足跟。近端手向内摆动大腿，远端手向外摆动小腿，做内旋摆动（图13-26）。反之，可做外旋摆动。

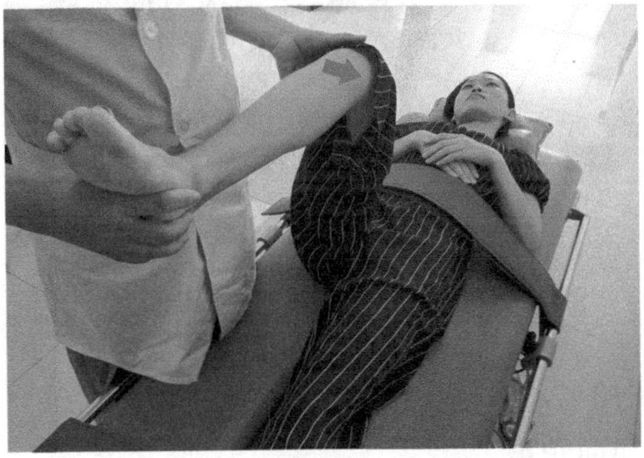

图13-26　髋关节内旋摆动

（二）膝部关节和胫腓关节（knee and surrounding joints and tibiofibular joints）

1. 胫股关节（tibiofemoral Joint）

胫股关节由胫骨平台（凹面）与股骨髁（凸面）构成。

休息位：膝关节屈曲25° 。

固定：以固定带固定股骨。

（1）长轴牵引。

患者体位：坐位，患膝下垫薄枕或毛巾卷，双腿自然垂于床边。

① 方法一。

治疗师体位：近端手固定胫骨近端前方，远端手握住胫骨远端后侧，双腿夹住患者小腿以固定。

松动手法：治疗师利用身体后倾的劲，远端手施力沿着胫骨长轴牵拉。

② 方法二。

治疗师体位：双手抓住患者小腿下段。

松动手法：患者双手固定膝关节上方，治疗师利用身体后倾的力量沿着胫骨长轴牵拉（图13–27）。

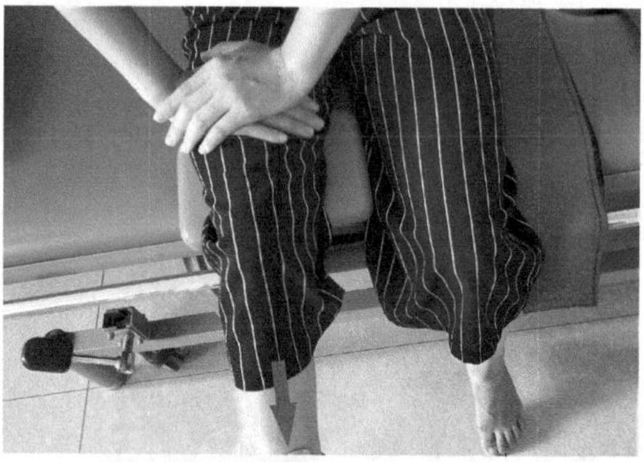

图13–27　胫股关节长轴牵引

（2）向后滑动（图13–28）。

作用：增大膝关节屈曲角度。

治疗师体位：同方法一。

松动手法：治疗师上肢伸直，身体前倾，近端手虎口将胫骨向后推。

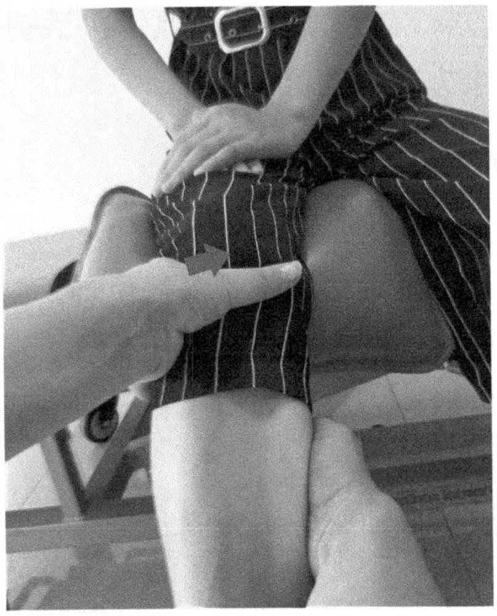

图13-28　胫股关节向后滑动

（3）向前滑动。

作用：改善膝关节伸直角度。

患者体位：俯卧，膝关节休息位，下垫薄枕。

治疗师体位：立于患侧，面向足端，远端手抓住胫骨末端，近端手掌面放于胫骨近端的后侧面。

松动手法：近端手向前推动胫骨。

（4）旋转摆动。

患者体位：坐位，小腿垂于治疗床沿。

治疗师体位：面对患者而坐，双手握住小腿近端。

活动手法：双手稍向下牵引，然后向内（内旋）或向外（外旋）转动小腿。

2. 髌骨关节（patellofemoral joint）

作用：松解髌骨周围软组织，增大髌骨活动度，改善膝关节活动度。

（1）分离牵引。

患者体位：仰卧，稍屈膝，腘窝下垫一毛巾卷。

治疗师体位：位于患侧，双手拇指与示指分别放置在髌骨两侧。

松动手法：双手握住髌骨，同时向上提起。

（2）滑动。

患者体位：同上。

治疗师体位：上方手握住髌骨上缘，下方手握住髌骨下缘。

松动手法：下方手（上方手）将髌骨向尾端（头端）推动；双手同时向内侧、外侧、左上方、左下方、右上方、右下方推动，但每次活动只能往一个方向推动，待髌骨恢复原位后方可进行下一个方向滑动。

3. 胫腓关节（tibiofibular joint）

（1）近端胫腓关节。

作用：改善腓骨头的活动；将后移的腓骨头复位。

患者体位：侧卧，健肢在下屈曲，患肢在上伸直。

治疗师体位：立于患者身后，一只手固定胫骨，另一只手掌根部放在腓骨头后方，手指向前环握腓骨头。

松动手法：掌根部向前外侧推动腓骨头后侧。

（2）远端胫腓关节前后滑动。

作用：当踝背屈受限时，可增大背屈角度。

患者体位：仰卧位或俯卧位。

治疗师体位：治疗师站在床尾端，一只手的四指放在胫骨下方，拇指放在胫骨上方固定；另一只手的掌根部放在外踝上，手指在其下方。

松动手法：俯卧位，向前推动腓骨；仰卧位，向后推动腓骨。

（三）踝部关节（ankle and surrounding joints）

踝部关节主要包括踝关节、距下关节、跗骨间关节。

1. 踝关节（ankle joint）

踝关节也称胫距关节，由距骨（凸面）及胫骨和腓骨（凹面）构成。

休息位：跖屈10°。

治疗平面：在踝关节面内，相对于小腿前后方向。

（1）关节牵引。

患者体位：俯卧，患侧屈膝90°，固定带固定股骨远端。

治疗师体位：面向患者而立，双手环握内、外踝远端。

松动手法：治疗师身体后倾，将足背部沿着小腿长轴向远端牵引。

（2）前后滑动。

作用：改善踝背屈和踝跖屈。

患者体位：同上。

治疗师体位：立于床尾，近端手固定内、外踝前方，远端手置于距骨前方。

松动手法：远端手将距骨往后方推动，做前后向滑动，改善踝背屈（图13–29）。也可按图13–30所示进行松动。

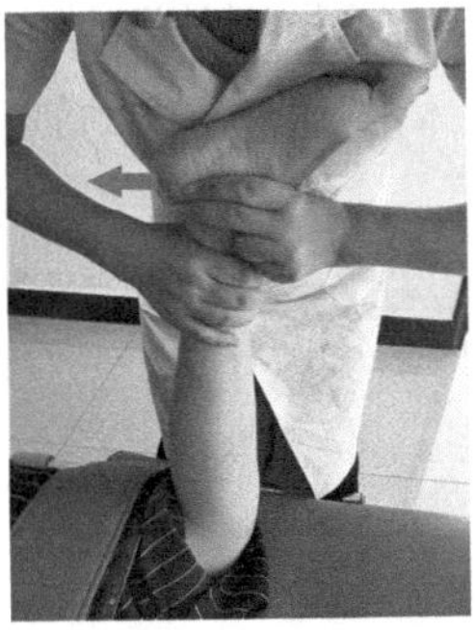

图13-29 踝关节向后滑动a

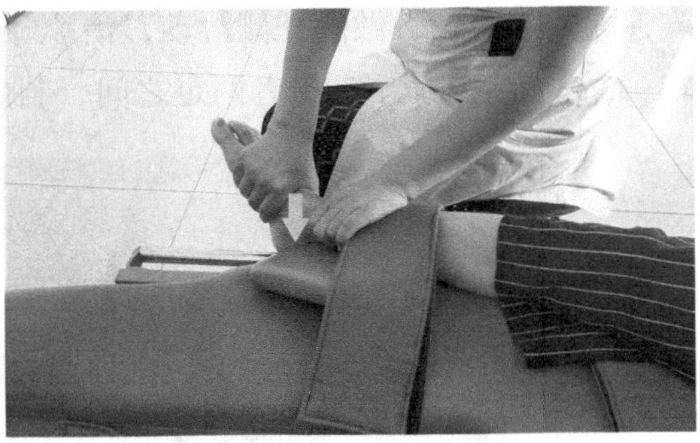

图13-30　踝关节向后滑动b

若要改善踝跖屈，患者体位不变，治疗师近端手虎口固定内、外踝前方，远端手置于距骨后方。远端手将距骨往前方推动（图13-31）。

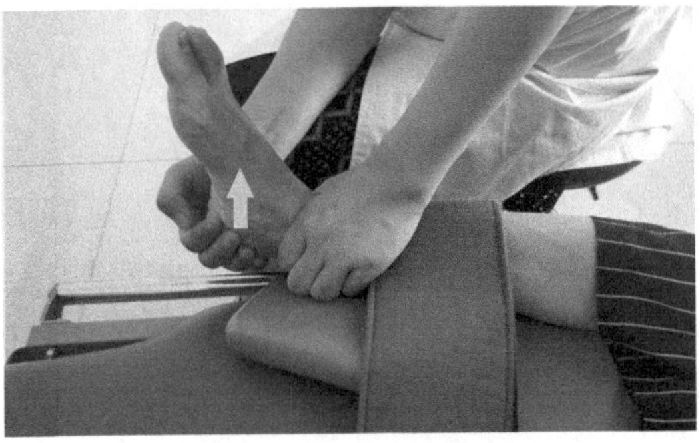

图13-31　踝关节向前滑动

（3）内外侧滑动。

作用：改善踝关节内、外翻。

患者体位：俯卧，患侧下肢伸直，踝关节伸出床外，固定带固定小腿远端。

治疗师体位：立于患侧，近端手握住内、外踝，远端手掌根放距骨外侧。

松动手法：近端手固定，上身前倾，远端手借助上肢力量向内侧推动距骨，做向内侧滑动，改善踝关节外翻（图13-32）。

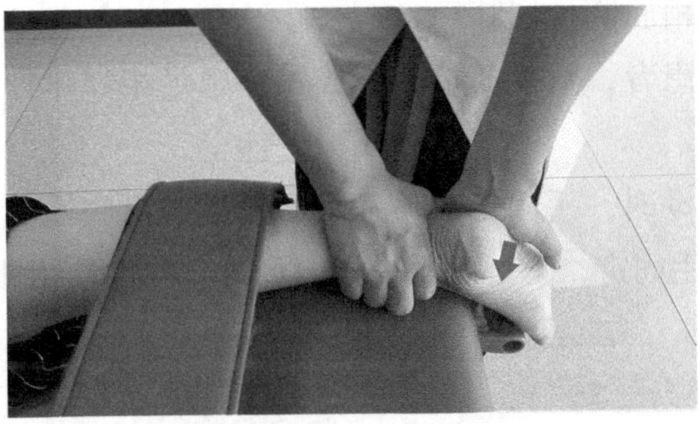

图13-32　踝关节向内侧滑动

反之，改善踝关节内翻，做向外侧滑动，治疗师远端手掌根则放距骨内侧，向外推动距骨（图13-33）。治疗师站在患者两足之间，利用身体前倾的劲推动则更省力。

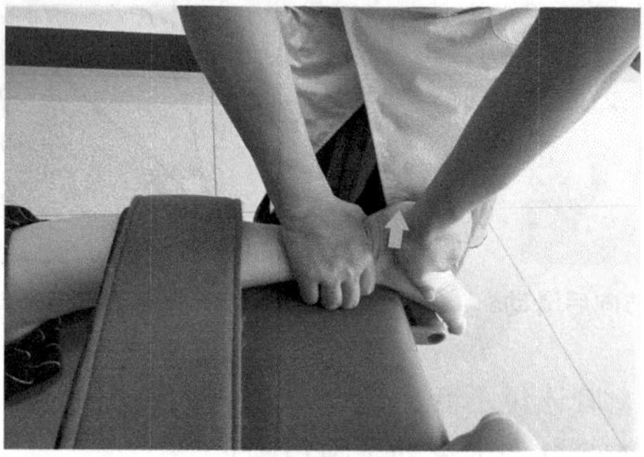

图13-33　踝关节向外侧滑动

（4）屈伸摆动。

患者体位：同上“（2）前后滑动”。

治疗师体位：立于床尾，近端手固定内、外踝后方，远端手握住足底。

活动手法：近端手固定小腿，远端手将足做屈、伸摆动。

同样体位下，踝也可做翻转摆动，具体体位同“（3）内外侧滑动”。

治疗师体位及松动手法：站于患侧，一只手握住足跟后部，另一只手握住足跟前部，拇指均在足底，四肢在足背。双手分别向内（内翻）或向外（外翻）翻转跟骨。

2. 距下关节

距下关节由跟骨的凸面与距骨的凹面构成。松动手法包括关节牵引、前后滑动、内外侧滑动等。由于与胫距关节手法操作相同，故不再赘述。

3. 跗骨间关节上下滑动

参与踝背屈—跖屈的跗骨间关节，近端关节面是凸面，远端关节面是凹面。

作用：改善踝背屈、跖屈的附属运动，是旋后、旋前活动所必需的。

患者体位：仰卧，稍屈髋、屈膝。

治疗师体位：面对患者，双手拇指分别放置在患足相邻跗骨的背侧，食指放置在足底相应跗骨的跖面。

松动手法：向下滑动时，手固定，另一只手拇指向足底推动相邻跗骨，可改善踝跖屈；向上滑动时，一只手固定，另一只手食指向足背方向推动相邻跗骨，改善踝背屈。

三、脊柱关节松动手法

脊柱关节主要包括颈椎、胸椎、腰椎和骨盆。颈椎和腰椎灵活性好，比胸椎更易受损，针对颈椎和腰椎的关节松动手法更常用。

（一）颈椎（cervical vertebra）

颈椎的生理运动有前屈、后伸、侧屈、旋转。附属运动有相邻颈椎的分离牵引、滑动及旋转。

（1）分离牵引。

患者体位：去枕仰卧，头部伸出治疗床外。

治疗师体位：位于床头，右手托住患者枕骨后，拇指在右耳后，四指在左耳后；左手放在患者下颌下方，前臂掌侧贴近患者左侧面部。

松动手法：双手固定，借助躯干后倾作用力将头部向后牵拉。上段颈椎病变在颈部中立位时牵引；中下段颈椎病变在头前屈10°～15°位置牵引。

（2）棘突垂直滑动。

作用：增大颈椎屈伸角度。

患者体位：俯卧位，双手交叉，掌心托住前额，下颌稍内收。

治疗师体位：位于床头，双手拇指并置于同一椎体的棘突上，其余四指放在颈椎两侧。

松动手法：双手固定，双上肢伸直将棘突向腹侧垂直推动。

（3）横突垂直滑动。

作用：增大颈椎侧屈角度。

患者体位：同“（2）棘突垂直滑动”。

治疗师体位：面对患者站立，双手拇指并置放在患侧椎体一侧横突，拇指尖相对，其余四指分别放在枕后或项背部。

松动手法：内侧手固定，外侧手借助上肢的作用力将横突向腹侧推动。

（4）椎间关节垂直松动。

作用：增大颈椎侧屈和旋转角度。

患者体位：同“（2）棘突垂直滑动”，另外，头部向患侧旋转约30°。

治疗师体位：面向患者头部站立，双手拇指放在横突与棘突之间，其余四指放在颈部前后。

松动手法：双手拇指固定，双上肢同时向腹侧推动。

（5）屈伸摆动。

作用：增大颈椎屈曲角度。

患者体位：去枕仰卧，头部伸出治疗床外，枕在治疗师的大腿上。

治疗师体位：面向患者而立，一侧大腿前屈，支撑患者头后部，双手托起枕部两侧，拇指放在两侧。

活动手法：双手固定，通过治疗师的双肩上举和下降使患者颈椎前屈、后伸。

（6）侧屈摆动。

患者体位：同“（5）屈伸摆动”。

治疗师体位：面向患者而立，向右侧屈时，右手放在颈部右侧，食指和中指放在拟松动的相邻椎体横突上，左手托住下颌，前臂掌侧放在左侧面部托住头部；向左侧屈时则相反。

活动手法：左手及前臂固定，上身左转，使颈椎向右侧屈，向左侧屈时则方向相反。

在此体位下，也可进行颈椎旋转摆动。向左转时，左手托住下颌，右手放在枕骨部位；左手向左，右手向右同时用力使头部向左转。反之，则可向右旋转。

（二）胸椎（thoracic vertebra）

胸椎生理运动有屈、伸、侧屈和旋转。附属运动有棘突垂直滑动、棘突侧方滑动、横突垂直滑动、旋转摆动等。

（1）棘突垂直滑动。

作用：增大胸椎的屈伸角度。

患者体位：俯卧位，上段胸椎（T1—T4）病变时，双手交叉，手掌置于前额；中下段（T5—T8、T9—T12）病变时，头转向一侧，上肢放在体侧，胸部放松。

治疗师体位：上段胸椎病变时，面向患者头部而立；中下段胸椎病变时，站在患者体侧。双手拇指指尖相对或指背相接触放在胸椎棘突上，其余四指分开放在胸椎两侧。

松动手法：双手固定，借助上身前倾作用力，将棘突向腹侧按压。

（2）棘突侧方滑动。

作用：增大胸椎旋转角度。

患者体位：俯卧位，上肢放于体侧或外展90°，屈肘，前臂垂于治疗床两侧。

治疗师体位：面对患者站在患侧，双手拇指分别放在相邻的棘突侧方，或双手拇指重叠放在拟松动棘突的侧方，其余四指分开放在胸背部。

松动手法：拇指固定，借助上身稍前倾的作用力，将棘突向对侧推动。

（3）横突垂直滑动。

作用：增大胸椎侧屈及旋转角度。

患者体位：同“（2）棘突侧方滑动”。

治疗师体位：面对患者站在患侧，双手拇指指尖相对或相重叠放在拟松动胸椎侧的横突上。

松动手法：双手固定，上身稍前倾，借助上肢和上身前倾力量垂直向腹侧按压横突。

（4）旋转摆动。

作用：增大胸椎旋转角度。

患者体位：坐位，双上肢胸前交叉，双手分别放在对侧肩部。

治疗师体位：站在患者左侧，向右旋转时，左手放在其右肩部侧面，右手放在右侧肩背部。向左旋转时治疗师站位则相反。

活动手法：双手固定，向右旋转时，双上肢同时用力，使胸椎身体上部向右转动；向左旋转时则相反。

（三）腰椎（lumbar vertebra）

腰椎生理运动有前屈、后伸、侧屈和旋转；附属运动有棘突垂直滑动、棘突侧方滑动、横突垂直滑动、旋转摆动等。

（1）棘突垂直滑动。

作用：增大腰椎屈伸角度。

患者体位：俯卧位，腹部垫枕，双上肢分别置于体侧，头转向一侧。

治疗师体位：面对患者站于患侧，下方手掌根部放在腰椎上，掌根部尺侧放在拟松动的棘突上，手指稍屈曲，上方手放在下方手腕背部。

松动手法：双手固定，借助上身前倾的作用力将棘突垂直向腹侧按压。

（2）棘突侧方滑动。

作用：增大腰椎旋转角度。

患者体位：同“（1）棘突垂直滑动”。

治疗师体位：面对患者站在患侧，双手拇指分别放在相邻的棘突侧方，其余四指分开放在腰部。

松动手法：双手固定，借助上身前倾的作用力，将棘突向对侧推动。

（3）横突垂直滑动。

作用：增大腰椎侧屈及旋转角度。

患者体位：同“（1）棘突垂直滑动”。

治疗师体位：面对患者站在患侧，双手拇指指背相接触放在拟松动腰椎的一侧横突上。

松动手法：双手固定，借助上身前倾的作用力，将横突向腹侧推动。

（4）旋转摆动。

作用：增大腰椎旋转角度。

患者体位：健侧卧位，患侧在上，屈曲髋关节和膝关节。拟松动的腰椎节段越偏上，屈髋角度越小；拟松动的腰椎节段越偏下，屈髋角度越大。

治疗师体位：站在患者身后，双手放在髂嵴后缘。

活动手法：治疗师面向患者站立，一侧肘部放在患者的肩前，另一侧肘部放在髂嵴上，双手示指分别放在拟松动相邻椎体的棘突上，同时反方向（肩向后，髂嵴向前）来回摆动。

（四）骨盆（pelvis）

骨盆的主要关节有腰骶关节、骶髂关节、骶尾关节及耻骨联合关节。骨盆的生理运动有旋转、前屈和后伸；附属运动有分离、挤压及滑动。

1. 腰骶关节

作用：改善腰骶关节屈伸角度。

（1）前屈摆动。

患者体位：俯卧位，腹部垫枕，头转向一侧，上肢垂于治疗床沿，下肢伸直。

治疗师体位：站在患者身体一侧，面向足部，内侧上肢伸直，掌根放置在骶骨上端。

松动手法：内侧手固定，借助上肢力量向前并向下推动骶骨。

（2）后伸摆动。

患者体位：同“（1）前屈摆动”。

治疗师体位：站在患者身体一侧，面向头部，内侧上肢伸直，掌根放置在骶骨下端。

松动手法：内侧手固定，借助上肢力量向前并向上推动骶骨。

2. 骶髂关节

作用：改善骶髂关节屈伸角度。

（1）侧方旋转。

患者体位：俯卧位，头转向一侧，上肢垂于治疗床沿，下肢伸直。

治疗师体位：站在患者身体一侧，双上肢交叉，双手掌根分别放置在对侧骶髂关节外侧的髂骨上。

松动手法：双手固定，上身前倾，借助上肢力量向外侧并向下推动髂骨。

（2）交叉旋转。

患者体位：同“（1）侧方旋转”，左侧髋关节内旋，右侧髋关节外旋。向另一侧交叉旋转时方向相反。

治疗师体位：站在患者身体一侧，上方手放置在右侧髂嵴的前侧面，下方手放在左侧骶髂关节外侧的髂骨上。

松动手法：上身前倾，上方手向上并向内提拉右侧髂嵴，下方手向下并向外按压左侧髂骨，使双侧骶髂关节发生反向旋转。

（3）髂嵴前旋。

作用：改善骶髂关节前倾角度。

患者体位：以左侧是患侧为例，半俯卧位，健侧下肢的足底着地，患侧下肢由治疗师托住。

治疗师体位：站在患者身后，右手放置在左侧髂后上棘，左手及前臂托住患者左大腿及小腿。

松动手法：右手固定，左上肢将患者左下肢后伸、内收，借助上肢力量向下并向外推动左髂嵴。

（4）髂嵴后旋。

患者体位：健侧卧位，健侧下肢伸直，患侧下肢屈髋、屈膝90°，上半身外旋，上肢屈肘，放置在上腹部。

治疗师体位：面向患者站立，上身前倾，上方手放置在髂嵴处，下方手放置在坐骨结节处。

松动手法：双手固定，躯干前倾，上方手向后、下方手向前用力转动髂嵴。

（5）髂嵴内旋。

患者体位：俯卧位，腹部垫枕，健侧下肢伸直，患侧下肢屈膝90°。

治疗师体位：面向患者站立，上方手放置在对侧骶髂关节外侧的髂骨上，下方手握住踝关节外侧。

松动手法：上身稍前倾，上方手固定，借助上肢力量向下并向内推动髋骨，下方手同时向外转动小腿，使髋关节内旋。

（6）髂嵴外旋。

患者体位：俯卧位，腹部垫枕，下肢伸直。

治疗师体位：面向患者站立，上方手插到腹前侧，放置在髂前上棘处，下方手放置在髂后上棘处。

松动手法：上身前倾，下方手向前并向内推动髂后上棘，上方手向后并向外提拉髂前上棘，使整个髂嵴发生外旋。

第十四章　麦肯基疗法

麦肯基疗法（Mechanical Therapy）是麦肯基力学诊断治疗方法的简称，由新西兰的物理治疗师麦肯基（Robin McKenzie）创立和逐渐完善，至今已经有70余年的历史。

第一节　麦肯基疗法概述

麦肯基疗法起源于麦肯基对腰痛和下肢痛患者的治疗。当患者处于腰椎过度伸展位一定时间后，下肢痛症状消失，腰部疼痛从一侧移至中央（疼痛的向心化现象）。这种反复运动和保持体位的方法必定和疼痛的向心化现象存在一定的联系。于是麦肯基经过反复验证和探索，创立了麦肯基疗法。

麦肯基疗法是针对人体脊柱和四肢疼痛和/或活动受限的力学原因进行分析和诊断，并应用恰当的力学方法进行治疗的独特体系。

一、疼痛机制

麦肯基疗法是在力学基础上，以治疗腰痛为研究点，逐渐扩展到颈椎和四肢的疼痛治疗。因此，疼痛的变化贯穿治疗的始终。疼痛的机制研究是研究麦肯基疗法的理论基础。

（一）疼痛的定义

疼痛是在人体组织处于损伤或潜在损伤，或被认为损伤时，人主观的一种不舒适感觉和情感的体验。疼痛是大脑皮质的感觉，它不仅是伤害感觉系统本身的生理性反应，也受情感、认知、遗传、环境和社会多因素的影响。

（二）疼痛感觉的传导途径

疼痛的感觉经伤害感受系统传导。伤害感受系统是游离神经末梢，存在于机体的多数组织中。伤害感受器是机体的警告系统，受刺激被激活就会产生疼痛，具体传导途径如图14-1所示。

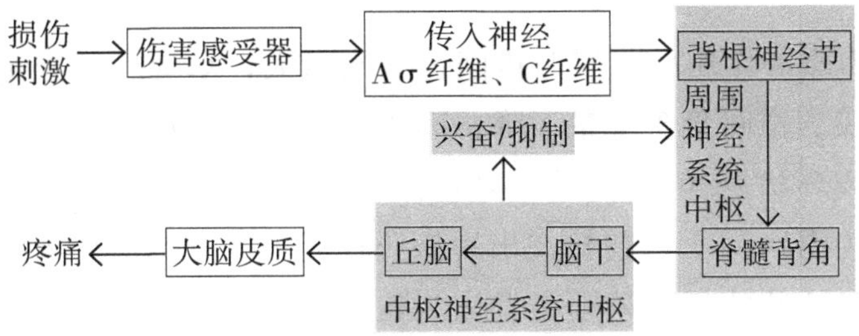

图14-1　伤害感受器传输路径

（三）机体常见的几种疼痛类型

机体受机械刺激、化学刺激或温度刺激均可激活伤害感受器。刺激的类型不同，产生的疼痛类型也有区别，机体常见的疼痛表现如表14-1所示。

表14-1　机体常见的几种疼痛类型

疼痛类型	机制	疼痛特点	病症	治疗
机械性疼痛	外力→机械性变形→疼痛	疼痛可为持续性，也可为间歇性，多为锐痛，外力去除则疼痛消失	间歇性的颈肩腰腿疼痛	以力学治疗方法为主
化学性疼痛	组织受损/炎症→体内化学物→疼痛	疼痛发生于创伤后急性期，持续性不适或钝痛，伴有红肿热痛的体征；活动使疼痛加重，没有任何一个方向的活动能减轻疼痛；物质浓度恢复，疼痛消失	有炎症反应，或感染性疾病出现	药物治疗为主
创伤性疼痛	兼顾化学性疼痛与机械性疼痛	最先是机械性疼痛特点，接着出现化学性疼痛特点，愈合过程中可引起间歇性的机械性疼痛	颈肩腰腿疼痛，或有炎症或感染性疾病，也可表现为痛觉倒错	对症治疗

二、椎间盘和动态间盘模型

麦肯基发现，患者在治疗过程中症状的变化受椎间盘的影响变化幅度较大，于是提出了动态间盘模型。

（一）椎间盘

椎间盘由纤维环、髓核和软骨板组成。纤维环由软骨细胞和纤维组成，是髓核的保护壁。纤维环前厚后薄，后外侧最弱。髓核由糖胺聚糖和胶原纤维组成，呈黏胶状，含大量水分。

椎间盘有压力缓冲作用。年轻时椎间盘含水量大，承受压力分布均匀，缓冲作用好。随着年龄增长，椎间盘含水量下降，间盘高度降低，承受的压力不一致，导致纤维环出现放射状或环状裂缝，容易引起损伤，髓核由裂缝膨出。当纤维环外层完全断裂时，髓核突出（图14-2）。髓核突出后挤压神经根，产生疼痛等症状。神经受压越重，症状越重，且症状的部位越远离脊柱。随着年龄的继续增长，髓核与纤维环形成一体时，髓核突出和脱出发生率下降。

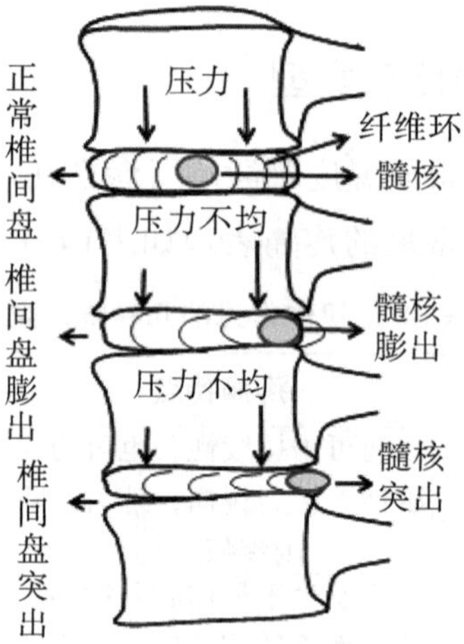

图14-2　椎间盘突出过程

脊柱不同方向的运动对椎间盘的作用不同。脊柱屈曲时，剪切力增加，纤维环前部放松和膨出，纤维环后部拉紧髓核向后移动，椎间盘内压力增加；反之，脊柱伸展时，髓核向前移动，椎间盘压力降低。脊柱侧屈或旋转时，髓核向对侧移动。当脊柱反复屈曲或伸展时，髓核则反复向后或向前移位，导致纤维环力学条件改变，可能会出现纤维环内层裂隙、纤维环撕裂、椎间盘膨出、椎间盘脱出等一系列椎间盘的病变。

（二）动态间盘模型

麦肯基用动态间盘模型的理论来解释脊柱反复运动后，患者症状的部位和程度发生变化的现象。当脊柱进行某一方向的反复运动时，运动节段的椎间盘产生了非对称性的挤压力，从而使间盘内容物向挤压的反方向运动。间盘的移动改变了纤维环和（或）神经根的张力，从而使疼痛的部位发生变化，也使疼痛的程度加重或减轻。麦肯基用症状的“向心化”或“外周化”现象来描述这种情况。

目前，许多研究已证实麦肯基动态间盘模型的正确性。但应注意，只有在纤维环外层保持完整的条件下，才能构成一个完整的间盘，脊柱的运动才可产生髓核运动，应用麦肯基力学治疗方法治疗才有效。若髓核已经脱出，则应用麦肯基疗法无效。

三、脊柱的解剖结构与生物力学

脊柱主要包括颈椎、胸椎和腰椎。

（一）颈椎的解剖结构与生物力学

正常的颈椎曲度凸向前，共7节，分为上颈椎（枕骨—C2）和中下颈椎（C2—T1）。颈椎间盘小且厚，是脊椎中活动幅度最大的关节。活动范围的正常值为：屈曲0°~60°，伸展0°~50°，旋转0°~70°，侧屈0°~50°。

颈椎运动时的生物力学变化

（二）胸椎的解剖结构与生物力学

胸椎共12节，12个椎体从上向下逐渐增大。正常的胸椎曲度凸向后。椎间盘较薄，活动幅度较颈椎小。正常胸椎活动范围为：屈曲0°~30°，伸展0°~20°，旋转0°~40°。

胸椎运动时的生物力学变化

（三）腰椎的解剖结构与生物力学

腰椎共5节，椎体粗壮，横断面呈肾形；椎孔大，呈三角形。腰椎间盘最厚，跟腰椎承受压力有关。正常的腰曲凸向前。活动范围为：屈曲0°~50°，伸展0°~30°，侧屈0°~40°。

腰椎运动时的生物力学变化

第二节　麦肯基疗法的诊断方法

正确的评测是治疗成功的关键。麦肯基疗法仅适用于治疗机械性疼痛，而不适合治疗化学性疼痛。因此，评定时确定疼痛的性质、脊柱的活动与疼痛的关系非常重要。另外，麦肯基根据机械性疼痛产生的病因病理，将其分为三大综合征。评测时还要确定三大综合征的类别，才能决定治疗方案。

一、病史采集

病史采集主要是针对患者的基本情况、现病史和既往病史进行登记和了解。它是评定的基础。

二、体格检查

体格检查是每项评定的要点。通过仔细评测脊柱活动与疼痛的关系，从而确定疼痛的性质，才能决定是否应该选用麦肯基疗法进行治疗以及预测后期疗效。

（一）姿　势

不良的坐姿是颈腰部疼痛的重要原因，在问诊时应注意观察患者的坐位姿势。坐姿评价分为好、一般和差三级。评定依据为患者坐姿是完全腰椎后凸、完全正立或介于两者之间。此外还要观察坐位时脊柱前凸程度。站立姿势的评级同坐姿，并观察有无脊柱畸形存在。

（二）运动范围

检查受累节段脊柱各个方向活动范围程度，在运动过程中有无矢状轴上的偏移，患者主动活动情况。另外，也应考虑明显的个体差异，记录患者发病前的活动范围。通过治疗前后关节活动范围比较，更容易判定疗效。

（三）运动试验

运动试验是该评定的关键，是确定患者力学诊断的依据。评测时，应确定运动前后的症状、程度和部位，以便后期治疗后改善程度的比较。

1. 术语介绍

用以下术语对运动试验后症状的变化进行描述。

（1）加重（减轻）：运动中原有症状程度加重（减轻）。

（2）产生：运动前无症状，运动中出现症状。

（3）消失：运动中症状消失。

（4）向心化（外周化）：运动中症状的部位向脊柱中心区（肢体远端）变化。研究表明，向心化现象是疗效好转的预测指标。

（5）恶化：指每次运动试验均使原有的症状加重或产生新的症状，且这一情况会持续一段时间。

（6）未恶化：指每次运动试验均使原有的症状加重或产生新的症状，但这一情况不持续。

（7）好转维持（好转不维持）：运动中发生了减轻、消失、向心化等现象，这些变化在运动后能够持续存在为好转维持；这些变化在运动后又恢复至运动前的基准为好转不维持。

（8）加重维持（加重不维持）：运动中发生了加重、产生新的症状、外周化等现象，这些变化在运动后仍然持续存在为加重维持；这些变化在运动后又恢复至运动前的基准为加重不维持。

（9）运动中疼痛：指运动试验过程中出现疼痛或原有的疼痛强度增加，运动试验停止则疼痛减弱或消失。

（10）运动终点疼痛：指运动试验至运动范围终点时出现疼痛，一旦从运动终点移开则疼痛消失。

2. 颈椎运动试验的顺序

颈椎检查基本动作包括坐位前突、坐位后缩、坐位后缩加伸展、卧位后缩、卧位后缩加伸展、坐位侧屈和坐位旋转共7组动作。每个动作后面再加一个该动作的反复运动（一般为10次），如坐位前突—坐位反复前突—坐位后缩—坐位反复后缩，坐位旋转—坐位反复旋转等，颈椎运动试验累计做14组动作。

3. 胸椎运动试验的顺序

胸椎检查基本动作包括坐位屈曲、坐位伸展、俯卧位伸展、仰卧位伸展和坐位旋转共5组动作。每个动作后面再加一个该动作的反复运动，胸椎运动试验累计做10组动作。

4. 腰椎运动试验的顺序

腰椎检查基本动作包括站立位屈曲、站立位伸展、卧位屈曲、卧位伸展和站立位侧方滑动共5组动作。每个动作后面再加一个该动作的反复运动，腰椎运动试验累计做10组动作。

（1）站立位屈曲：患者分足站立，间距30cm；弯腰，双手向下尽可能屈曲达最大范围（疼痛允许范围）。

（2）站立位伸展：动作与站立位屈曲相反，做后伸到最大范围。

（3）卧位屈曲：患者仰卧位，双膝屈曲，双足平踏于床面。令患者双膝尽可能屈曲及胸，双手抱膝施加一稳定的压力，以产生最大的腰椎屈曲。

（4）卧位伸展：患者俯卧位，双手位于肩正下方，用力推起，双上肢伸直以撑起上半身，而下半身仍保持紧贴于床面。

（5）站立位侧方滑动：患者面对检查者站立。检查者一只手放于患者肩部，另一只手放于患者对侧髂嵴，双手向中线施加力量，使患者上半身相对于下半身产生一运动，然后再反方向活动一次。

（四）静态试验

若各个方向的运动都不能影响患者的症状，则需要进行静态实验。静态试验是让患者维持在受累脊柱节段某个方向的终点位置3min，观察患者的症状有无变化。

1. 颈椎静态试验

颈椎静态试验包括前突、后缩、屈曲、伸展共四种体位。

2. 胸椎静态试验

胸椎静态试验包括屈曲、伸展、旋转共三种体位。

3. 腰椎静态试验

腰椎静态试验包括弓背坐姿、挺直坐姿、弓背站立、挺直站立、俯卧腰椎伸展位、直腿坐位共六种体位。

（五）其他检查

为了明确诊断，必要时进行触诊、不对称现象的检查、活动过度和活动不良的检查、肌肉功能检查、感觉障碍、运动障碍、反射等检查。在诊断不明确时，应对邻近关节如髋关节、骶髂关节、肩胛骨、肩关节等进行检查，以明确是否存在四肢关节病变。

三、麦肯基疗法中的三大综合征

三大综合征是麦肯基疗法中常见的问题，是麦肯基在临床应用中根据力学因素或解剖因素总结出的最常见的临床症状。

（一）姿势综合征（posture syndrome）

此类患者的疼痛是正常组织过久地在运动范围终点受牵拉造成脊柱软组织力学变形所致。单纯的姿势综合征不存在病理改变，静态力学负荷解除，疼痛则迅速停止。临床表现为：患者年龄通常在30岁以下，多在办公室工作，缺乏体育运动；疼痛部位局限，一般在脊柱中线附近，不向四肢放射，疼痛为间歇性；患者可分别或同时有颈、胸和腰椎各部位的疼痛；一般有长期不良坐姿或不良站姿的习惯；检查无阳性体征，患者仅是在出现疼痛时腰椎处在不良姿势并维持在运动终点。运动试验结果无变化，运动中无疼痛，仅于长时间的静态姿势后出现疼痛，活动后疼痛立即缓解。疼痛的原因为椎旁软组织过度紧张，其中韧带的过度牵伸是最可能的原因。

（二）功能不良综合征（dysfunction syndrome）

此类患者的疼痛是脊柱受累节段及其邻近软组织结构挛缩，进而产生局部力学变形所致。通常在活动范围终点，挛缩的或粘连的结构受牵拉而紧张出现疼痛。临床表现为：患者年龄通常30岁以上（可有外伤、损伤的诱因及制动过程，创伤除外）；发病原因多为长年保持不良姿势并缺乏体育运动，使得软组织弹性降低，长度适应性缩短；或者因创伤后组织纤维化愈合过程中形成了短缩的瘢痕而发病；疼痛的产生为渐进性，疼痛的原因是短缩的组织受到过度牵拉，在运动过程中或结构未受牵伸时则不产生疼痛。运动试验结果为在进行受限方向全范围活动时产生疼痛，加重不维持。当有神经根粘连时可出现肢体症状。

（三）间盘移位综合征（derangement syndrome）

间盘移位综合征，简称移位综合征。此类患者的疼痛是椎间隙内在解剖学紊乱和/或移位刺激外部伤害感受器所造成。脊柱运动时，因髓核移位过程中受压负荷不一致而形成的椎间盘疼痛症状，与椎间盘病理改变有直接关系。临床表现为：患者的年龄通常在20~55岁，多有不良坐姿；经常在几个小时或1~2天内有突发的无明显诱因的疼痛，可由完全正常的情况发展至严重的功能障碍；症状为疼痛、感觉异常或麻木等，可能局限于脊柱中线附近，也可放射或牵涉至远端；疼痛通常为持续性，也可为间歇性；进行某些运动或维持某些体位时对症状有影响，使症状产生或消失，加重或减轻；疼痛的范围可以变化，疼痛的程度可以加重或减轻，疼痛可能跨越中线，如从腰右侧发展至腰左侧。运动或体位引起的症状变化的结果是可以持续存在的，即运动试验结果为产生、加重、外周化、加重维持，或减轻、消失、向心化、好转维持。移位综合征中，严重的病例可能出现明显的运动功能丧失，并可见急性脊柱后凸畸形和侧弯畸形。

移位综合征根据髓核移位方向分为间盘后方移位综合征和间盘前方移位综合征两种类型。每种类型还可以根据疼痛部位、疼痛性质、放射情况等详细分类，本章略述。

第三节　麦肯基疗法的治疗方法

一、三大综合征的治疗原则

三大综合征的治疗因人而异，因不同类型而治疗方式不一，但均需要姿势的矫正。

（一）姿势综合征的治疗原则

三大综合征都需要姿势矫正，在治疗师的指导下，由患者本人完成对脊柱进行整体矫正。姿势矫正强调患者的主动配合，但应避免应力引起新的疼痛。治疗过程中也有疼痛，当产生疼痛的结构不再受应力的影响时，疼痛消失。由于对新姿势的不适应而产生的疼痛，一般5~6天可缓解。

1. 坐姿矫正

正确的坐姿是：患者首先采取最好的坐姿，然后腰椎从最大前凸度放松10%，颈椎从最大后缩位放松10%。

指导方法：让患者坐在无靠背的板凳上，腰部尽可能地弯曲，头颈部前突逐渐过渡到挺直腰部达到最大腰前凸，头颈部尽量后缩，同时头顶向上，保持在脊柱的正上方。按照臀部→腰部→颈部的顺序，重复练习5~15次，每天3次，直至患者掌握该姿势。

注意事项：纠正过程中可能因为组织的牵拉出现疼痛；坐姿的矫正应循序渐进地进行；维持腰椎的前凸是关键；同时强调患者的主动参与。

2. 站姿矫正

常见站立放松姿势是：头颈部前突，双肩胛骨外展，胸部下陷，胸椎后移，屈曲呈字母C形，骨盆前移，腰椎处于过伸位。

指导方法：教患者头颈后缩，双肩胛骨内收，尽量平放于冠状面上，胸部尽可能抬高，胸椎前移，腹部肌肉缩紧，骨盆后倾。

3. 卧姿指导

卧姿矫正的原则：无症状时无须矫正；因人而异；生理曲度在睡眠时要有良好的支撑。

只有当疼痛在夜间反复发生，影响睡眠质量，或者每日睡醒时疼痛症状最重时，才需要矫正。矫正时应注意脊柱的生理曲度和卧具的选择。颈椎和腰椎的曲度可用颈椎垫枕或腰椎靠枕填充其间凹陷。卧具也提倡使用软硬适度的床垫。

（二）功能不良综合征的治疗原则

功能不良综合征的治疗包括姿势矫正和安全有效的牵伸。只要不是功能原因造成的姿势不良，具体矫正就同姿势综合征的治疗原则内容。

安全的牵伸是指在牵伸力去除后疼痛在10~20min以内消失。有效牵伸的标准是：出现瞬间疼痛；一定的频度；有规律地重复治疗。牵伸频度建议为每1~2个小时1组，每组5~15次，每天10组。活动度改善后可逐渐降低组数。当患者不能满足自我牵伸的力度时，一般自我治疗1周以后可应用治疗师治疗技术。即使使用治疗师技术，患者的自我运动也不能停止。

（三）间盘移位综合征的治疗原则

治疗原则：反复单一运动使其复位；维持复位的运动；恢复各项运动功能；预防复发；注意力的升级。

复位的目的是将移位的髓核复位。后方移位时需用伸展方向的力复位，前方移位时需用屈曲方向的力复位，后侧方移位时需要应用侧方的力复位。但短时间内，应避免与复位相反的脊柱运动，使复位得以维持。等症状消失后，再逐渐尝试与复位时方向相反的脊柱运动，使各方向的脊柱运动范围保持正常。通过姿势矫正、适度体育锻炼、日常生活活动正确姿势指导来防止复发，注重预防。

力的升级是在症状减轻或向心化现象出现后，逐渐增加该运动方向的力。一般是从静态体位、患者的自我运动开始增加到患者自我过度加压、治疗师过度加压，再到松动术、手法治疗。

二、治疗技术

麦肯基认为最大限度地发挥患者自身的“手法技术”可以让患者得到最大程度的满足。因此，麦肯基疗法包括患者自我运动、治疗师治疗两种技术。患者自我运动是麦肯基疗法最基本的运动，包括静态运动和动态运动两种，不需要治疗师参与。治疗师治疗技术包括按摩、手法和徒手、持续或间歇牵引。无论以上哪种运动，治疗过程中患者都应处于放松状态。

（一）颈　椎

颈椎的生理活动主要包括屈曲、伸展、侧屈和旋转。正常颈椎可屈曲35°～45°，伸展35°～45°，侧屈45°，旋转每侧60°～80°。

1. 坐位后缩（治疗技术1）

本技术适用于下颈段后方间盘移位、上颈段的屈曲功能不良综合征、下颈段的功能不良综合征和颈源性头痛。

（1）基本动作。

①起始位：患者高靠背椅坐位，腰背部有良好支撑使腰椎前凸。

②具体方法：患者头部尽可能地向后运动，达到最大范围，在终点停留瞬间后放松回到起始位。有节律地重复，争取每次重复时运动幅度均能增大。注意面部朝前，双

眼平视前方，头部应保持水平。

（2）力的升级。

①坐位后缩（自我加压）。

A.起始位：同上。

B.具体方法：患者先进行后缩运动，在运动范围终点时让患者用单手或双手在颏部加压。

②坐位后缩（治疗师过度加压）（图14-3）。

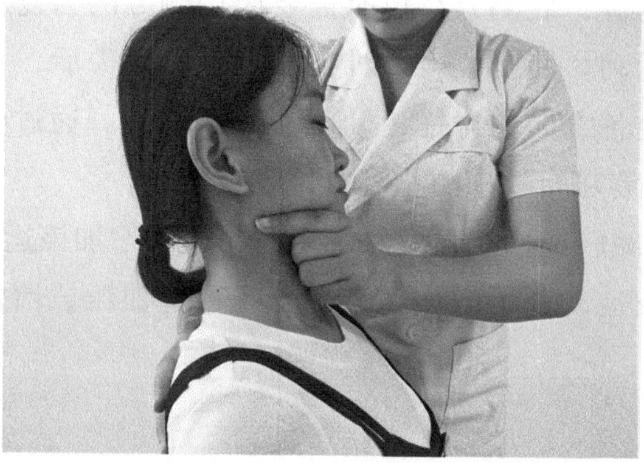

图14-3 坐位后缩—治疗师过度加压

A.起始位：同上。

B.具体方法：治疗师提前站在患者身旁，一只手放在患者T1—T2椎体上保持躯干稳定，另一只手用虎口固定住患者的下颌。患者进行后缩运动，在运动范围终点时，治疗师双手相向用力加压。

2. 坐位后缩加伸展（治疗技术2）

本技术适用于下颈段后方间盘移位、伸展功能不良综合征，也可作为预防用。

（1）基本动作。

①起始位：同治疗技术1。

②具体方法：患者先进行后缩运动至最大范围，方法如治疗技术1中所述，从后缩位开始缓慢小心地进行头颈部全范围的伸展。在伸展终点停留1s后，缓慢地回到起始位，再有节律地重复（颈部重复运动次数多为5~6次，后略述）。

（2）力的升级：坐位后缩伸展（自我加压）。

①起始位：同上。

②具体方法：在后缩加伸展至最大范围后，在伸展终点位进行小幅度的左右旋转4~5次，旋转的过程中加大头颈部伸展角度。

3. 卧位后缩加伸展（治疗技术3）

本技术可降低颈段后方间盘移位的发生，适用于急性或顽固性的后方间盘移位综合征，伸展功能不良综合征。

（1）基本动作。

①起始位：患者去枕仰卧位，急性期垫1~2个枕头在头颈部。

②具体方法：患者用枕部和下颌部同时尽量下压，达到后缩的效果，至后缩终点位后放松，回到起始位。重复数次后若症状没有加重或外周化，继续上述运动。

（2）仰卧位后缩加伸展（图14-4）。

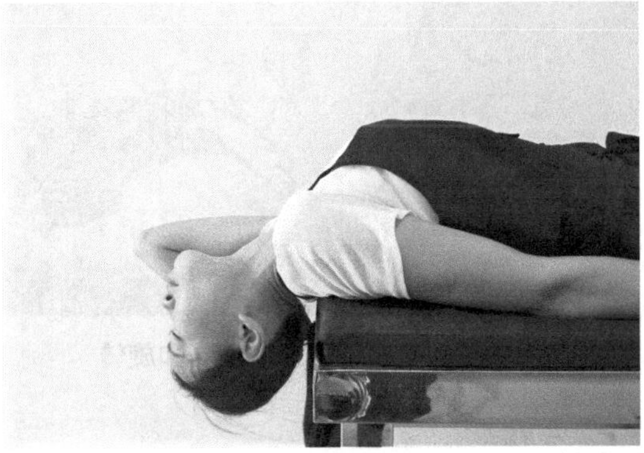

图14-4 仰卧位后缩加伸展

①起始位：仰卧位，患者头部出治疗床，边缘在第3或第4胸椎。患者一只手置枕后以确保仰卧姿势。

②具体方法：患者先进行充分后缩运动，在最大后缩位将支撑手放开，进行头后仰，让头尽量放松地悬在床头旁。1s后，患者用手将头被动地回复至起始位。如此循环反复运动。

（3）力的升级：仰卧位伸展（自我加压）。

①起始位：同上。

②具体方法：在“（2）仰卧位后缩加伸展”的动作基础上，在伸展的终点位进行小幅度的左右旋转4~5次。在旋转过程中，鼓励患者尽量增大伸展幅度，完成后回复至起始位。终点位，患者自我旋转加压并重复整个过程。

4. 手法牵引下后缩加伸展和旋转（治疗技术4）

本技术可降低颈段后方间盘移位的发生，适用于急性或顽固性的后方间盘移位综合征，同样也适用于前面治疗程序有效但不能更好保持的患者。但技术应用前一定要排除骨折、韧带损伤等病理变化。务必先进行运动试验，以确保此治疗技术的安全性。

①起始位：同上。

②具体方法：治疗师支托患者的头颈部，一只手托在患者的枕部，拇指和其余四指分开，另一只手置于患者下颌，双手固定并持续地施加长轴牵引力。同时，让患者进行后缩和伸展运动。在伸展的终点位，将牵引力缓慢地减小，但不完全松开，同治疗技术2和治疗技术3一样增加头部旋转4~5次，以达到更大的伸展角度。运动过程中注意患者的反应和症状的变化。循环反复运动5~6次（图14–5）。

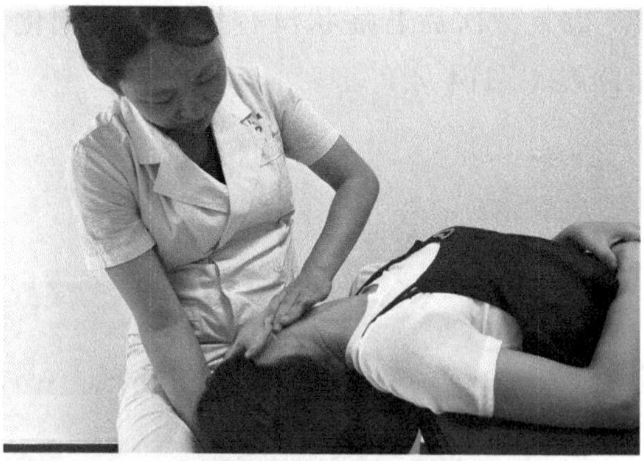

图14–5　牵引下后缩加伸展和旋转

5. 伸展松动术（治疗技术5）

本技术适用于中、下颈段的对称性症状、反复的伸展不能使放射性或牵涉性症状缓解、向心化不能保持，也适合于中下颈段的功能不良综合征。

①起始位：患者取俯卧位，双上肢置于体侧，上胸部放置一个枕头，枕头尽量向头侧放。

②具体方法：治疗师站在患者身旁，双手拇指置于应治疗节段的棘突两旁，有节律地双侧对称地加压和放松。加压时要达到活动范围的终点，在终点维持该压力瞬间后放松，且治疗师的手始终与患者皮肤保持接触。重复5~15次，力度可逐渐增加，最终达到全范围活动。

6. 后缩加侧屈（治疗技术6）

本技术适用于后侧方间盘移位，源于下颈段的单侧症状、反复伸展不能使放 射性症状或牵涉性症状缓解或向心化者。一旦疼痛向心化或症状有改善，停止侧屈，改为治疗技术2或治疗技术3。

（1）基本动作。

①起始位：患者高靠背椅坐位，腰背部有良好支撑使腰椎前凸。

②具体方法：患者先进行后缩，方法同治疗技术1，在后缩的基础上进行头侧屈运动。在侧屈终点停留1s后回复至起始位。重复运动5~15次。

（2）力的升级：侧屈（自我过度加压）。

①起始位：同上。一只手抓住椅子以固定躯干，另一只手越过头顶置于对侧耳旁。

②具体方法：患者先进行后缩加侧屈，在侧屈达终点位用头上的手加压侧屈，尽可能至最大范围并停留1s后回复至起始位。重复5~15次。注意不要有旋转动作。

7. 侧屈松动术和手法（治疗技术7）

本技术适合于中下颈段后侧方间盘移位，中下颈段的侧屈和旋转功能不良综合征，以及前面的程序应用后症状仍存在的患者。

（1）坐位侧屈松动术。

①基本动作（图14-6）。

A.起始位：同上。

B.具体方法：治疗师站在患者身后，一只手放在疼痛侧颈根部，拇指指尖位于棘突旁用以固定患者的颈椎，另一只手置于疼痛对侧的耳部，使得患者头颈部向疼痛侧侧屈，终点位加压，随后回复至起始位。有节律地重复5~15次，根据患者的情况，力度可以逐渐增加。注意在侧屈过程中，尽量使头部不要发生明显的旋转和头前移。1周左右进行2~3次侧屈松动术治疗。

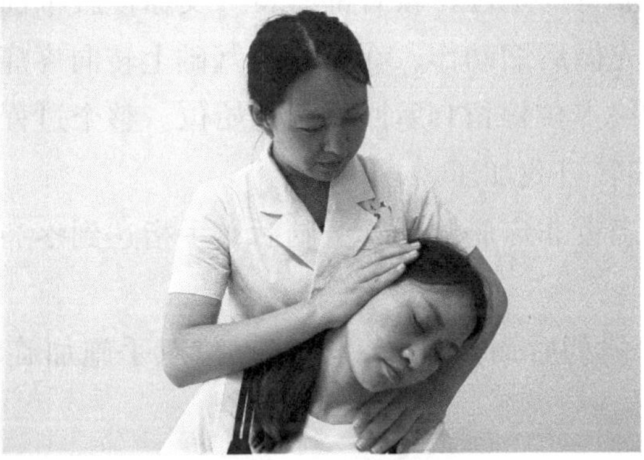

图14-6　坐位侧屈松动术

②力的升级：坐位侧屈加猛力手法。

A.起始位：同上。

B.具体方法：确定手法的安全性后，结合施加手法的节段进行运动。在伸展松动术之后，治疗师过度加压的手在患者侧屈的终点位沿侧屈方向施加一次瞬时、小幅度、快速的猛力。

（2）仰卧位侧屈松动术。

①基本动作。

A.起始位：患者放松平卧在床上，头颈部悬在床头以外，由治疗师支托。

B.具体方法：治疗师站在患者的疼痛侧，一只手从疼痛的对侧握住患者的下颌，其前臂环绕在患者的枕部用以支托，另一只手置于颈椎疼痛侧，食指的掌指关节顶在应治疗节段棘突的侧方。治疗师用环绕患者枕部的上肢将患者头颈向疼痛侧侧屈，用位于棘突旁的手固定患者的颈椎。在患者侧屈终点位，治疗师双手用力加压，随后放松回复至起始位。逐渐加力，有节律地重复5~15次。

②力的升级：仰卧位侧屈加猛力手法。

A.起始位：同上。

B.具体方法：先进行仰卧位松动术测试，然后在患者侧屈终点位，治疗师用环绕患者枕部的上肢固定患者头颈部，用棘突旁的食指掌指关节施加一次瞬时、小幅度、快速的猛力。在治疗的全过程，患者应该完全放松。

8. 后缩加旋转（治疗技术8）

本技术适用于治疗中颈段的后侧方间盘移位和旋转、侧屈功能不良综合征，源于中上颈段的单侧症状、反复的矢状运动不能缓解或不能向心化者，单侧颈源性疼痛、屈曲程序无改善者。一旦疼痛向心化或症状有改善，立即改为治疗技术2或治疗技术3。

（1）基本动作。

①起始位：患者高靠背椅坐位，腰背部有良好支撑使腰椎前凸。

②具体方法：患者先做后缩动作，在后缩的基础上转向疼痛侧，旋转过程中注意保持后缩。在后缩旋转的终点位停留1s后回复至起始位。整个过程重复10~15次。

（2）力的升级：旋转自我加压。

①起始位：同上。患者非疼痛侧手置于脑后，手指达到疼痛侧耳部，疼痛侧手置于下颌。

②具体方法：患者颈部后缩并旋转，在终点位双手施加旋转力，1s后回复至起始位。重复5~15次。

9. 旋转松动术和手法（治疗技术9）

本技术适用于治疗上颈段功能不良综合征，配合治疗技术6和治疗技术8可治疗与颈源性头痛相关的中、下颈段的旋转和侧屈功能不良综合征。

（1）坐位旋转松动术。

①基本动作。

A.起始位：同上，双手握持放在大腿上。

B.具体方法：治疗师站在患者身后，一只手放在患者非疼痛侧的肩上，拇指在应治疗节段的棘突旁，其余四指在肩前，另一上肢环绕患者头面部，手的小指侧位于患者的枕骨粗隆下。患者向疼痛侧旋转头部至终点位，治疗师用环绕患者头部的上肢轻轻地施加牵引力，并同时施加旋转力，用棘突旁的拇指固定并施加反作用力，然后回复至起始位。有节律地重复5~15次。

②力的升级：坐位旋转加猛力手法。

A.起始位：同上。

B.具体方法：在旋转松动术确定安全性和治疗节段之后应用。在旋转终点位，治疗师用固定患者颈椎的拇指在棘突旁施加一次瞬时、小幅度、快速的猛力。

（2）仰卧位旋转松动术。

①基本动作。

A.起始位：仰卧位，患者头颈部悬在床沿以外。

B.具体方法：治疗师一前臂支托患者的枕部，手握持患者的下颌，另一只手在患者非疼痛侧的颈部，食指的掌指关节位于疼痛侧的棘突旁。治疗师将患者头颈转向疼痛侧，至终点后停留1s，再至起始位，有节律地重复。

②力的升级：仰卧位旋转手法。

A.起始位：同上。

B.具体方法：治疗师先进行松动术，然后在患者头颈旋转终点位，用棘突旁的食指掌指关节施加一次瞬时、小幅度、快速的猛力。

10. 屈曲颈椎（治疗技术10）

（1）基本动作。

①起始位：坐位。

②具体方法：患者主动低头至下颌接近胸骨，然后回复至起始位。有节律地重复5~15次。

（2）力的升级：屈曲自我过度加压。

①起始位：坐位，患者双手十指交叉置于颈后。

②具体方法：患者尽量低头至屈曲颈椎终点位后，双手加压1s，然后回复至起始位。重复5~15次（图14-7）。

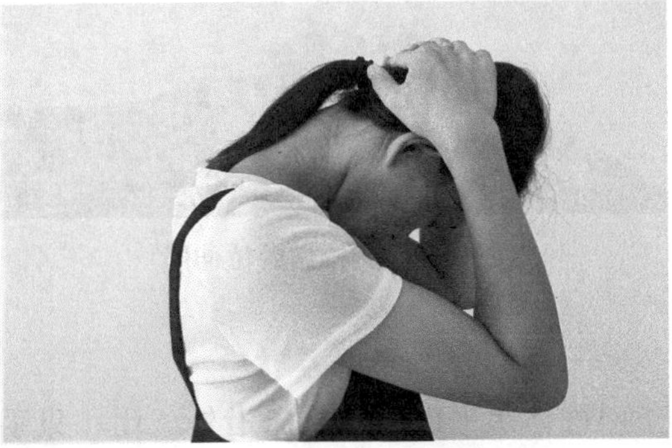

图14-7　颈椎屈曲自我过度加压

11. 屈曲松动术（治疗技术11）

①起始位：仰卧，头悬于床沿以外。

②具体方法：治疗师站在患者头侧，用一只手手掌支撑患者枕部，拇指与其余四指分别在寰枢椎两侧，另一只手从支托手的下方穿过，手掌向下固定对侧的肩关节。支撑患者枕部的手用力屈曲患者头颈部，同时，治疗师用固定肩部的手施加相反的对抗力，使得颈椎处于最大屈曲位，然后回复至起始位。有节律地重复5~15次。

（二）胸　椎

胸椎的活动主要包括屈曲、伸展、侧屈和旋转。正常胸椎可屈曲45°，伸展35°，侧屈30°，旋转45°。相较于颈椎，胸椎的稳定性较好，活动幅度稍小。

1. 直坐屈曲（治疗技术1）

①起始位：直立坐位，双手交叉置于颈后。

②具体方法：患者尽可能地弓背屈曲，同时用交叉的双手加压使整个脊柱处于屈曲位，达到最大屈曲位后立即回复至直立坐位。重复运动（胸椎的重复次数多为5~15次）。

2. 卧位伸展（治疗技术2）

（1）俯卧位伸展。

①起始位：患者俯卧，双手掌心朝下，置于肩下。

②具体方法：患者双上肢同时用力将上身撑起，注意保持骨盆以下不离开床面。上半身被撑起后再回复到起始位。重复运动（图14–8）。

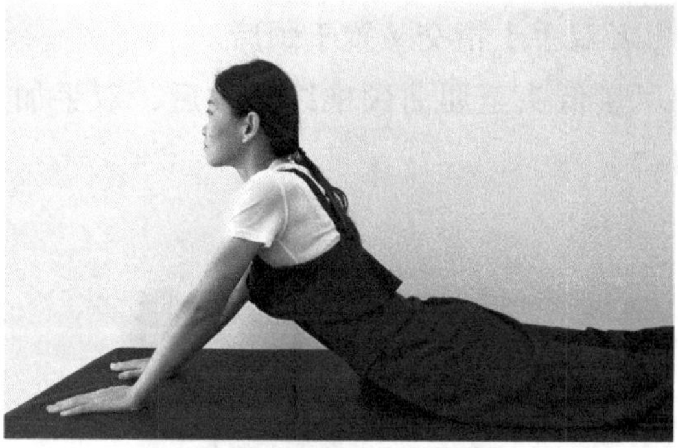

图14–8　胸椎俯卧位伸展

（2）仰卧位伸展。

①起始位：仰卧位，T4椎体水平以上悬于床沿外，用一只手支撑头部。

②具体方法：患者支撑头颈部的手逐渐降低，使得头颈和上胸部伸展至最大范围，

1s后让患者用手支撑枕部回复至起始位，重复运动。

3. 伸展松动术和手法（治疗技术3）

（1）基本动作。

①起始位：俯卧位，患者头转向一侧，双上肢置于体侧。

②具体方法：治疗师站在患者身旁，双上肢交叉，双手掌根部放置于相应节段的两侧横突位置。治疗师双上肢均匀对称地用力，然后慢慢地放松，但手不离患者皮肤。重复运动时逐渐增加力度，力度以患者能耐受为主。

（2）力的升级：伸展加猛力手法。

①起始位：同上。

②具体方法：必须先进行松动术并评测其效果。治疗师站在患者身旁，双上肢交叉，双手掌根部放置于相应节段的两侧横突位置，双上肢伸直，用力将脊柱活动至最大伸展位时，施加一次瞬时、小幅度、快速的猛力，随后立即松开。

4. 直坐旋转（治疗技术4）

①起始位：直立坐位，双手十指相勾置于颏下，双手和双肘抬至与胸同高。

②具体方法：患者向疼痛侧旋转身体直至最大旋转角度，然后回复至起始位。重复运动，并逐渐增加力度，仿佛用肘撞击身后的物体。

5. 伸展位旋转松动术和手法（治疗技术5）

（1）伸展位旋转松动术。

①起始位：同治疗技术3。

②具体方法：治疗师一只手掌根向受累节段的一侧横突加压后缓慢松开，另一只手向对侧横突加压，双侧手同时施力，使该节胸椎交替旋转。重复运动，并逐渐增加力度。10~15次后，评估患者的反应以确定下一步方案。

（2）力的升级：伸展位旋转加猛力手法。

①起始位：同上。

②具体方法：先进行旋转松动术，评测患者反应。在伸展位旋转松动术的基础上，治疗师一只手置于相应节段的一侧横突上，另一只手叠加其上，双上肢共同用力使得脊柱向伸展方向活动至最大幅度，然后施加一次瞬时、小幅度、快速的猛力，随后立即松开。

（三）腰　椎

腰椎的活动同颈椎和胸椎。正常腰椎可屈曲45°，伸展35°，侧屈30°，旋转45°。相较于颈椎，腰椎的稳定性较好，活动幅度稍小。

1. 俯卧位放松（治疗技术1）

①起始位：俯卧位，患者头转向一侧，双上肢置于体侧。

②具体方法：患者全身放松，静止5~10min。

2. 俯卧位伸展（治疗技术2）

①起始位：同上。

②具体方法：患者从俯卧位开始，用双肘和前臂支撑将上半身抬起，骨盆和大腿不离开床面，维持5~10min。注意让患者腰部有意下沉。

3. 俯卧位重复伸展（治疗技术3）

①起始位：患者俯卧位，双手掌心朝下置于肩下。

②具体方法：患者用力伸直双上肢将上半身撑起，骨盆以下放松下沉，然后双肘屈曲，上半身降下至起始位。重复运动10次，每次逐渐增大幅度和力度，直至最后一次达到最大伸展范围，最后2~3次在终点位维持数秒。

4. 俯卧位伸展加压（治疗技术4）

①起始位：同上，并用安全带固定骨盆和腰椎。

②具体方法：在治疗技术3的基础上，用固定带加压。外力作用增大了腰椎的伸展角度。也可用其他外力达到同样的效果。

5. 俯卧位持续伸展（治疗技术5）

①起始位：俯卧位。

②具体方法：将治疗床的头侧缓慢地抬起，5~10min抬起3~5cm。一旦达到最大伸展角度，维持在该体位2~10min，以患者能坚持为主。治疗结束时，需要缓慢地降低床头，一般需要2~3min回复到水平位。

6. 站立位伸展（治疗技术6）

①起始位：站立位，患者双足分开约30cm，双手支撑腰部，手指朝后。

②具体方法：患者尽量向后弯曲躯干，用双手作为支点，达到最大伸展范围后回复至起始位。动作重复10次。

7. 伸展松动术（治疗技术7）

①起始位：俯卧位，患者头转向一侧，双上肢置于体侧。治疗师站在患者身旁，双上肢交叉，双手掌根置于应治疗的腰椎节段的两侧横突上。

②具体方法：治疗师双上肢对称地施加柔和的压力，随后松开但不离身。有节律地重复10次，逐渐增加力度（图14-9）。同理，也可施加给相邻关节。

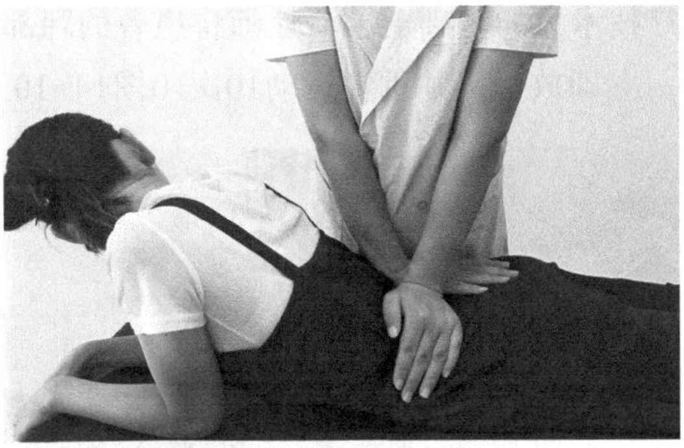

图14-9　腰椎伸展松动术

8. 伸展松动加猛力手法（治疗技术8）

①起始位：同上。

②具体方法：先进行伸展松动术，确保手法的安全后实施。治疗师上身前倾，双肘伸直，缓慢地加压直至脊柱紧张，在此终点位施加一次瞬时、小幅度、快速的猛力，随后立即松开。

9. 伸展位旋转松动术（治疗技术9）

①起始位：同上。

②具体方法：治疗师双上肢交替用力加压，产生摇摆的效果。重复10次，必要时在临近节段重复。

10. 伸展位旋转松动加猛力手法（治疗技术10）

①起始位：同上，治疗师一只手掌根置于对应治疗腰椎节段的一侧横突上，另一只手叠加于其上。

②具体方法：先进行伸展位旋转松动术，确保手法的安全后实施。在治疗技术9的基础上，治疗师缓慢加压至脊柱紧张，在此终点位施加一次瞬时、小幅度、快速的猛力，随后立即松开。

11. 侧屈旋转手法（治疗技术11）

（1）侧屈旋转基本动作。

①起始位：患者取仰卧位，治疗师站在患者身旁，面朝向患者头侧。

②具体方法：治疗师一只手置于患者远侧的肩上固定，用另一只手屈曲患者的双侧髋、膝关节至一定角度后，向治疗师方向旋转，维持腰部侧屈加旋转的体位30~50s。

（2）侧屈旋转松动术。

①起始位：同上。

②具体方法：在治疗技术11的基础上，治疗师将患者的踝部靠在自己的大腿上，用力将患者的膝关节下压，立即放松，并重复运动10次（图14-10）。

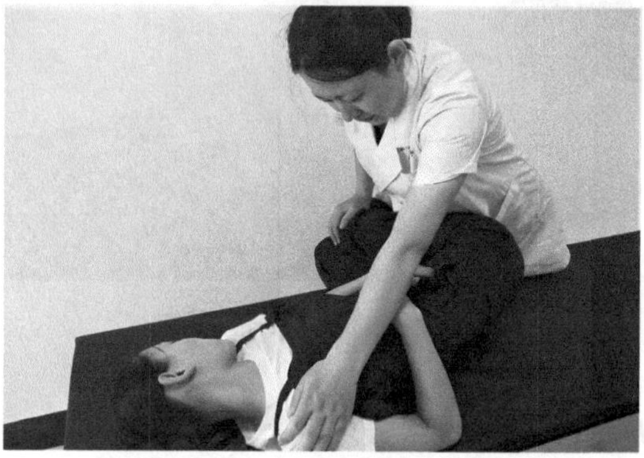

图14-10　腰椎侧屈旋转松动术

12. 侧屈旋转加猛力手法（治疗技术12）

①起始位：同上。

②具体方法：双下肢旋转向患侧。功能不良综合征的患者治疗时选择受限的方向。治疗师将患者下肢侧屈并旋转至最大幅度后，在终点位施加一次瞬时、小幅度、快速的猛力，并立即放松。

13. 卧位屈曲（治疗技术13）

①起始位：仰卧位，患者双足底接触床面，双髋关节、膝关节屈曲约45°。

②具体方法：指导患者用双手带动双膝向胸部运动，达到运动终点时，双手用力下压，随后放松，双足回复至起始位。重复10次，前两次需小心进行，最后两次需达到最大屈曲活动范围。

14. 站立位屈曲（治疗技术14）

①起始位：站立位，患者双足分开大约30cm，双膝伸直。

②具体方法：患者向前弯腰，双手沿大腿前方下滑，并测量滑动距离。达到最大屈曲范围后回复至起始位。重复运动10次。

15. 抬腿站立位屈曲（治疗技术15）

①起始位：站立位，患者一侧下肢站在地面上主要负重，另一侧下肢放在凳子上，使得髋关节、膝关节屈曲大约90°。

②具体方法：负重下肢膝关节伸直，患者上身前倾，使同侧肩部尽量靠近已经抬起的膝部，尽可能使肩部低于膝部。患者可以通过牵拉抬起的踝部进一步加压，达到最

大屈曲范围后回复至直立位。重复运动6~10次。

16. 侧方偏移的手法矫正（治疗技术16）

①起始位：站立位，患者双足分开大约30cm。

②具体方法：治疗师站在患者偏移侧，将患者该侧的肘关节屈曲靠在胸侧壁上。治疗师用双上肢环绕患者躯干，双手交叉置于患者骨盆边缘，用肩部抵住患者屈曲的肘关节，前推患者的胸壁，同时双手回拉患者的骨盆。作用于患者躯干上下的对抗力使得脊柱侧弯畸形减轻，也可以轻度过度矫正。若症状不减轻或向心化，可持续用力。重复运动10~15次。

17. 偏方侧移的自我矫正（治疗技术17）

①起始位：治疗师与患者面对面站立，治疗师一只手置于患者偏斜侧的肩，另一只手置于对侧的髂嵴。双足分开大约30cm。

②具体方法：先由治疗师矫正。患者双肩与地面平行，双足跟着地，双膝关节伸直保持不变，治疗师双手相向用力挤压患者以矫正侧方偏移。可在过度矫正位停留1~2min。侧方偏移矫正后应立即进行伸展活动。在治疗师的帮助下，患者能学会骨盆的侧方移动来进行自我侧方偏移的矫正。

三、麦肯基疗法的禁忌证

麦肯基疗法的禁忌证包括绝对禁忌证和相对禁忌证。在绝对禁忌证的情况下，麦肯基疗法完全不能使用，相对禁忌证可在治疗师指导下综合评估、慎重使用。

（一）绝对禁忌证

有原发或继发恶性肿瘤；各种感染；炎症活动期；中枢神经受累（脊髓受压体征，马尾综合征等）；严重骨骼疾病；骨折、脱位和韧带撕裂等骨关节肌肉系统不稳定因素；血管性疾病；糖尿病晚期等。

（二）相对禁忌证

轻至中度骨质疏松，无并发症；结构性/先天性疾病；炎症性疾病非活动期；韧带松弛；妊娠（尤其最后2个月）；骨关节炎晚期或多节段性；精神性或行为性疾病；既往腹部或胸部手术；服抗凝药或长期口服激素；近期重大创伤后；近期术后；服用止痛药后在止痛效应期内；严重疼痛以致不能活动者；轻度认知障碍等。

参考文献

[1] 纪树荣. 运动疗法技术学[M]. 第2版. 北京：华夏出版社，2011.

[2] 燕铁斌. 物理治疗学[M]. 第3版. 北京：人民卫生出版社，2018.

[3] 全国卫生专业技术资格考试专家委员会. 2017全国卫生专业技术资格考试指导：康复医学与治疗技术[M]. 北京：人民卫生出版社，2016.

[4] 张海峰，黄力平. 康复评定学[M]. 北京：高等教育出版社，2018.

[5] 荣湘江，姚鸿恩. 体育康复学[M]. 北京：人民体育出版社，2008.

[6] 莫丽华. 新Bobath技术在低肌张力型脑瘫的应用[J]. 临床医药文献电子杂志，2019，6（28）：59-60.

[7] 鹿雪梅，马素慧，窦娜. Bobath疗法在临床的应用[J]. 华北煤炭医学院学报，2011，13（5）：634-635.

[8] 张德清，王刚，何建永. 采用Bobath技术治疗脑卒中后偏瘫的疗效观察[J]. 中华物理医学与康复杂志，2010（1）：76-77.

[9] 章稼，王晓臣. 运动治疗技术[M]. 北京：人民卫生出版社，2014.

[10] 励建安. 临床运动疗法学[M]. 北京：华夏出版社，2005.

[11] 王瑞元，苏全生. 运动生理学[M]. 北京：人民体育出版社，2019.